Surviving ICU シリーズ

ARDSの治療戦略

「知りたい」に答える、現場の知恵とエビデンス

志馬伸朗 編

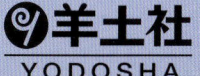

謹告

本書に記載されている診断法・治療法に関しては，発行時点における最新の情報に基づき，正確を期するよう，著者ならびに出版社はそれぞれ最善の努力を払っております．しかし，医学，医療の進歩により，記載された内容が正確かつ完全ではなくなる場合もございます．

したがって，実際の診断法・治療法で，熟知していない，あるいは汎用されていない新薬をはじめとする医薬品の使用，検査の実施および判読にあたっては，まず医薬品添付文書や機器および試薬の説明書で確認され，また診療技術に関しては十分考慮されたうえで，常に細心の注意を払われるようお願いいたします．

本書記載の診断法・治療法・医薬品・検査法・疾患への適応などが，その後の医学研究ならびに医療の進歩により本書発行後に変更された場合，その診断法・治療法・医薬品・検査法・疾患への適応などによる不測の事故に対して，著者ならびに出版社はその責を負いかねますのでご了承ください．

序

　本書は，新シリーズ「Surviving ICUシリーズ」の記念すべき第一弾です．

　Survivingといえば，多くの読者は，Surviving Sepsis Campaign Guidelinesを想像されると思います．これからもわかるように，Survivingシリーズの目的は，重症患者を"救済する"ための手助けをすることにあります．加えて，"Surviving"には，本書をひもとくことにより医療従事者が"救われる"との思いが込められています．

　急性呼吸促拍症候群（acute respiratory distress syndrome：ARDS）は，依然として致死率の高い，そして稀ではない病態です．救急/集中治療の現場では，本病態の患者を救うための弛まぬ努力が日々続けられています．

　1967年のAshbaughらによるはじめての症例報告，1992年の診断定義の確立，そして2000年の低容量換気による生命予後改善を示したエポックメイキング的試験を通じて，本病態への理解と対処が進歩してきたと思われます．しかし残念なことには，本病態に対する明確な根本的治療は未だ確立されていません．

　このような状況で，それぞれのベッドサイドでARDSに相対し格闘する医療従事者に対して，現在までにわかっていることとわからないこと，正しいこと，正しそうなこと，良くないこと，良くなさそうなことを明確に呈示することは重要だろうと考えました．そこで本書では，現場目線で本病態に取り組んでおられる先生方を筆者として選定させていただき，ベッドサイドでの疑問にするどく迫っていただきました．

　とはいえ，明確な臨床的エビデンスに乏しい領域であります．本書をひもといても，結局は"わからないことがわかった"，との読後感を抱かれるかもしれません．でも，それでよいのだと思います．本病態に関連する医療科学の限界を知ったうえで，個々の患者さんを少しでもわかろう，良くしようと悩むことそのものが，患者救済の，さらには医療従事者自身の救済の道だからです．

　束の間の休息をとるためふと寝ころんだ控え室のソファで，本書をぜひひもといてみてください．

　1人でも多くの患者と医療従事者が救われますように．

2013年盛夏，祇園囃子のながれる町にて
志馬伸朗

Surviving ICU シリーズ

ARDSの治療戦略

「知りたい」に答える、現場の知恵とエビデンス

Contents

序	志馬伸朗	3
略語一覧		7
Color Atlas		8
執筆者一覧		10

第1章 病態・定義

1. 基本的概念と歴史的経緯 .... 川前金幸 12
2. ARDSの古い定義，新しい定義 .... 濱田孝光，橋本圭司 17
3. 疫学 .... 橋本壮志，志馬伸朗 21
4. 病理学的所見 .... 松山広樹，天谷文昌 25

第2章 診断

1. 診断の原則 .... 橋本 悟 30
   - Column① 急性間質性肺炎とARDSは何が違う？どう見分ける？ .... 石原英樹 33

2. 画像診断
   1) 胸部単純X線所見 .... 濱中訓生 35
   2) CT所見 .... 一門和哉 41
   3) 鑑別診断　心原性肺水腫や胸水・無気肺との鑑別 .... 新美 浩 50
   - Column② 心原性肺水腫とARDSの合併をどう評価・対処する？ .... 垣花泰之 57

3. 生理学的モニター .... 齋藤伸行 59
   - Column③ 肺動脈カテーテルは消えたか？ .... 江木盛時 64

Column 4 エコー検査の使い方
急性呼吸不全の診断・治療に肺エコーが役立つ！ …… 今泉 均，升田好樹，高橋科那子　66

Column 5 バイオインピーダンス法による肺局所の換気評価 …………………… 小谷 透　70

4. バイオマーカー
血清あるいは気管支肺胞洗浄液中バイオマーカーはどのように利用するか？ …… 細川康二　72

第3章 治療

1. 治療の原則 ………………………………………………………… 小谷 透　78

2. 人工呼吸と体外式肺補助

1）呼吸器設定の原則 …………………………………………………… 今中秀光　81

Column 6 人工呼吸器関連肺損傷（VILI）とは？ ARDSとの関連は？　長谷川隆一　90

2）低容量換気 …………………………………………………… 髙山千尋，橋本 悟　92

Column 7 ARDS以外の患者にも肺庇護換気をすべきか？ ………… 志馬伸朗　96

Column 8 自発呼吸モードで一回換気量が多すぎるときにはどうしたらよい？ …… 古川力丸　98

3）PEEPの設定 ………………………………………………………… 志馬伸朗　100

Column 9 リクルートメント手技は有効か？ …………………… 今中秀光　108

4）ウィーニング ………………………………………………………… 武居哲洋　110

Column 10 PaO_2が改善したとき，
F_IO_2とPEEPのどちらを下げるのがよいか？ …… 野本功一，讚井將満　116

5）人工呼吸中の鎮静，鎮痛，筋弛緩 Pro/Con ……… 山崎正記，天谷文昌　118

6）特殊モード（IRV，PAV，NAVA，APRV）……………………… 古川力丸　126

7）特殊換気法（HFOV）Pro/Con ………………………………… 檜垣 聡　134

8）腹臥位人工呼吸管理 …………………………………… 升田好樹，今泉 均　140

Column 11 腹臥位療法によるARDS生命予後改善
～13年ぶりの快挙（？）は，研究計画の勝利か？ …… 志馬伸朗，細川康二　146

9）NPPV Pro/Con …………………………………… 脇本麻由子，藤野裕士　148

10）呼吸不全に対するECMO Pro/Con …………… 小林克也，竹田晋浩　153

3. 薬物療法

1）シベレスタット Pro/Con ……………………………… 脇本麻由子，藤野裕士　161

2）ステロイド Pro/Con ……………………………………… 有井貴子，内野滋彦　167

Column 12 ステロイドパルス療法とはいったい何者か？ ………… 内野滋彦　176

Pro/Con：各テーマにおける賛成論・反対論を挙げ，解説している項目です

3）ω-3脂肪酸製剤の投与 Pro/Con .... 江木盛時 178
4）早期経腸栄養の是非 Pro/Con .... 冨田麻衣子，祖父江和哉 183
5）β₂刺激薬，テオフィリン製剤 Pro/Con .... 田中博之，志馬伸朗 189
　Column 13 ARDSと肺炎の関係は？ .... 齋藤伸行 194
　Column 14 DIC治療とARDSの予後との関連性はあるのか？ .... 垣花泰之 196

4. 輸液療法 .... 小尾口邦彦 198
　Column 15 "水引き"は有効か？ .... 西田 修 204
　Column 16 血液浄化療法によるメディエータ制御の意義はあるのか，ないのか？ .... 西田 修 207
　Column 17 赤血球輸血はどうするか？ .... 藤澤美智子，武居哲洋 210

5. 慢性化したARDSへの対応 .... 久保裕司 212
　Column 18 ARDSの長期予後：ICU後を見据えた早期離床のとりくみ .... 田中竜馬 216

第4章 まとめ

1. ARDSガイドラインの使い方 .... 橋本 悟 220
2. Technology meets the future .... 落合亮一 221

付録　ベッドサイドで役立つ診断・治療の基準・設定の一覧 .... 橋本壮志 228

1 AECCにおけるALI/ARDS診断基準
2 ベルリン定義に基づくARDS診断基準
3 lung injury score
4 酸素流量と吸入気酸素濃度の目安
5 酸素化およびガス交換の指標と呼吸パラメータの方程式
6 現時点でのエビデンスに基づいたARDS治療戦略の概略
7 ARDSの標準的な人工呼吸器設定
8 肺保護戦略に基づく推奨1回換気量
9 PEEPの設定

索　引 234

■ 本文中の文献一覧の★はエビデンスレベルを表しています

★★★：大規模（概ねワンアーム100症例以上）のRCT（LRCT）
★★：上記以外のRCT
★：大規模（概ね200症例以上）の観察研究（LOS）

略語一覧

A/C	assist control	補助／調節換気（アシストコントロール）
ALI	acute lung injury	急性肺損傷
APRV	airway pressure release ventilation	気道圧開放換気
ARDS	acute respiratory distress syndrome	急性呼吸促迫（窮迫）症候群
BAL	bronchoalveolar lavage	気管支肺胞洗浄
BIPAP	biphasic positive airway pressure	二相性気道陽圧（バイパップ）
CPAP	continuous positive airway pressure	持続気道陽圧
CV	conventional ventilation	従来型換気法
DAD	diffuse alveolar damage	びまん性肺胞傷害
ECMO	extracorporeal membrane oxygenation	体外式膜型人工肺
F_IO_2	fraction of inspired oxygen	吸入気酸素分画
HFOV	high frequency oscillatory ventilation	高頻度振動換気
LIS	lung injury score	肺損傷スコア
NPPV	noninvasive positive pressure ventilation	非侵襲的陽圧換気
OI	oxygenation index	酸素化指数
P/F比	$PaO_2／F_IO_2$比	動脈血酸素分圧／吸入気酸素分画比
PC	pressure control	従圧式
PCV	pressure control ventilation	従圧式調節換気
PEEP	positive end-expiratory pressure	呼気終末陽圧
PIP	peak inspiratory pressure	吸気最大気道内圧，ピーク圧
Pplat	plateau pressure	プラトー圧
PS	pressure support	圧支持
PSV	pressure support ventilation	圧支持換気
SBT	spontaneous breathing trial	自発呼吸試験
SIMV	synchronized intermittent mandatory ventilation	同期式間欠的強制換気
TRALI	transfusion-related acute lung injury	輸血関連急性肺障害
VALI	ventilator associated lung injury	人工呼吸器関連肺損傷
VAP	ventilator associated pneumonia	人工呼吸器関連肺炎
VCV	volume control ventilation	従量式調節換気
VILI	ventilator induced lung injury	人工呼吸器関連肺損傷

Color Atlas

a）滲出期

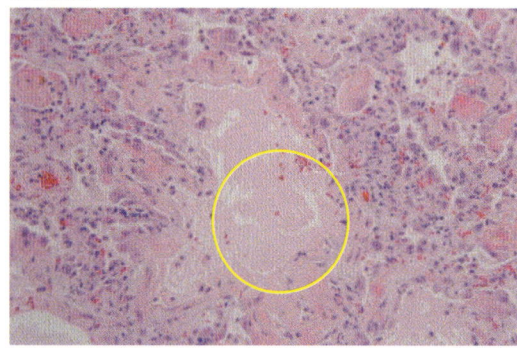

b）増殖期

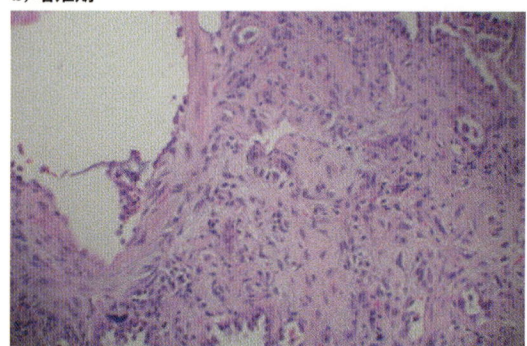

❶ DADの組織所見 （p.26図参照）
a) 肺胞周囲に硝子膜（◎）の形成が認められる．
b) 肺胞中核には線維芽細胞や炎症性細胞などの細胞成分が増加している．
（p.28文献2より転載）．

a）滲出期（急性期）

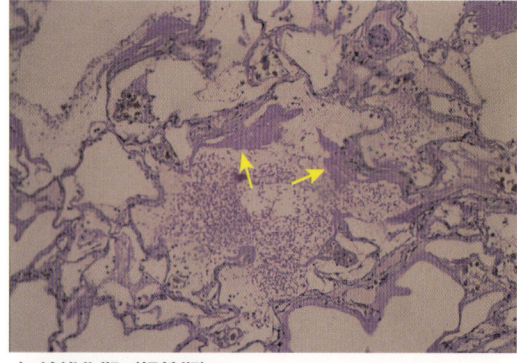

b）増殖期（亜急性期）

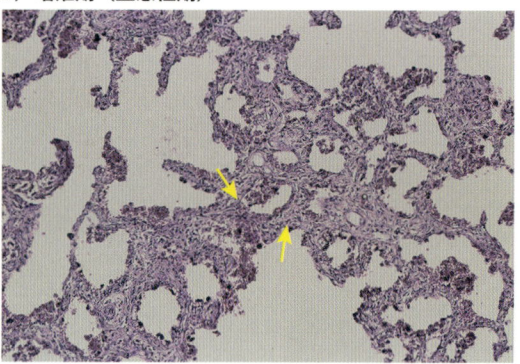

c）線維化期（慢性期）

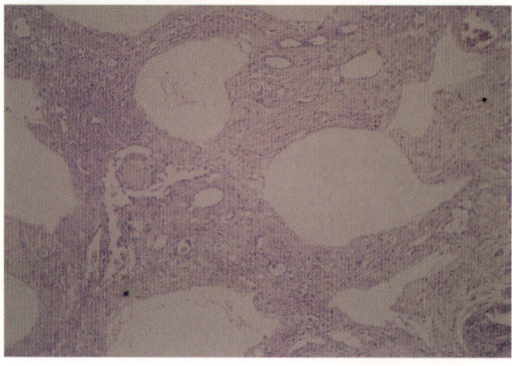

❷ ARDSの病理組織像 （p.46図4参照）
a) びまん性肺胞傷害の傷害発生から7日以内：気腔内の滲出液と特徴的な硝子膜形成（⇨）がみられる．
b) びまん性肺胞傷害の傷害発生から3〜7日：気腔壁には器質化した硝子膜と間質内に紡錘形の線維芽細胞増生（⇨）がみられる．
c) びまん性肺胞傷害の傷害発生から2週以降：間質の膠原線維の沈着と構造改変による拡大した気腔がみられる．

a）CT画像　　　　　　　　　　　　b）EIT

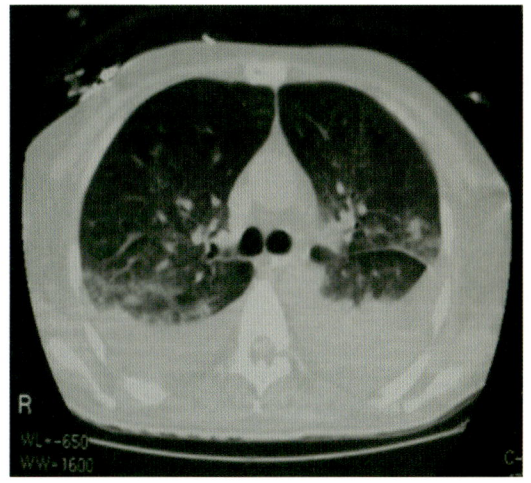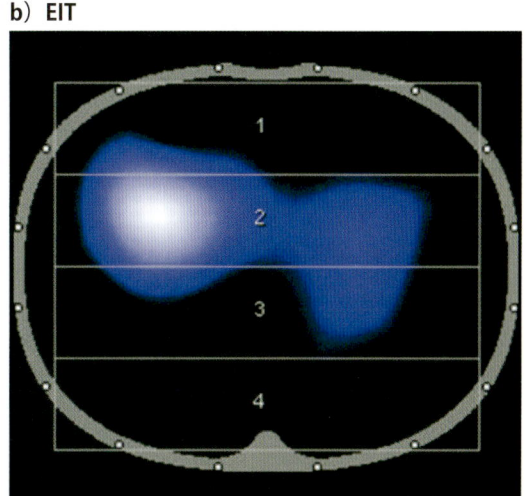

❸ EITによる肺局所換気モニタリング（p.71図参照）
レイヤー2において，CT画像では左右差はみられないが，EITでは右肺の方が左肺よりガスの分布が多く，不均一性が認められる

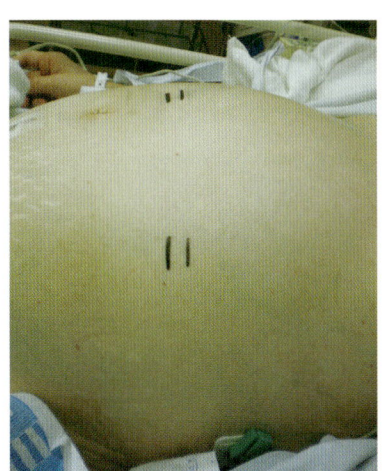

❹ 著明な腹部膨満を認めた（p.198図参照）

執筆者一覧

■ 編　集

志馬伸朗　　国立病院機構京都医療センター救命救急科

■ 執　筆 (掲載順)

川前金幸	山形大学医学部麻酔科学講座
濱田孝光	松江赤十字病院集中治療科部
橋本圭司	松江赤十字病院集中治療科部
橋本壮志	京都府立医科大学集中治療部
志馬伸朗	国立病院機構京都医療センター救命救急科
松山広樹	京都第一赤十字病院麻酔科
天谷文昌	京都第一赤十字病院麻酔科
橋本　悟	京都府立医科大学集中治療部
石原英樹	大阪府立呼吸器・アレルギー医療センター呼吸器内科
濱中訓生	公立甲賀病院放射線科
一門和哉	済生会熊本病院呼吸器科
新美　浩	聖隷福祉事業団聖隷横浜病院放射線診断科
垣花泰之	鹿児島大学大学院医歯学総合研究科 救急・集中治療医学分野
齋藤伸行	日本医科大学千葉北総病院救命救急センター
江木盛時	岡山大学病院集中治療部
今泉　均	札幌医科大学医学部集中治療医学
升田好樹	札幌医科大学医学部集中治療医学
髙橋科那子	札幌医科大学医学部集中治療医学
小谷　透	東京女子医科大学麻酔科学教室・中央集中治療部
細川康二	京都府立与謝の海病院（現・京都府立医科大学附属北部医療センター）麻酔科
今中秀光	徳島大学病院ER・災害医療診療部
長谷川隆一	公立陶生病院救急部
髙山千尋	京都府立医科大学集中治療部
古川力丸	日本大学医学部救急医学系救急集中治療医学分野
武居哲洋	横浜市立みなと赤十字病院集中治療部
野本功一	Mount Sinai School of Medicine 麻酔科・集中治療部
讃井將満	自治医科大学附属さいたま医療センター集中治療部
山崎正記	京都第一赤十字病院麻酔科
檜垣　聡	京都第二赤十字病院救急部
脇本麻由子	大阪府立母子保健総合医療センター麻酔科
藤野裕士	大阪大学大学院医学系研究科麻酔集中治療医学講座
小林克也	日本医科大学付属病院集中治療室
竹田晋浩	日本医科大学付属病院集中治療室
有井貴子	東京慈恵会医科大学麻酔科・集中治療部
内野滋彦	東京慈恵会医科大学麻酔科・集中治療部
冨田麻衣子	名古屋市立大学大学院医学研究科麻酔・危機管理医学分野
祖父江和哉	名古屋市立大学大学院医学研究科麻酔・危機管理医学分野
田中博之	国立病院機構京都医療センター救命救急科
小尾口邦彦	大津市民病院救急診療科・集中治療室
西田　修	藤田保健衛生大学医学部麻酔・侵襲制御医学講座
藤澤美智子	横浜市立みなと赤十字病院集中治療部
久保裕司	東北大学大学院医学系研究科先進感染症予防学寄附講座
田中竜馬	LDS Hospital 呼吸器内科・集中治療科
落合亮一	東邦大学医学部麻酔科学講座

第1章

病態・定義

第1章 病態・定義

1. 基本的概念と歴史的経緯

川前金幸

Point

- 1967年にはじめてacute respiratory distressなる症例が報告された．その後adult respiratory distress syndrome（ARDS）と命名され，さまざまな解釈のもとに研究が行われた

- American-European Consensus Conference（AECC）が1994年にはじめて，acute respiratory distress syndrome（ARDS）を定義し概念の統一を図った

- ARDSの病態解明は進み，臨床研究によって予後に与える影響も解明されてきた．しかし，報告により救命率に大きな差があり，数多く行われた治療法も良好な結果を示すものはほとんどなく，定義そのものが議論となった

- ARDSを3つのカテゴリーに分類した新しい定義（ベルリン定義）が発表され，予後を推測できるものとして期待されている

はじめに

　1967年にAshbaughら[1]によりacute respiratory distress患者12例が報告された．いずれの症例も持続する異常な頻呼吸と低酸素血症を認め，胸部X線写真で透過性の低下した陰影を呈した．肺は硬く，人工呼吸でも有効な換気となりえず，生存率は絶望的であった．その後，同僚のPettyら[2]が，上記症例も含めて，同じような症例を呈するものをadult distress syndrome（ARDS）と命名した．ARDSの名称は，その後世界的に広く用いられるようになり，原因を明らかにするとともに，この死亡率のきわめて高い症候群に対する予防と治療が研究されていった．

　しかしながら，その後20年来ARDSの共通の定義がなく，疫学的調査を行っても異なる定義ゆえに比較検討することも困難を極め，死亡率に至っては，10%〜90%までの報告が散見された．そのため1994年 American-European Consensus Conference（AECC）は[3]はじめて世界共通の概念として，ARDSを新たに定義し統一した．また，adultを変更しacute respiratory distress syndrome（ARDS）とした．そして，さらなる研究が積み重ねられた．しかしながら，ARDSは疾患ではなく症候群であるため，その臨床的予後の評価，治療戦略などを考える際に一定の結果が出にくく，定義そのものに疑問がもたれた．さらに，ARDSの基礎研究を中心に，ARDSの呼吸管理の問題点が明らかにされていった．そして，それらの研究を背景にARDSを3つのカテゴリーに分類し，重症度を評価しつつ治療方法にも反映させようという新たな定義が提言されるに至った．本稿では，この経緯について概説する．

1 ARDSはじめての共通の定義

　米国胸部疾患学会（American Thoracic Society：ATS）と欧州集中治療医学会（European Society of Intensive Care Medicine：ESICM）は米国心臓・肺・血液研究所（National Heart, Lung and Blood Institute：NHLBI）の補助を得て，ARDSの共通の定義を検討した．そしてAECCとして，ARDSとその関連症候群のクライテリアを1994年に作成した[3]．

● AECCによる定義と疑問

　AECCによる定義では，①急性，②PaO_2/F_IO_2（P/F比）が200未満，③胸部X線での両側肺浸潤陰影，④臨床症状または肺動脈カテーテル検査で肺動脈楔入圧18 cmH$_2$O以上の心不全は除く，とした．さらに，P/F比300以下を急性肺損傷（acute lung injury：ALI）とし，同200以下をARDSとした．この定義に基づきARDSに対する人工呼吸法，薬物療法，抗サイトカイン療法，等々，さまざまな臨床研究が行われた．しかしながら，有用と認められる治療戦略は，2000年の肺保護戦略[4] [LRCT] のみで，ほかはすべからく否定された．さらにはARDSとALIの死亡率がほとんど変わらない[5]，などの報告さえ散見するようになり，この定義そのものにも疑問がもたれはじめた．

　①急性といっても具体的な時期の定義がない，②P/F比はPEEPのレベルによって変動するが，PEEPの影響が加味されていない，③画像所見の解釈が必ずしも信用に値しない，④心不全を除いたか否かは大きな問題で，臨床的な検査値はあてにならず，また，肺動脈カテーテルは使用されなくなり肺動脈楔入圧は現在あまり使用されていない，⑤死亡率などの予後の評価をする際に，対象となるARDS患者の重症度がまちまちであるにもかかわらず重症度に関する定義はP/F比200以下しかない，などの問題があった．

2 ARDSは疾患ではない

　ARDSとは疾患そのものではなく，あくまで症候群を表現したものであり，原因疾患や病態の時期，重症度によって生存率は異なってくる．さらに合併する臓器不全の数と種類，それらの重症度などによっても死亡率に相違がみられる．また，肺由来（一次性）か肺以外の由来（二次性）かなどにより，呼吸不全の病態や合併する臓器不全が影響し予後も異なってくる．よっていかなる治療法が適切であるかさえ不鮮明な状態であった．しかしながら，ARDSの病態は徐々に明らかとなり，病理学的所見も経時的にとらえられ，画像診断的な情報も集積され，さらには肺コンプライアンスなどの呼吸メカニクスに関する知識も周知されるようになった．そこで，これらの情報も加えて新たに定義すべきとの意見が多くなり，AECCの定義は失脚することとなる．

3 ARDSの病態

　ARDSの病態は徐々に明らかにされつつあった．成因はさまざまであるが，よく知られているエンドトキシン，そのほかの外的刺激が肺胞マクロファージを刺激するところからはじまる．マ

クロファージは刺激を受け，IL-8を産生，放出し，活性化された好中球が肺血管内皮に付着，転回，間質隙へと侵入し，ロイコトリエン，酸化体，血小板活性化因子（platelet activating factor：PAF），プロテアーゼが関与して，サーファクタント活性の低下（肺胞の虚脱），肺水腫の増大，ヒアリン膜の形成，Ⅰ型細胞の壊死，アポトーシス，コラーゲンの産生，血栓形成など，いわゆる炎症反応像を呈する[6]．肺メカニクスも悪化し呼吸管理に難渋するに至る．この過程に人工呼吸によるventilator induced lung injury（以下VILI）が加わるとその病像が修飾され，炎症像はさらに悪化する．そのため過剰反応を起こさせないことも治療として，あるいは予防として重要である．

4 ARDSの主な呼吸管理

ARDSに対する呼吸管理においてエビデンスとして認められているものは，以下の3つであり，病態に応じて適応を考慮する点で画期的である．なお，詳細については「第3章 治療」を参照のこと．

1) 低一回換気量（small tidal volume）

ARDS network[4] [LRCT] により，低一回換気量が予後を改善することを示して以来，いかなる重症度のARDSにおいても有効との結論に至っている．これはVILIを予防することで予後を改善するというコンセプトである．

2) PEEP

低一回換気量でも適切なPEEPが付加されていないと肺損傷は助長される．至適PEEPはいかに，という問題について小研究で，optimal PEEP，best PEEPなどの用語が氾濫し，死腔量を最も小さくするPEEP，心拍出量を最大とするPEEP，酸素運搬量を最大とするPEEP，UIP（upper inflection point）を超えた数cmH_2Oのレベル，等々多くの議論が古くから行われていた．しかしながら，メタ解析により，Briel，Maedaらのグループ[7]が，3つのランダム化比較試験（RCT）から2,299名のALI/ARDS患者を対象にhigh PEEP群とlow PEEP群で生存率を比較し，ARDSのmild～moderateでは低いPEEP，moderate～severeでは高いPEEPを推奨するという高いエビデンスを示した．

3) 腹臥位管理

2001年にGattinoniら[8] [LRCT] がARDSに対して腹臥位療法をプロスペクティブに試行し，生命予後には影響しないことを報告した．その後も，種々の報告が出されたが一定の見解を得るに至らなかった．2011年Abrougら[9] [LRCT] は，ALIを除いて，P/F比＜100の重篤なARDSの患者のみを対象としてメタ解析で検討した場合，長時間の腹臥位管理はICU死亡率を軽減し，予後の改善に寄与することを証明した．腹臥位の体位変換に伴う気道のトラブルや循環の合併症などには有意差はなく，これによって腹臥位療法がsevere ARDSには有効とのエビデンスを得る

に至った．また 2013 年には予後改善に関する報告[10] [LRCT] がなされている（詳細は「Column ⓫ 腹臥位療法による ARDS 生命予後改善」を参照）．

4）その他

　　呼吸管理として有効な可能性のある治療法として，筋弛緩薬，高頻度振動法（high frequency oscillation：HFO），気道圧開放換気（airway pressure release ventilation：APRV），NO 吸入，体外式二酸化炭素除去法（extracorporeal CO_2 removal：$ECCO_2R$・エコール），体外式膜型人工肺（extracorporeal membrane oxygenation：ECMO）が挙げられている．また ARDS 初期，あるいは mild ARDS に対して非侵襲的陽圧換気（noninvasive positive pressure ventilation：NPPV）の意義も論じられている．

5 新しい ARDS の定義

1）ベルリン定義と成立の過程

　　このような研究成果を背景にして，ESICM は ATS の支持を受けて，ベルリンで会議をもち，2011 年に新しい ARDS の定義を提唱するに至った[11, 12]．そこでは，①急性発症は 1 週間以内，②ALI は使用しない，③P/F 比は最小の PEEP（5 cmH_2O）で規定する，④P/F 比で 300〜200（mild），200〜100（moderate），100 未満（severe）の 3 つのグレードに分類する，⑤画像所見の規定を明白にし，信頼性を高める，⑥肺動脈楔入圧のクライテリアは除外しつつ，心不全による両側陰影は除去する，などのとり決めがなされた．タスクフォースは当初，死腔の評価として補正分時換気量（$PaCO_2$ を 40 mmHg に維持するに必要な分時換気量），肺コンプライアンス，その他を含めようとした．しかし，それらの諸量を含めても予後を改善する指標としての妥当性は見あたらず却下された．このようなプロセスはあくまで経験上の妥当性を吟味しながら進められており，複雑怪奇な定義を回避することができた．さらに重症度を示す 3 つのカテゴリーに分けることは，臨床研究者あるいは患者の治療にあたる臨床医にとってもより適切な手法と言える．

2）3 つのカテゴリー

　　彼らの議論の焦点は，新たな定義が短期間でも予後を評価するに値するか否かにあった．そして，3 つのクライテリアに分類することで，予後との相関性も高いことが立証された．またエビデンスに基づき重症度別に有効な呼吸管理方法を示した[12]．すでにこの定義による分類で，肺の病理学的所見を検証したところ，臨床的重症度と病理所見が相関しており[13]，また，肺血管外水分量や肺血管透過性係数の測定が分類するための手法となることなどを支持した報告がある[14]．

　　今後，新たな定義により有意義な研究が進むと思われる．

文献

1) Ashbaugh DG：Acute respiratory distress in adults. Lancet, 2：319-323, 1967
   → 急性呼吸不全を呈した患者にARDSの概念をはじめて提唱した

2) Petty TL：The adult respiratory distress syndrome. Clinical features, factors influencing prognosis and principles of management. Chest, 60：233-239, 1971
   → ARDSが最初に命名された論文．当時認識されていた特徴，予後，管理の原則について述べている

3) Bernard GR：The American-European Consensus Conference on ARDS. Definitions, mechanisms, relevant outcomes, and clinical trial coordination. Am J Respir Crit Care Med, 149(3 Pt 1)：818-824, 1994
   → ARDSの共通の定義をはじめて提唱し，その後の研究の基礎となった

4) The Acute Respiratory Distress Syndrome Network：Ventilation with lower Vt as compared with traditional Vt for acute lung injury and the acute respiratory distress syndrome. N Engl J Med, 342：1301-1308, 2000 ★★★
   → 肺保護換気法として低一回換気量が予後を改善したことを証明した

5) Luhr OR：Incidence and mortality after acute respiratory failure and acute respiratory distress syndrome in Sweden, Denmark, and Iceland. Am J Respir Crit Care Med, 159(6)：1849-1861, 1999
   → ARDSとALIの定義に基づき予後調査を行うも，死亡率に差を認めなかった

必読 6) Ware LB & Matthay MA：The acute respiratory distress syndrome. N Engl J Med, 342：1334-1349, 2000
   → ARDSの病態について詳細に書かれている

7) Briel M：Higher vs lower positive end-expiratory pressure in patients with acute lung injury and acute respiratory distress syndrome：systematic review and meta-analysis. JAMA, 303(9)：865-873, 2010
   → ARDSの重症度により用いるべきPEEPが異なることを実証したRCT

8) Gattinoni L：Effect of prone positioning on the survival of patients with acute respiratory failure. N Engl J Med, 345(8)：568-573, 2001 ★★★
   → 腹臥位管理方法がARDSの予後には影響しないことを示した．ただし，重症例ではメリットがあるかもしれないと示唆した

9) Abroug F：An updated study-level meta-analysis of randomised controlled trials on proning in ARDS and acute lung injury. Critical Care, 15：R6, 2011 ★★★
   → ALIではなくARDSの重症例であれば腹臥位管理法は予後の改善につながることを示した

10) Guerin C. et al：Prone positioning in severe acute respiratory distress syndrome. N Engl J Med, 368：2159-2168, 2013 ★★★
    → 重症のARDS（P/F比＜150，F$_i$O$_2$＞0.6以上，Vt 6 mL/kg（理想体重），PEEP＞5cmH$_2$O以上）に対し，早期の長時間腹臥位療法を行うことはメリットがある

必読 11) ARDS Definition Task Force：Acute respiratory distress syndrome：the Berlin Definition. JAMA, 307(23)：2526-2533, 2012
    → 新しいベルリン定義の紹介と発表までの経緯について，この定義による予後調査も行い有用であることをも言及している

必読 12) Ferguson ND：The Berlin definition of ARDS：an expanded rationale, justification, and supplementary material. Intensive Care Med, 38(10)：1573-1582, 2012
    → AECCの定義からベルリン定義に至るまでの経過を述べている

13) Thille AW：Comparison of the Berlin Definition for Acute Respiratory Distress Syndrome with Autopsy. Am J Respir Crit Care Med, 187(7)：761-767, 2013
    → ベルリン定義により，分類された患者の肺の病理所見を検証し，その有用性を明らかにした

14) Perel A：Extravascular lung water and the pulmonary vascular permeability index may improve the definition of ARDS. Crit Care, 17(1)：108, 2013
    → 血管外肺水分量と肺血管透過性を調査し，ベルリン定義の一助になることを示している

第1章 病態・定義

2. ARDSの古い定義，新しい定義

濱田孝光，橋本圭司

Point
- ARDSの定義が，ベルリン定義として改訂された
- ARDSの重症度を，酸素化をもとに3つに分類した
- 肺動脈楔入圧が除外され，厳密に心不全を除外する必要がなくなった
- 酸素化の測定にPEEPが必須になった

はじめに

1971年のPettyらによる報告[1]で提唱された，"adult respiratory distress syndrome"（ARDS）は，広く受け入れられた一方，定義が確立していなかったため，多施設臨床研究を行い治療法を確立するのが困難であった．そのため，1992年にAmerican-European Consensus Conference（AECC）が設立され，1994年に"acute respiratory distress syndrome"（ARDS）として定義および表記が統一された[2]．これにより，臨床研究は進んだが，問題点も提起され，2011年ベルリン定義として改訂された[3]．

本稿では，この「古い定義と新しい定義」に関して概説する．

1 古い定義（AECC定義）

1994年にAmerican Thoracic Society（ATS）とEuropean Society of Intensive Care Medicine（ESICM）による合同研究会（AECC）によりまとめられた定義である（表1）．急性の経過をとる低酸素血症で，胸部X線写真で両側性の浸潤陰影であり，かつ心原性肺水腫が否定されることを条件とし，PaO_2/F_IO_2の値〔動脈血酸素分圧を酸素濃度（21%は0.21）で除した値：P/F比〕が300以下であれば急性肺損傷（acute lung injury：ALI），さらにP/F比が200以下の重症例をARDSと定義した．

また，ALI/ARDSを発症するには，先行する危険因子が存在することを示し，直接損傷と間接損傷に大別している（表2）．この分類は，ARDSの発症機序を理解するうえで重要である．

表1 ● AECCの診断基準

	経過	酸素化	胸部X線写真	肺動脈楔入圧
ALI	急性	P/F比≦300 (PEEPの値によらず)	両側性の浸潤陰影	≦18mmHg または左房圧上昇の所見がない
ARDS	急性	P/F比≦200 (PEEPの値によらず)	両側性の浸潤陰影	≦18mmHg または左房圧上昇の所見がない

(文献2を参考に作製)

表2 ● ARDSの危険因子（AECC定義）

直接損傷	間接損傷
● 誤嚥	● 敗血症
● 肺炎	● 重症外傷
● 溺水	● 大量輸血
● 吸入傷害	● 人工心肺
● 肺挫傷	

(文献2を参考に作製)

❷ 新しい定義（ベルリン定義）

　2011年にESICM，ATSおよびSociety of Critical Care Medicine（SCCM）が，新しい定義の検討をはじめた．草案を作成するにあたり，AECC定義の限界として，
- 急性発症の「急性」に定義がない
- ALIという分類による概念の混乱
- P/F比のPEEPやF_IO_2による影響が考慮されていない
- 胸部X写真評価における観察者間の違い
- 心不全における，肺動脈楔入圧や臨床所見の評価の観察者間の違い
- ARDSに心不全を合併している患者が存在する
- 先行する危険因子が定義に含まれていない

上記項目を挙げ検討を行うと伴に，新しい定義の妥当性を後ろ向きに検討した[3]．
　ベルリン定義（表3）では，
- 「急性」の定義を1週間とした
- 重症度分類は，ALIを廃してmild, moderate, severeに変更した
- PEEPが5 cmH$_2$O以上を必須とし，軽症では非侵襲的陽圧換気も含めた
- 肺動脈楔入圧による心不全評価を除外し，心不全があってもよいとした

　その一方で，胸部X線写真やCTによる重症度評価は見送られた．また，先行する危険因子は，草案で1つにまとめられたが（表4），定義には含まれなかった[4]．しかし，ベルリン定義の重症度分類（mild, moderate, severe）はそれぞれ死亡率増加と相関し（27％［95％CI 24-30％］；32％［29-34％］；45％［42％-48％］, $p<0.001$），人工呼吸使用期間中央値とも

表3 ● ベルリン定義

発症時期	臨床的損傷，新たなまたは増悪する呼吸器症状が出現して，1週間以内
胸部画像所見	胸部X線写真または胸部CTで両肺野の陰影 （胸水，無気肺，結節影だけでは説明のつかないもの）
浮腫の成因	心不全や過剰輸液だけでは説明できない呼吸不全 先行する危険因子がない場合は，心エコーなどの客観的評価を要する
酸素化	mild ：200＜P/F比≦300（PEEP or CPAP≧5 cmH$_2$O） moderate：100＜P/F比≦200（PEEP≧5 cmH$_2$O） severe ：P/F比≦100（PEEP≧5 cmH$_2$O）

（文献3を参考に作製）

表4 ● ARDSの危険因子

肺炎	重症熱傷
肺外性敗血症	心外性ショック
胃内容物の誤嚥	薬剤過量投与
重症外傷	大量輸血・輸血関連肺障害
肺挫傷	（transfusion-related acute lung injury：TRALI）
膵炎	肺血管炎
吸入傷害	溺水

（文献4を参考に作製）

相関した（5日［四分位範囲 2 -11日］；7日［4 -14日］；9日［5 -17日］，$p＜0.001$）．

今回の改訂により，定義の不明確であった部分が改正され，新たなデータの集積が期待される．しかし一方でPEEPを必須としたことで，**人工呼吸器を使用していない患者がARDSから除外されてしまう危険性もあり，今後の経過を注視する必要がある**．

3 ARDSに関連するその他の指標

1）肺損傷スコア（lung injury score：LIS）

ARDSの重傷度指標として1988年にMurrayらが提唱した[5]（p.229 付録3参照）．このスコアは，ARDSの重症度や予後を反映することが報告されたが，AECC定義が発表されてからは，用いられることが少なくなっていると思われる．

2）oxygenation index（OI）

OIは，**OI＝平均気道内圧÷P/F比×100**で表され，平均気道内圧は**PEEP＋（最高気道内圧－PEEP）×吸気時間×換気回数/60**で表される．小児ARDSの酸素化の指標として有効性が報告されている[6,7]．

3）SpO_2/F_IO_2比（S/F比）

　　酸素化の指標として用いられるP/F比やOIは，動脈血液ガス分析が必須であるが，動脈血採血が困難な症例もある．Riceらは，SpO_2 97％以下では，S/F比がP/F比と相関することを報告している[8]．S/F比235がP/F比200，S/F比315がP/F比300に相当する．この指標は，ベルリン定義の草案でも議論されているが[4]，簡便で有効である反面，F_IO_2 1.0でPaO_2 300 Torr（P/F比300）の症例が，SpO_2 100％のためS/F比100となり，重症ARDSに分類されてしまうような危険性があるため，定義に含まれなかった．しかし，Riceらの報告にもあるように，特性を理解しSpO_2 97％以下での呼吸管理を行えば有用である可能性がある．

● 文献

1) Petty TL：The adult respiratory distress syndrome. Clinical features, factors influencing prognosis and principles of management. Chest, 60：233-239, 1971
2) Bernard GR：The American-European Consensus Conference on ARDS. Definitions, mechanisms, relevant outcomes, and clinical trial coordination. Am J Respir Crit Care Med, 149：818-824, 1994
3) ARDS Definition Task Force：Acute respiratory distress syndrome：the Berlin Definition. JAMA, 307：2526-2533, 2012
4) 必読 Ferguson ND：The Berlin definition of ARDS：an expanded rationale, justification, and supplementary material. Intensive Care Med, 38：1573-1582, 2012
5) Murray JF：An expanded definition of the adult respiratory distress syndrome. Am Rev Respir Dis, 138：720-723, 1988
6) Trachsel D：Oxygenation index predicts outcome in children with acute hypoxemic respiratory failure. Am J Respir Crit Care Med, 172：206-211, 2005
7) Willson DF：Effect of exogenous surfactant（calfactant）in pediatric acute lung injury：a randomized controlled trial. JAMA, 293：470-476, 2005
8) Rice TW：Comparison of the SpO_2/F_IO_2 ratio and the PaO_2/F_IO_2 ratio in patients with acute lung injury or ARDS. Chest, 132：410-417, 2007

第1章 病態・定義

3. 疫学

橋本壮志，志馬伸朗

> **Point**
> - ICUに入室し人工呼吸管理を受ける患者のおよそ5％がARDSを発症する
> - ARDSの4人に1人は軽症例であるが，軽症例の3人に1人は中等症もしくは重症ARDSへと移行する危険性がある
> - ARDSの28日死亡率は大規模RCTで25〜30％，観察研究では35〜40％とする研究報告が多い
> - 大規模RCTによる報告では，ARDS死亡率は経年的に減少傾向にある

はじめに

　23カ国の349施設を対象とした大規模な横断研究による調査では，ICUに入室し人工呼吸管理を受ける患者の5％近くにARDSが発症することが示されている[1]．ARDSに関する多くの臨床研究では，P/F比が200〜300の軽症例はARDS全体のおよそ25％のみであり，残りの75％は中等症もしくは重症のARDSであることが報告されている[2,3]．また，ICU入室初期には軽症ARDSと診断されていても，そのうちの3人に1人は治療経過中に中等症もしくは重症のARDSへと移行するとされている[4]．

1　ARDSの発症率

　ARDSの発症率，罹患率に関する疫学調査は欧米を中心に多数行われているものの，その結果には大きな隔たりがある．例えば，1999〜2000年の15カ月間にわたって行われた米国ワシントン州にある21の病院の前向きコホート研究では，1,113名が1994年に発表されたAECCのALI/ARDS診断基準に合致し，ARDSの罹患率は78.9（10万人年対）と算定され，高齢者ほど罹患率が高いことが報告された[3]（図1）．また，別の米国からの報告では，2001〜2008年までの間にミネソタ州において集中治療管理を受けた患者集団を対象としたコホート研究により，8年間で集中治療患者の重症度は上昇し合併症は増加する傾向にあったものの，ARDSの罹患率は82.4（10万人年対）から38.9（10万人年対）へ減少していることが示された[5]．観察研究のためその関連性を決定づけることはできないとしながらも，低容量換気の普及や輸血の制限療法，適切な抗菌療法，敗血症治療の進歩，Rapid Response Teamの確立，集中治療医の常駐などの集中治

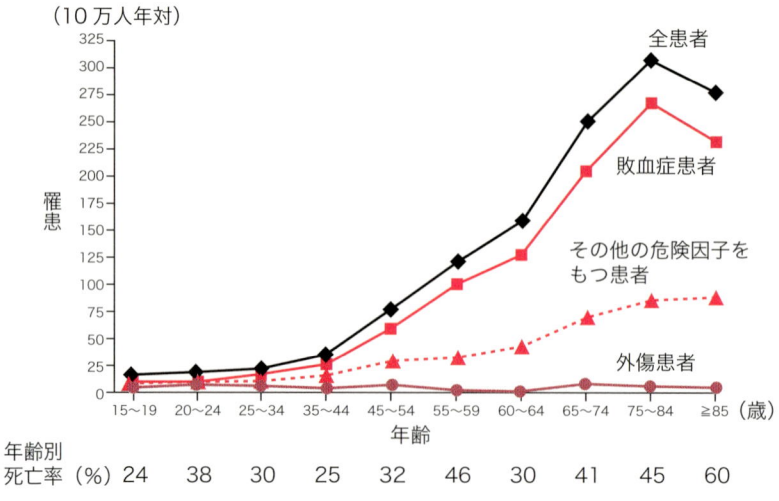

図1 ● 年齢階級別のARDS罹患率と死亡率
（文献3より引用）

療管理の進歩がARDSへの進展，罹患率の減少に寄与した可能性を示唆している．一方で，オーストラリア，ニュージーランドからの報告では，ARDSの発症率は34（10万人年対）[6]，北欧3カ国を対象とした調査では17（10万人年対）[7] とする結果が得られている．また2008～2009年にかけてスペインで行われた多施設前向き観察研究[8] では，その発症率は7.2（10万人年対）であり，前述の米国からの報告と比較するとかなり低率である．わが国ではARDSを対象とした疫学研究自体が少ないものの，織田らは2004年の3カ月間に千葉県の12施設のICUに入室した全患者を対象にARDSに関する疫学調査を行っている．1,632名の全ICU患者のうち，79名（4.8％）がARDSと診断され，ARDSの発症率は6.1（10万人年対）と概算されることを報告した[9]．わが国からの報告に基づくARDS発症率は低く，これは欧州からの報告に比較的近い．発症率にこれ程までのバラツキがある理由は明らかではないが，各国の人口統計の違いや，ICU運営や利用の適切性をも含めた医療提供体制の相違[10] が1つの要因と考えられる．

2 ARDSの死亡率

ARDSの死亡率は，1994～2006年に発表された研究を集積した系統的解析では，72編の研究で15～72％と大きなバラツキが認められている[11]．この原因として，ARDSの概念そのものが，単一の疾患ではなく，複数の病理学的背景を基礎に有する症候群であり，その定義の解釈が非常に困難な可能性が考えられる．しかしながら，最近のRCTではARDSの28日死亡率はおおむね25～30％，観察研究では35～40％とする報告が多い．ARDSの死亡率は，酸素化障害の程度によって異なる．ベルリン定義のなかで解析された対象集団では，軽症ARDSの死亡率は27％，中等症ARDSで32％，重症ARDSでは45％であった[2]．酸素化の悪化はARDSの死亡予測因子の1つではあるものの，ARDSの死因の多くは基礎疾患の進行や多臓器機能不全の合併に起因することが多く，難治性低酸素血症による死亡はARDS全体の13～19％を占めるに過ぎない[8, 12]．そのほかのARDSの予後予測因子としては，年齢，重症度（APACHEスコア），ARDSの基礎

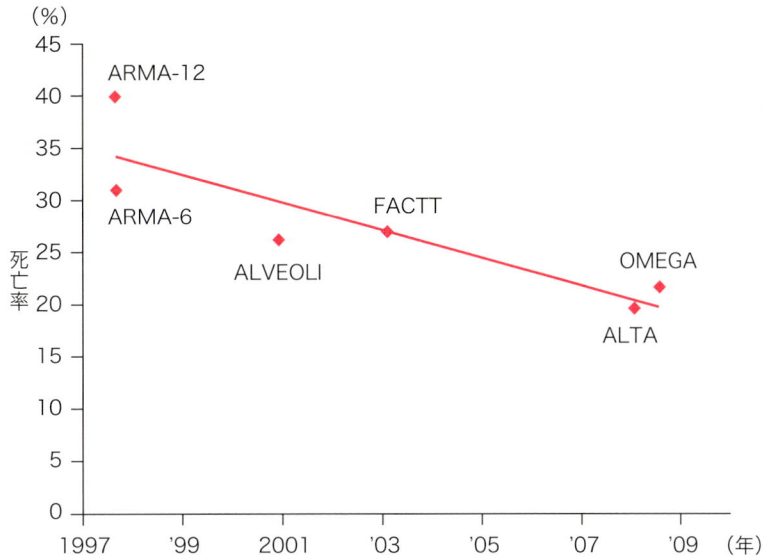

図2● ARDS networkによるARDS臨床試験の60日死亡率の推移
（文献14より引用）

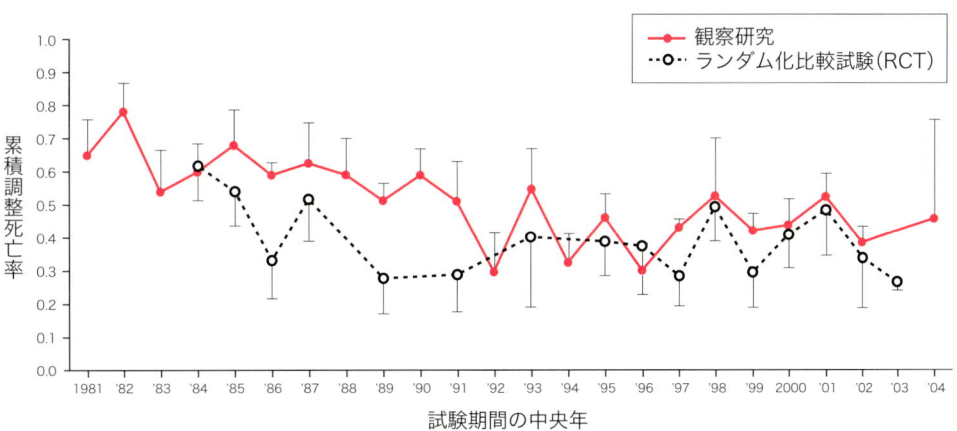

図3● 1981～2004年に発表された観察研究ならびにRCTにおけるARDS死亡率の推移
（文献15より引用）

疾患などが挙げられる．Rubenfeldらは疫学調査のなかで，15～19歳のARDS死亡率が24％であるのに対し85歳以上の高齢者では60％に上昇することを報告した（図1）．また外傷患者のARDS死亡率が24％であるのに対し，重症敗血症では41％であった[3]．わが国での最近のARDS死亡率に関する調査では，遠藤らが東北地方34施設で2007年の5カ月間にICUに入室したSIRS患者を対象とした報告のなかで，死亡率をARDSで22％，ALIで20％としている[13]．また，前述の千葉県の多施設コホート調査ではARDSの28日死亡率は32％であった．

　近年の低容量換気をはじめとする全身管理技術の向上に伴い，ARDSの死亡率も減少していると想定される．実際にARDS networkで行われたRCTにおけるARDS死亡率は経年的に減少している[14]（図2）．またZambonらは，系統的レビューのなかでメタ回帰分析を行い，年間1.1％のARDS死亡率の減少が示されたとしている[11]．一方で，PhuaらはIRに系統的レビューを行

い，1984～1994年までの観察研究では死亡率の経年的減少を認めているものの，以降の観察研究およびRCTでは死亡率の減少は認めていないとしている[15] (p.23 図3)．今後，ベルリン定義に準拠した重症度評価ならびに死亡率の解析が進むことが期待される．

文献

1) Esteban A, et al：Evolution of mechanical ventilation in response to clinical research. Am J Respir Crit Care Med, 177：170-177, 2008
2) ARDS Definition Task Force：Acute respiratory distress syndrome：the Berlin Definition. JAMA, 307：2526-2533, 2012
3) Rubenfeld GD, et al：Incidence and outcomes of acute lung injury. N Engl J Med, 353：1685-1693, 2005 ★
4) Walkey AJ, et al：Acute respiratory distress syndrome：epidemiology and management approaches. Clin Epidemiol, 4：159-169, 2012
5) Li G, et al：Eight-year trend of acute respiratory distress syndrome：a population-based study in Olmsted County, Minnesota. Am J Respir Crit Care Med, 183：59-66, 2011 ★
6) Bersten AD, et al：Incidence and mortality of acute lung injury and the acute respiratory distress syndrome in three Australian States. Am J Respir Crit Care Med, 165：443-448, 2002 ★
7) Luhr OR, et al：Incidence and mortality after acute respiratory failure and acute respiratory distress syndrome in Sweden, Denmark, and Iceland. The ARF Study Group. Am J Respir Crit Care Med, 159：1849-1861, 1999 ★
8) Villar J, et al：The ALIEN study：incidence and outcome of acute respiratory distress syndrome in the era of lung protective ventilation. Intensive Care Med, 37：1932-1941, 2011 ★
9) 織田成人 他：千葉県における急性肺障害（ALI）／急性呼吸窮迫症候群（ARDS）に関する疫学調査－人口当たりの罹病率および転帰に関する多施設前向き共同研究結果－．日本救急医学会雑誌, 18：219-228, 2007
10) 内野滋彦：わが国の集中治療室は適正利用されているのか．日本集中治療医学会雑誌, 17（2）：141-144, 2010
11) Zambon M & Vincent JL：Mortality rates for patients with acute lung injury/ARDS have decreased over time. Chest, 133：1120-1127, 2008
12) Stapleton RD, et al：Causes and timing of death in patients with ARDS. Chest, 128：525-532, 2005 ★
13) Endo S, et al：A, et al prospective cohort study of ALI/ARDS in the Tohoku district of Japan (second report)．J Anesth, 24：351-358, 2010 ★
14) Spragg RG, et al：Beyond mortality：future clinical research in acute lung injury. Am J Respir Crit Care Med, 181：1121-1127, 2010
15) Phua J, et al：Has mortality from acute respiratory distress syndrome decreased over time？：A systematic review. Am J Respir Crit Care Med, 179：220-227, 2009

4. 病理学的所見

松山広樹，天谷文昌

Point
- ARDSは病理学的にびまん性肺胞傷害（DAD）を呈する病態である
- DADは時間経過から滲出期，増殖期，線維化期に分類される
- 現在のARDS診断基準では病理像としてDADを呈さない患者も多く存在する

はじめに

ARDSの肺病理像の主体はびまん性肺胞傷害（diffuse alveolar damage：DAD）と呼ばれる肺胞傷害である．DADはさまざまな原因で発症し（表1），病変は肺内で同時進行的に変化する．DADの病態は，その時間経過により滲出期，増殖期，線維化期に分類される（表2）．呼

表1 びまん性肺胞傷害（DAD）の原因

感染	・ニューモシスチス肺炎 ・レジオネラ ・マイコプラズマ ・リケッチア ・ウイルス感染（インフルエンザ，ハンタ，ヘルペス，アデノ，サイトメガロ） ・真菌感染 ・結核 ・細菌性肺炎 ・マラリア，糞線虫，トキソプラズマ	薬剤	・抗がん剤〔アザチオプリン，カルムスチン（BCNU），ブスルファン，ブレオマイシン塩酸塩製剤，メトトレキサート〕 ・アミオダロン塩酸塩 ・ニトロフラントイン ・ペニシラミン ・ヘロイン，メサドン ・抗レトロウイルス薬
		中毒	・パラコート ・ケロシン
吸入	・除草剤 ・クロラミンガス（アンモニアと塩素系漂白剤の混合で発生） ・硫化水素 ・水銀ガス ・硝酸ガス ・二酸化窒素 ・高濃度酸素 ・ホスゲン，マスタードガス	その他	・ショック ・敗血症 ・放射線照射 ・誤嚥性肺炎 ・急性膵炎 ・人工心肺 ・輸血関連急性肺障害（transfusion-related acute lung injury：TRALI）

表2 ● DADの病期別病理所見

	滲出期	増殖期	線維化期
間質・肺胞腔	浮腫 硝子膜形成	筋線維芽細胞増殖 硝子膜の器質化	膠原線維の線維化 蜂巣性変化
上皮細胞	Ⅰ型細胞の壊死	Ⅱ型上皮細胞過形成	Ⅱ型上皮細胞過形成
血管	微小血栓・血管内皮細胞壊死	器質化血栓	血管壁の中膜肥厚

(文献1を参考に作製)

a) 滲出期

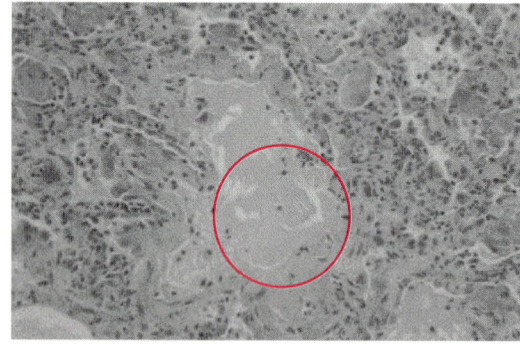

b) 増殖期

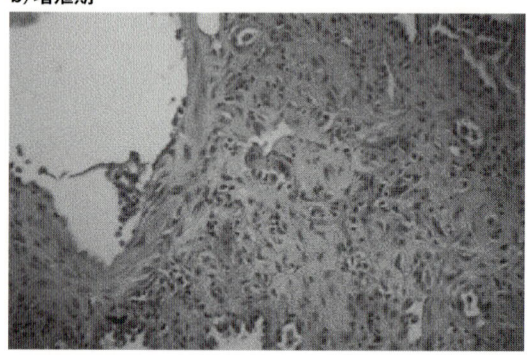

図 ● DADの組織所見 (p.8 Color Atlas ❶ 参照)
a) 肺胞周囲に硝子膜 (○) の形成が認められる.
b) 肺胞中核には線維芽細胞や炎症性細胞などの細胞成分が増加している.
(文献2より転載).

不全発症から3〜7日の滲出期の病理学的特徴は浮腫, 硝子膜形成である (図a). 発症1週間以降の増殖期では肺胞に筋線維芽細胞の増殖がみられる (図b). 発症3〜4週間以降には膠原線維の沈着が顕著となる線維化期に移行する. DADを発症した場合に, 滲出期から増殖期, 線維化期への移行は必発するわけではなく, 病状の進行が中断したり, 回復したりすることもある. ここではARDSの病理学的所見として, 典型的なDADについて解説する.

1 滲出期

滲出期はARDS発症から3〜7日以内の期間に相当する. ARDS発症直後の病理組織学的所見は, 肺毛細血管のうっ血, 間質および肺胞腔内の浮腫であり[3], 引き続いてこの時期の最も特徴的な所見である硝子膜形成を伴う病理像が現れる (図a)[4]. 硝子膜とは肺胞道や肺胞入口部に沿ってみられる好酸性の均一な物質で, その成分としては肺胞上皮細胞などの細胞崩壊物質, サーファクタントおよび浮腫液のほかアルブミン, フィブリノゲン, 免疫グロブリン, 補体などの血漿成分も含まれる. また, フィブリンの浸出や出血を伴うことも多い. 肺胞中隔自体は浮腫や線維芽細胞, 筋線維芽細胞で形成される粘液基質などにより肥厚する.

電子顕微鏡による観察ではⅠ型肺胞上皮細胞と血管内皮細胞の破壊像が特徴的である. すなわち, 細胞の膨張, 細胞間間隙の拡大, 飲小胞の増加, 細胞壊死と構造の崩壊が認められる[5].

② 増殖期

　ARDS発症から1〜3週間後が増殖期に相当する．肉眼所見では，肺は赤色〜赤褐色に変色し硬化した領域が肺の所々に点在する所見が特徴的である．組織学的には，炎症と基質化が混在する所見がみられ，滲出期において硝子膜が存在した部分には線維芽細胞，筋線維芽細胞，炎症細胞を主体とした細胞増殖と膠原線維やグリコサミノグリカンなどの沈着が認められるようになる（図b）．その周囲にはⅡ型肺胞上皮細胞が著明に増加しており，肺胞壁は肥厚する．増加したⅡ型上皮細胞の一部はしばしば細胞異型性を示す[6]．線維芽細胞や筋線維芽細胞は肺胞壁から肺胞腔へと増殖し，肺胞腔内の肉芽組織を形成するに至る．肺胞腔内の肉芽組織にⅡ型肺胞上皮が入り込み，やがて肺胞腔の組織が間質組織へと置き換わる[7]．このような変化はDADにおける肺のリモデリングの要因の1つとして重要である．この時期には肉眼的，組織学的血栓塞栓症が発症し[5]，その結果として，肺梗塞が楔状に，または胸膜下に生じる所見がしばしば認められる．

③ 線維化期

　ARDS発症から3〜4週間以降には膠原線維の増生などによってリモデリングが進行する．肉眼所見では肺表面に敷石状の変化が認められ，肺実質は数mm大の囊胞と瘢痕組織に置き換えられている．組織所見では肥厚した肺胞壁と含気部分の拡大が特徴的である．肺胞腔内および肺胞壁に膠原線維が沈着し蜂巣肺様の所見がみられるが，特発性肺線維症と違って拡張した気腔の壁には平滑筋の増生がみられない．ARDS生存者の肺では中等度の間質性線維化，間質へのリンパ球浸潤と肺胞マクロファージの増加が認められる．この時期には動脈壁の中膜平滑筋が肥大し，本来平滑筋のない末梢血管に平滑筋が新たに生じる．このような変化により肺高血圧症は不可逆的となる．

④ ARDS診療における病理所見の意味

　ARDSは臨床的には敗血症や重症肺炎，誤嚥，多発外傷などのさまざまな先行する基礎疾患により急性に発症する低酸素血症である．臨床的なARDSの診断は，1992年に開催されたAmerican Thoracic SocietyとEuropean Society of Intensive Care Medicineによる合同検討会（American-European Consensus Conference：AECC）の結果をまとめて発表された定義，診断基準が長く受け入れられてきた[8]．AECCは新たな診断基準を2012年に発表しているが[9]，低酸素症の程度や呼吸状態など臨床経過に基づいて診断を行う姿勢に変わりはない．

　DADは間質性肺疾患の組織型の1つで，ARDS患者の多くは組織学的にDADを呈するとされる．しかし，**DADは組織学的な診断であり，ARDSと同義であるとはいえない**．Estebanらが行った病理学的検討によれば[10]，ARDSのAECC診断基準に合致した患者127名のうち，病理所見がDADの診断基準に合致した者はわずかに84名で全体の64％にすぎなかった．残り43名のうち，74％の患者は肺炎，9％は肺出血，8％は肺水腫と肺塞栓であった．このような傾向はほかの病理学的検討でも報告されており，de Heptinneらは臨床的にARDSと診断された患

者において病理所見としてDADが認められたのは50％であり，DADを認めない患者の約半数は肺炎像を呈していたと報告している[11]．また，急速に進行する呼吸不全であっても先行する基礎疾患がなく原因不明なDADを呈する場合は，定義上ARDSから除外され急性間質性肺炎と診断される．

　ARDS患者に対する開胸肺生検の是非に関してはいまだ議論の余地が残されている．AECCの診断基準は病理所見を含まず，この基準を用いる限りにおいてARDS患者群のなかにはDAD以外の疾患が混在し，病態として不均一な患者を診療していることになる[12]．一般的には有効とされる治療が奏効しないケースが生じても不思議ではない．ARDS患者に対して肺生検を施行した報告によれば，生検の結果により治療方針が変更されることも少なくなく，生検結果がDADでない場合は特に，治療方針が変更される可能性が高かったとされている[13,14]．**ARDSと診断のついたすべての患者に対して肺生検が必要とされるわけではないが，まれな臨床経過を示す症例や現行の治療で症状が改善しない場合に肺生検を行い，病理像を確認することを治療の選択肢の１つに加えるべきであろう**[2]．

文献

1) 「ALI/ARDS診療のためのガイドライン 第２版」（社団法人日本呼吸器学会ARDSガイドライン作成委員会／編），学研メディカル秀潤社，2010
2) Castro CY：ARDS and diffuse alveolar damage：a pathologist's perspective. Semin Thorac Cardiovasc Surg, 18：13-19, 2006 【必読】
3) Katzenstein AL, et al：Diffuse alveolar damage--the role of oxygen, shock, and related factors. A review. Am J Pathol, 85：209-228, 1976
4) Tomashefski JF, Jr., et al：The pulmonary vascular lesions of the adult respiratory distress syndrome. Am J Pathol, 112：112-126, 1983
5) Tomashefski JF, Jr.：Pulmonary pathology of acute respiratory distress syndrome. Clin Chest Med, 21：435-466, 2000
6) Ogino S, et al：Extensive squamous metaplasia with cytologic atypia in diffuse alveolar damage mimicking squamous cell carcinoma：a report of 2 cases. Hum Pathol, 33：1052-1054, 2002
7) Fukuda Y, et al：The role of intraalveolar fibrosis in the process of pulmonary structural remodeling in patients with diffuse alveolar damage. Am J Pathol, 126：171-182, 1987
8) Bernard GR, et al：The American-European Consensus Conference on ARDS. Definitions, mechanisms, relevant outcomes, and clinical trial coordination. Am J Respir Crit Care Med, 149：818-824, 1994
9) Ranieri VM, et al：Acute respiratory distress syndrome：the Berlin Definition. JAMA, 307：2526-2533, 2012 ★
10) Esteban A, et al：Comparison of clinical criteria for the acute respiratory distress syndrome with autopsy findings. Ann Intern Med, 141：440-445, 2004 ★
11) de Hemptinne Q, et al：ARDS：a clinicopathological confrontation. Chest, 135：944-949, 2009
12) Phua J, et al：Acute respiratory distress syndrome 40 years later：time to revisit its definition. Crit Care Med, 36：2912-2921, 2008
13) Patel SR, et al：The role of open-lung biopsy in ARDS. Chest, 125：197-202, 2004
14) Kao KC, et al：Open lung biopsy in early-stage acute respiratory distress syndrome. Crit Care, 10：R106, 2006

第2章

診 断

第2章 診断

1. 診断の原則

橋本 悟

Point
- ARDSはさまざまな基礎疾患に続発する症候群である
- ARDSの発症は急性であり，高度の低酸素血症を呈する
- ARDSの本態は透過型肺水腫であり，心原性肺水腫と鑑別する

診断の原則〜オーバービュー

1）診断の手順

　ARDSは症例によって，その診断が比較的簡単であったり，また困難であったりする．まずは**敗血症や肺炎などの先行する基礎疾患から数日（多くは48時間以内であるが，まず1週間以内と考える）して発症する急性呼吸不全であることが大原則となる**[1,2]．肺炎や術後敗血症に続発するような場合はともかく，なかには輸血関連急性肺障害（transfusion-related acute lung injury：TRALI）のように，注意しておかないと原因として気がつかない場合もありうる．病理学的にはびまん性肺胞傷害（diffuse alveolar damage：DAD）と呼ばれる様相を呈するが，臨床的な診断において100％それを関知することは困難であることも知っておくべきであろう．臨床的にARDSと診断され死亡した症例においても，約半数が病理学的にDADではなかったとする報告もある[3]．

　次に重症度とも関連するが**P/F比を知ることが肝要となる**．そのためには動脈血の酸素分圧であるPaO_2の値とそのときのF_IO_2を知る必要がある．新しいベルリン定義ではこの測定にPEEPが5 cmH$_2$O以上付加されていること，すなわち原則的に人工呼吸管理されていることが基本となってくる[2]．PEEPやF_IO_2の設定によりP/F比は大きく変化することが知られており，これは確定診断をあいまいなものにしてしまう要因となっている[4]．

　さらに胸部X線上で両側肺の浸潤影を認めることが基本であるが，これも両側にびまん性に浸潤影がみられるケースでは容易だろうがときに読影は難しく，また読影者によって評価が異なることがある[5,6]．また胸部CT撮影で診断が確定することもありうる[2]．ただし病態が重篤である場合や夜間など人手のないときにCT撮影を強行することは避けたい．

　次に**ARDSの本態は膜透過性亢進型の肺水腫であるので，心原性肺水腫の可能性を否定する必要がある**．従来の診断基準（AECC基準）では左心不全の除外に肺動脈楔入圧の値が18

表1 ● ARDSと鑑別すべき疾患群
心原性肺水腫（心不全）
肺炎（ときにARDSに進展）
肺結核/栗粒結核
急性間質性肺炎
慢性経過の間質性肺炎/肺線維症
特発性器質化肺炎（COP）
過敏性肺臓炎
急性好酸球性肺炎
びまん性肺胞出血
がん性リンパ管症
薬剤性肺障害
その他の非心原性肺水腫（再膨張性肺水腫，神経原性肺水腫，高地肺水腫など）

COP：cryptogneic organizing pneumonia
（文献8を参考に作製）

表2 ● ARDSに随伴しうる病態
静脈還流の減少と循環不全
人工呼吸器関連肺炎（VAP）
気胸（エアリーク，barotrauma）
人工呼吸器関連肺損傷（VALI）
肺の線維化
肺高血圧症
高濃度酸素曝露による肺損傷
血液凝固能異常，播種性血管内凝固症候群（DIC）
多臓器機能障害症候群（MODS），敗血症
重症疾患多発神経障害（CIP），重症疾患筋障害（CIM）

VAP：ventilator associated pneumonia
VALI：ventilator associated lung injury
DIC：disseminated intravascular coagulation
MODS：multiple organ dysfunction syndrome
CIP：critical illness polyneuropathy
CIM：critical illness myopathy
（文献8を参考に作製）

mmHg以下であることが挙げられていた（「第1章2．ARDSの古い定義，新しい定義」参照）．しかしARDSにおいて肺高血圧症が併発することもあり，また肺動脈カテーテルの挿入自体を避けるべきとされた現在では肺動脈楔入圧の測定は考える必要はない．人工呼吸中では心エコーによる心機能診断もときに困難で，症例によっては心原性肺水腫との鑑別が容易ではないことも念頭においておくべきであろう．

2）診断と同時にすべきこと

もちろんARDSの診断を確定することは重要ではあるが，同時に原疾患を特定することが治療成果に直結する．当然のことながら感染症に起因するARDSの場合は起炎菌の同定や感染源の特定は治療を進めていくうえで最も重要な要因であることは言うまでもない．ARDSにおける死亡原因のうち，呼吸不全に起因するものはさほど頻度が高くなく，むしろ多臓器不全による死亡が多いことを知っておきたい[7]．敗血症などはARDSの原因ともなりうるし，またARDSに続発することもありうるといった点にも注意したい．

診断を進めるうえで，類似疾患との鑑別も重要なポイントである．表1に鑑別すべき疾患を列記する．このなかには肺炎など，ARDSの基礎疾患となりうるが必ずしもARDSに発展しないものも存在することも念頭におきたい[8]．ARDSにおいては人工呼吸による治療は必須であるが，この陽圧人工呼吸によって引き起こされる可能性のある人工呼吸器関連肺炎（ventilator associated penumonia：VAP），人工呼吸器関連肺損傷（ventilator associated lung injury：VALI）なども常に念頭において治療を行うべきである．このようにARDSに随伴して引き起こされる病態，疾患について表2にまとめた．

◆ 文献

1) Bernard GR, et al：The American-European Consensus Conference on ARDS. Definitions, mechanisms, relevant outcomes, and clinical trial coordination. Am J Respir Crit Care Med, 149：818-824, 1994

必読 2) Ranieri VM, et al：Acute respiratory distress syndrome；the Berlin Definition. JAMA, 307 (23)：2526-2533, 2012 ★

3) De Hemptinne Q, et al：ARDS：a clinicopathological confrontation. Chest, 135 (4)：944-949, 2009 ★

4) Villar J, et al：An early PEEP/F_IO_2 trial identifies different degrees of lung injury in patients with acute respiratory distress syndrome. Am J Respir Crit Care Med, 176 (8)：795-804, 2007 ★

5) Rubenfeld GD, et al：Interobserver variability in applying a radiographic definition for ARDS. Chest, 116 (5)：1347-1353, 1999

6) Meade MO, et al：Interobserver variation in interpreting chest radiographs for the diagnosis of acute respiratory distress syndrome. Am J Respir Crit Care Med, 161 (1)：85-90, 2000

7) Ferring M & Vincent JL：Is outcome from ARDS related to the severity of respiratory failure？ Eur Respir J, 10 (6)：1297-1300, 1997 ★

8)「ALI/ARDS診療のためのガイドライン 第2版」（社団法人日本呼吸器学会ARDSガイドライン作成委員会／編），学研メディカル秀潤社，2010

Column ❶

急性間質性肺炎とARDSは何が違う？どう見分ける？

石原英樹

1）急性間質性肺炎（AIP）とは

a）定義

　結論から言うと，急性間質性肺炎（acute interstitial pneumonia：AIP）とARDSを鑑別することはきわめて困難である．

　厳密な意味でのAIPとは，「特発性間質性肺炎（idiopathic interstitial pneumonias：IIPs）の一疾患であり，病理学的にはびまん性肺胞傷害（diffuse alveolar damage：DAD）の所見を呈する疾患である」と定義されている．1986年にKatzensteinらが急速進行性の経過をたどる間質性肺炎8例の開胸肺生検例の検討から提唱された疾患概念であり，2002年の米国胸部疾患学会/欧州呼吸器学会（ATS/ERS）分類でもAIPとしてまとめられた[1]．ARDSと同様の病態を呈するが，**誘因・基礎疾患を認めずidiopathic ARDSとも呼称される**．従来のHamman-Rich症候群はAIPと同一疾患とされている[2]．

b）病理・画像所見と治療

　病理学的にはDADの所見を呈し，病変の時相は均一である．AIP症例が慢性化し，特発性肺線維症に移行することはないとされている．

　画像所見では，両側びまん性，あるいは斑状の浸潤影を認め，胸水は通常みられない．高分解能CTでは，両側性のすりガラス影や濃い浸潤影がみられ，牽引性気管支拡張がみられることもある[3]．これらのCT所見は，DADの病理学的病期を反映しており，濃度上昇域は滲出期に認められ，牽引性気管支拡張像は，線維芽細胞の増殖・器質化期に相当し，容積減少を示唆する葉間や気管支血管影の偏位や小囊胞性病変は，線維化期にみられる．AIPを生存群と死亡群で比較検討した報告では[4]，死亡群で牽引性気管支拡張像が有意に多く，CTが患者の予後・治療反応性の推定に有用であると考えられる．

　AIPの死亡率は60～90％と予後不良であり，再発や慢性進行性の経過を示した症例も報告されている．

　以上のことから，AIPとARDSの鑑別は，病理・画像所見からもきわめて困難である．

　AIPの治療に関しては，ステロイドの有効性は確立していないが，一般的にステロイド大量療法（パルス療法）が行われることが多い．メチルプレドニゾロンコハク酸エステルナトリウム（ソル・メドロール®）1,000 mg/日の3日間点滴静注投与を行い，後療法としてプレドニゾロン（プレドニン®）1.0 mg/kg/日を用いる．反応性をみながら，1週間間隔で3～4クール行う．副作用としての高血糖や免疫抑制状態，ステロイド精神病などへの注意が必要である．また，ステロイドに反応不良の場合には免疫抑制薬の併用を考慮する．一般的にシクロホスファミドパルス療法やシクロスポリンが用いられることが多い．

2）急性間質性肺炎と鑑別すべき疾患

　実際の臨床現場では，急速進行性の経過をたどり，胸部X線・CT上間質性陰影を認める症例を経験することは少なくないが，これらすべてが先述の厳密な意味でのAIPであることは少なく，むしろ他疾患であることが多い．急性に経過し間質性陰影を呈する疾患は，AIP以外にも特発性肺線維症（idiopathic pulmonary fibrosis：IPF）の急性増悪[5,6]，急性好酸球性肺炎（acute eosinophilic pneumonia：AEP）[7]，ある種の感染性肺炎など多種多様である．

　したがって**最も重要なことは鑑別診断であり，安易に間質性肺炎と診断し，ステロイドの投与を行うことは厳に慎むべきである**．先述のように急性に経過し間質性陰影を呈する疾患は，AIPなどの間質性肺疾患からある種の感染性肺炎など多種多様である．AIP，IPFの急性増悪，AEPなどに関しては，薬物療法の中心はステロイドであるが，感染性疾患の場合の薬物療法の中心は，当然抗菌薬・抗ウイルス薬などになる．感染性疾患に対して，適切な抗菌薬・抗ウイルス薬を投与せずにステロイドのみを投与すると，感染症のさらなる悪化を招く可能性があるので注意が必要である．したがって，まず感染性疾患か否かの鑑別が重要となる．

　さらにAIP，IPFの急性増悪，AEPなどの間質性肺疾患の治療に際しては，**疾患によりステロイドの使用量・使用方法，併用薬が異なる可能性があるため，どのタイプの間質性肺疾患であるかの鑑別が重要となる**．いずれの疾患も，確定診断は病理組織学診断が決め手となるが，組織学的検査をする余裕がない場合も多いため，胸部X線・CT検査などからの臨床診断に頼らざるを得ない症例が多い．特にCTは病理所見との対比研究が進んでおり，鑑別診断に有用であるため，救急の現場でも，できるだけ実施するのが望ましい．

◆ 文献

1) American Thoracic Society：Idiopathic pulmonary fibrosis：diagnosis and treatment. International consensus statement. American Thoracic Society, European Respiratory Society. Am J Respir Crit Care Med, 161：646-664, 2000

2) Askin FB：Back to the future：Hamman-Rich syndrome and acute interstitial peumonia. Mayo Clin Proc, 65：1624-1626, 1990

3) Johkoh T, et al：Acute interstitial peumonia：thin-section CT findings in 22patients. Radiology, 211：859-863, 1999

4) Ichikado K, et al：Acute interstitial peumonia：comparison of high-resolution computed tomography findings between survivors and non-survivors. Am J Respir Crit Care Med, 165：1551-1556, 2002

5) Kondo Y, et al：Acute exacerbation in idiopathic pulmonary fibrosis：analysis of clinical and pathological findings in three cases. Chest, 103：1808-1812, 1993

6) Kondo A, & Saiki S：Acute exacerbation in idiopathic interstitial pneumonia.「Interstitial pneumonia of unknown etiology」(Harasawa M et al, ed), University of Tokyo Press, pp.34-42, 1989

7) Allen JN, et al：Acute eosinophilic pneumonia as a reversible cause of noninfectious respiratory failure. N Engl J Med, 321：569-574, 1989

第2章 診断

2. 画像診断
1）胸部単純X線所見

濱中訓生

Point
- ARDSでは「胸部単純X線写真での陰影の存在」は診断の必須項目である
- ARDS初期の胸部単純X線写真は「さまざまな形態の陰影」が「さまざまな分布」をとり，バラエティに富む
- 胸部単純X線写真での陰影の評価はベテラン画像診断医でも困難なこともある
- 胸部単純X線写真での評価は肺野と同時に，挿入されている治療器具（気管チューブ，カテーテルなど）の位置確認も意識的に行う

はじめに

重篤な低酸素血症を呈するARDSの患者に対して最も多く施行される画像検査が胸部単純X線写真（ポータブル）である．ARDSの診療において胸部単純X線写真を撮影する目的は，診断基準の1つである両側の陰影を確認することに加えて，病変の進展や改善の評価，さらに合併症（治療器具の位置異常，気胸，人工呼吸器関連肺炎など）の検出を目的としている．

1 ARDSの診断における単純X線写真の位置づけ

1967年にAshabaugが「酸素投与に反応しない低酸素血症」「肺コンプライアンスの低下」「胸部単純X線写真でのびまん性浸潤影」の3つを特徴とするARDSという概念をはじめて報告して以来，胸部単純X線写真はARDSの診断項目の1つとして位置づけられている．Ashabaugは ARDSの単純X線写真所見を「まだらに存在する両側の肺胞性浸潤影」と表現した．以後，ARDSの単純X線写真所見について「間質性＋肺胞性肺水腫」や「長軸方向の肺胞虚脱」などさまざまな表現がなされ，診断根拠の1つとして胸部単純X線写真は必須項目となった．

1994年に定められた，AECC（American-European Consensus Conference）のARDSの定義でも4つの診断基準のうちの1つとして「胸部単純X線写真所見でのbilateral infiltrates（両側性の浸潤影）」が定められた．ベルリン定義でも診断基準としての役割は引き継がれ，診断基準の1つとして「**胸部単純X線写真もしくは胸部CTでの胸水や無気肺，結節では説明のつかないbilateral opacities（両側性陰影）**」と定められている．

2 ARDSの画像所見（肺野）

　ARDSの画像所見は，病期（滲出期，増殖期，線維化期）や原因（ARDSを引き起こした肺炎の存在など）さまざまな影響を受けるため，非特異的な所見となることが多く解釈に迷うことも多い．一般的なARDSの所見としては，前述の「胸水や無気肺，結節では説明のつかない両側性陰影」という所見である．

1）滲出期

　ARDSの滲出期初期，血管内皮細胞の障害により血管透過性は亢進し，びまん性に毛細血管から水分が漏出する．漏出した水分は，まず肺胞間の間質に流出する．この水分移動が肺胞まで至っていなければ，胸部単純X線写真どころかCTであっても画像所見としては捉えられない．そのため，**強い臨床症状（呼吸困難，低酸素血症）に比べ，画像は正常あるいはそれに近い所見となることがある**（図1 a）．肺胞のバリア機能である肺胞上皮細胞も障害されるARDSでは，間質に漏出した水分は数時間で肺胞に流れ込む．これにより，肺胞が完全に含気を失うとair bronchogramを伴う浸潤影として画像で捉えられるようになる（図1 b）．一般に肺損傷が起きてから陰影が出現するまでに12〜24時間の時間のずれが存在すると言われている．このように，初期には所見のなかった胸部単純X線写真が，数時間後には肺野が真っ白（white outと呼ばれる）へと劇的に変化することがあり，**ARDSの病態が疑われる場合には時間経過で陰影の出現を再評価する必要がある**．

　また，肺胞に空気と液体がともに存在している状態では，画像上すりガラス状陰影としてみられる．このように，滲出期の典型的な画像所見は「びまん性のair bronchogramを伴う浸潤影」や「びまん性のすりガラス状陰影」である．実際の症例では，陰影はびまん性である必要はなく，左右非対称や上下肺野に程度差が存在することもある．

　このような理由で，**ARDSの初期の画像所見は「さまざまな形態の陰影」が「さまざまな分布」をとり，バラエティに富む**．また，人工呼吸中の患者では，PEEPが胸部単純写真に影響を与えることにも注意が必要である．PEEPを上げることで，肺野の透過性が亢進し，一見病態が改善しているように見える"cosmetic effect"が知られており，胸部単純X線写真を読影する際には患者の人工呼吸器設定も加味する必要がある（図1 c）．

2）増殖期

　ARDS発症から数日経過すると，線維増殖期へ進行し，肺胞間の間質での線維芽細胞の増生および，Ⅱ型肺胞上皮細胞の過形成が起こる．これにより，間質の線維化が起き，コンプライアンスが低下する，いわゆる「硬い肺」となる．また，間質の線維化は肺胞の虚脱を引き起こし，牽引性の気管支拡張を生じる．画像所見としては間質の線維化を反映して網状影が出現し，コンプライアンス低下による肺野の容積減少，牽引性気管支拡張による気管支透亮像拡張が目立つようになる（図1 d, e）．

a) 来院時（胸部単純X線）

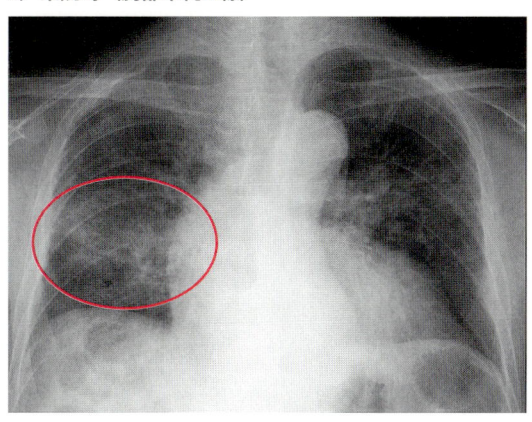

b) 来院から12時間後（胸部単純X線）

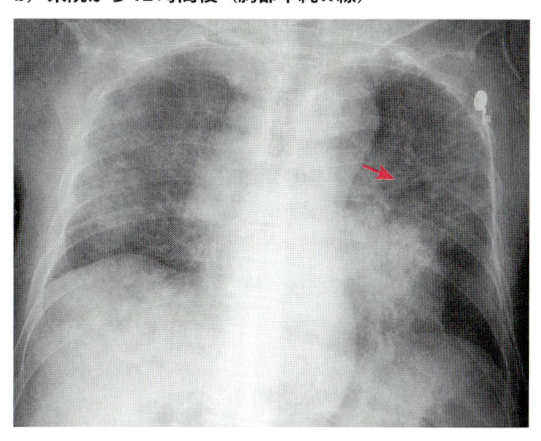

c) 来院から14時間後（胸部単純X線）

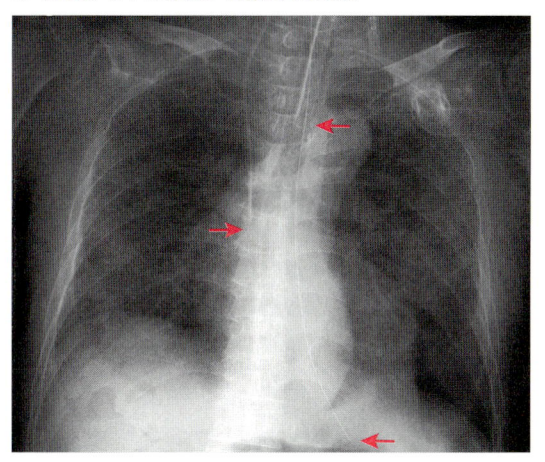

d) 来院から3カ月後（胸部単純X線）

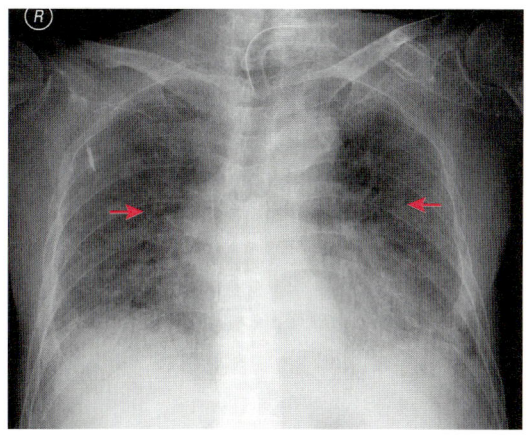

e) 来院から3カ月後（胸部CT）

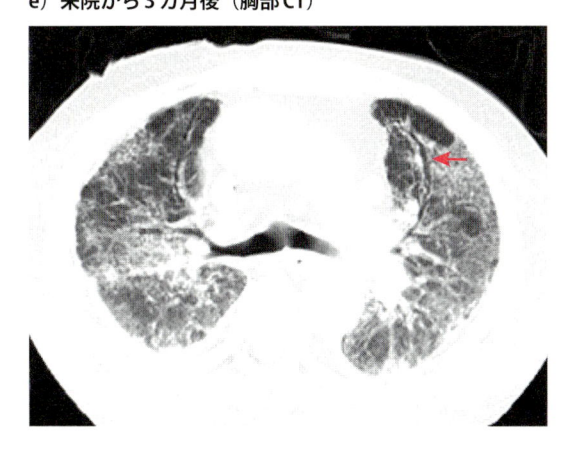

図1 ● ARDSにおける陰影出現の経過

75歳男性，糸球体腎炎によりステロイド内服中である．夜間に発熱，呼吸苦で救急外来を受診した．SpO_2 80％（room air）と低酸素血症を認めた．

a) 右中肺野に浸潤影を認める（〇）．両側の含気は比較的保たれている．
b) 両側にびまん性すりガラス状陰影が出現し，短時間で画像所見がダイナミックに変化している．左肺野には air bronchogram（→）を認め，肺胞への水分移動により肺胞が含気を失っていることがわかる．
c) 気管挿管，右内頸静脈より中心静脈カテーテルが留置されており，位置異常はない（→）．陽圧換気により肺は膨張し透過性低下は改善しており，一見，病態が改善しているように見える（cosmetic effect）．
d) 気管切開チューブの位置異常はない．両側肺野にはびまん性に網状影が広がり間質の線維化を反映している．間質の線維化による容量低下および牽引性気管支拡張が見られる（→）．
e) 間質の肥厚によるびまん性のすりガラス状陰影および，気管支の牽引性拡張が認められる（→）．

3 ベルリン定義での画像所見の扱いと胸部単純X線写真の限界

1）画像所見による診断の問題点

　ベルリン定義作成の際に，AECCのARDS診断基準が抱える問題点の1つとして「胸部単純X線写真所見の信頼性が乏しい」という点が挙げられた．実際，ICUに従事する医師や呼吸器科医師が呼吸不全の胸部単純X線写真を読影し，AECCのARDS診断基準に合致する所見かどうかを判断する検討を行ったところ，見解の一致率は低く，**読影者によってARDSと判断する基準が異なるという報告**[1]がある．この報告では，下肺野の無気肺，胸水，吸気不足や医療器具の映り込みがあると読影者により解釈のばらつきが出やすいとされた．胸部単純X線写真は肺という厚みのある臓器を，1枚の写真に投影した画像であり，前後方向の重なりを積分した画像となる．これは胸水や無気肺といった含気が消失している領域が存在しても，腹側に含気がある領域が存在すれば，胸部単純X線写真ではすりガラス状陰影として認められることとなり，CTでは胸水や無気肺，正常の含気を伴う部位が明瞭に観察されることと対照的である．実際，胸部単純X線写真ではARDSと肺炎の鑑別は困難であるといった報告[2]や「仰臥位での胸部単純X線写真の下肺野の透過性低下において，胸水か肺野の浸潤影かを見分けることは困難である」と記載されている教科書もあり，胸部単純X線写真の解釈は難しい．

　診断基準における信頼性が低い点は臨床試験を行ううえでも大きな問題である．ARDSにおけるさまざまな治療法（薬剤，人工呼吸設定など）による臨床試験でpositiveな結果が出なかったことは，診断基準の信頼性が低いために，判定する医師によってはARDSと診断されない患者までがARDSとして臨床試験に組み込まれたfalse negativeであったのではないかと指摘する意見もある[3]．

2）診断基準と限界

　このような批判からベルリン定義での画像所見は「bilateral infiltrate（両側浸潤影）」から「CTもしくは胸部単純X線写真での胸水や無気肺，結節で指摘できないbilateral opacities（両側陰影）」と改訂されている．肺野の陰影の表現はinfiltrate（浸潤影）からopacities（陰影）とされており，すりガラス状陰影や網状影など浸潤影以外の表現をされる陰影も含まれることとなった．

　また，肺野の陰影と紛らわしい胸水や無気肺，結節については除外するように明記されている．これらの鑑別には，胸部単純X線写真では信頼性が乏しいことやCTの有用性における最近の多くの知見から，CTによる評価も記載された．ARDSの画像検査としてCTの所見は予後との関連も報告されており，CTで得られる情報量は胸部単純X線写真で得られる情報量とは比較にならないほど多い．しかし，呼吸，循環が不安定な患者においてCT室への移動が不可能なことも多く，胸部単純X線写真が最も多く施行されている画像検査であることに変わりはない．

4 ARDSの画像所見（肺野以外）

　ARDS診療での胸部単純X線写真で得られる情報は肺野だけではない．ICUに入院中の患者では治療に必要な種々の治療器具（カテーテル，気管チューブなど）が挿入されており，胸部単

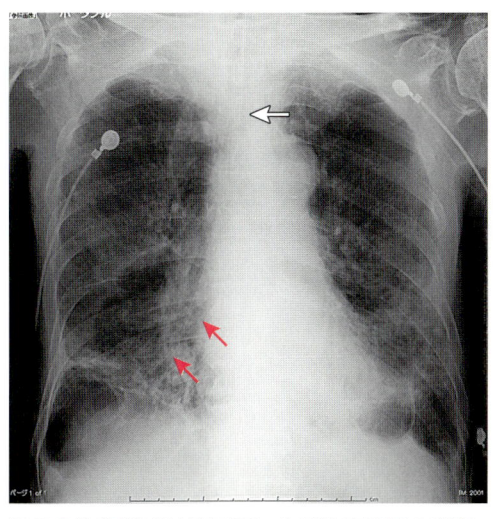

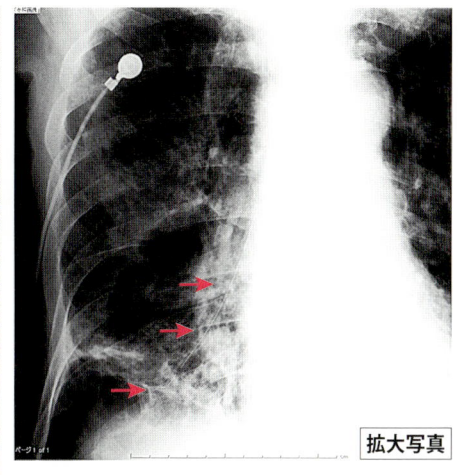

図2● 胸部単純X線写真による治療器具の確認
85歳男性．肺炎からARDSとなった患者の胸部単純X線写真．胸部の浸潤影や索状影に注目しがちであるが，治療器具を意識的に確認すると，胃管が気管支に迷入していることがわかる（→）．カテーテル類は意識して確認する必要がある．気管チューブに位置異常はない（⇨）．

純X線写真での評価が可能である．特に，肺野に目立つ陰影がある場合，肺野に注目し，治療器具の確認を怠りがちとなる（図2）．治療器具の評価は，画像診断に成熟していなくても比較的容易であり，位置異常は致命的となるため，**胸部単純X線写真を読影する際には必ずすべての治療器具が正確な部位に留置されているかを意識的にチェックする必要がある**（チェックリストを作成している施設もある）．また，人工呼吸器による合併症も胸部単純X線写真で可能なこともあり，皮下気腫や縦隔気腫の有無をチェックする必要がある．

おわりに

　ICUで働く医師にとって最もよく遭遇する画像検査が胸部単純X線写真（ポータブル）であり，ARDSの診療においては診断基準の1つを占める重要性の高い検査である．しかし，条件の悪い（A-P撮像，露出不足，深吸気でないなど）胸部ポータブル写真で肺野の病変をすべて解釈することはベテランの画像診断医であっても困難なこともある．毎日の日常臨床で必要なことは「挿入されている治療器具は適切な位置にあるか」「軟部組織に皮下気腫や縦隔気腫はないか」「胸膜，横隔膜，大動脈のラインは鮮明に見えるか（大量の胸水，無気肺は存在しないか）」といった基本的な所見をくり返し確認することであると思われる．ICUで撮像された胸部単純X線写真のうち約35％に即座に対応する必要のある所見（カテーテル位置異常，気胸，胸水貯留など）を認めたという報告もあり[4]，胸部単純写真から得られる情報は少なくない．

◆ 文献

1) Rubenfeld GD, et al：Interobserver variability in applying a radiographic definition for ARDS. Chest, 116：1347-1353, 1999
2) Winer-Muram HT, et al：Pneumonia and ARDS in patients receiving mechanical ventilation：diagnostic accuracy of chest radiography. Radiology, 188：479-485, 1993
3) Meade MO, et al：Interobserver variation in interpreting chest radiographs for the diagnosis of acute respiratory distress syndrome. Am J Respir Crit Care Med, 161：85-90, 2000
4) Bekemeyer WB, et al：Efficacy of chest radigraphy in a respiratory intensive care unit. A prospective study. Chest, 88：691-696, 1985

2. 画像診断
2) CT所見

一門和哉

> **Point**
> - ARDSの新しいベルリン定義では，CTは必須ではないが，補助診断法として位置づけられている
> - 高分解能CT（HRCT）は，ARDSの病理学的病期を反映し，濃度上昇域内部の牽引性気管支拡張像は，線維増殖期への進行を示唆する所見である
> - HRCT上の牽引性気管支拡張像を伴う濃度上昇域の広がりは，予後，人工呼吸離脱，人工呼吸器関連肺損傷の予測因子となる

1 CT検査は診断に必須ではない

● ベルリン定義からみたCTの位置づけについて

　2012年に発表されたARDSのベルリン定義では，以前のAECC定義と大きな変更（「第1章 2．ARDSの古い定義，新しい定義」参照）がみられたのに対し，唯一変更のなかった項目が胸部X線写真での両側性陰影という基準である[1]．ARDS診断におけるX線写真での感度や特異度の低さはこれまで問題とされており，専門家であっても，所見の一致率は読影者によってさまざまであること，X線での陰影の広がりが必ずしも酸素化などの生理学的指標を反映していないことなどの問題点が報告されている[2]．ベルリン定義のなかで，**胸部X線での両側性陰影に付記されている項目に，胸水，無気肺，腫瘍性病変を除外するとの条件がある．単純X線だけでは，これらを明確に鑑別することは困難であり，CTを補助診断法として用いるということである．**

　ARDSを含む急性呼吸不全症例へのCTの有用性が数多く報告されており，今回の新たな基準設定においても，CTの適応は検討されている．しかし最終的にCTを診断基準に含めず，補助診断法として位置づけた経緯は，1つには，ARDS病態が重篤であるために，循環動態などが不安定な症例に，CTをルーチン化することの安全性の問題がある．もう1つは，わが国と欧米では，CTの普及率の大きな差（米国との比較でも，わが国は7倍のCT普及率である）があること，さらには，保険制度の違いから，CTの適応は，リスクだけでなくエビデンスに基づくことが必要との理由がある[3]．

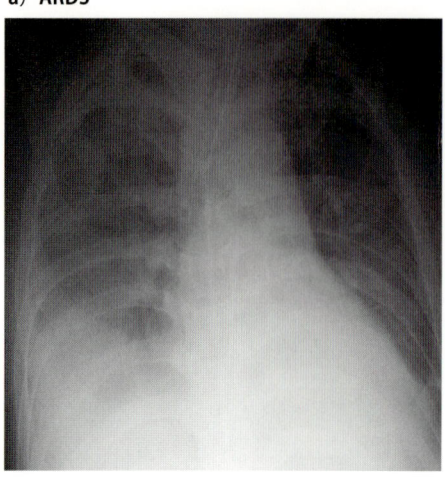

a) ARDS　　　　　　　　　　　　b) 肺胞出血

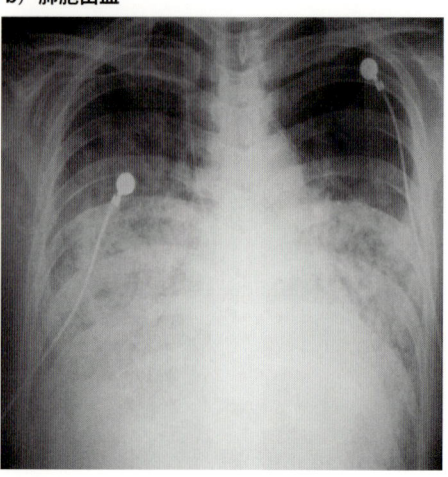

図1 P/F比＜200の高度の低酸素血症にて搬送された2症例の胸部単純X線写真
画像上の鑑別は困難な場合が多い．

❷ それでもCT検査でわかることは多い

　急性呼吸不全症例では，単純X線だけで得られる情報には限界がある（図1）．このような症例では，ポータブルX線写真の適応になることがほとんどであり，臥位による横隔膜挙上や心陰影の拡大などのX線学的要因に加え，十分な呼吸停止ができないなどの患者側の要因もあり，肺野の情報量は少なくなる．ベルリン定義における胸水，無気肺，腫瘍性病変の鑑別だけでなく，CTから得られる情報について，通常CT（スライス厚10 mm）と高分解能CT（high-resolution CT：HRCT）に分けて概説する．ただ，先述した欧米の医療事情などから，ARDS症例へのCT検査のエビデンスといえる報告は存在しないため，今回解説する内容についてはこれまでの報告例をまとめたものとして理解していただきたい．

❸ 通常CT（conventional CT，スライス厚10 mm）から得られる情報

1）診断に際しての合併症の検出

　診断基準にある胸水や無気肺，腫瘍性病変の除外においてCTが優れること，CTで確認される気胸の40％，気縦隔の80％は，単純X線写真で明らかでないことが報告されている[4]．

2）心不全の鑑別

　ARDSか，心不全か，また両者の合併か，の鑑別はこれまで実臨床の場でいつも議論となる点である．ベルリン定義では，「両者は合併することも多く（敗血症では，敗血症そのもので，心筋障害をきたすseptic myocardiac dysfunctionの概念がある），最終的には臨床医が判断すること」と規定されている．心不全のCT所見での鑑別点としては，中枢側優位陰影分布，気管支血管束の腫大，右優位の胸水，上大静脈，下大静脈の拡大所見が有用である[5]．

a）直接肺損傷（肺炎球菌性肺炎）に伴う ARDS　　　b）間接肺損傷（敗血症）に伴う ARDS

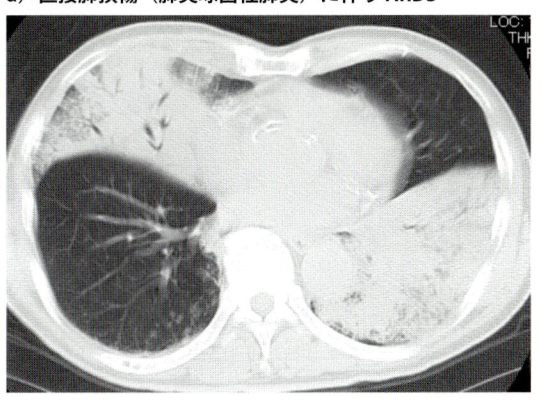

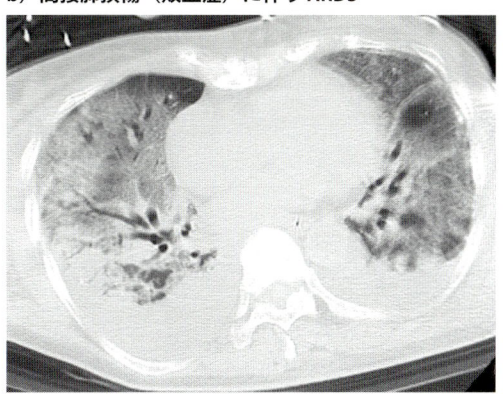

図2 ● ARDSの原因の違いによるCT所見の違い
a) 78歳男性．右中葉，左下葉に広範に浸潤影を認める．腹側（非荷重部）の中葉にも浸潤影が認められ，直接肺損傷のパターンを示す．
b) 81歳女性．両側対称性に，背側の荷重部領域から腹側に向かうにつれて，浸潤影，すりガラス状陰影，一見正常にスペアされた領域が分布する特徴を示す．間接肺損傷のパターンを示す．

3）原因病態の予測（直接肺損傷か，間接肺損傷か）

　ARDSの原因として，直接肺損傷（肺内にARDSの原因病巣がある場合：肺炎，誤嚥など）か，間接肺損傷（肺外に原因病巣がある場合：敗血症，外傷，大量輸血，膵炎など）かの違いは，CT所見に反映されることが報告されている[6, 7]．間接肺損傷では，肺外から血流を通じて肺に影響が出ることから，左右対称性の傾向があり，荷重部に広範な浸潤影が分布し，腹側にはすりガラス状陰影や一見正常に見える領域が認められる（図2b）のに対し，直接肺損傷では，病変分布が非対称性になり，荷重部以外の浸潤影の分布の傾向（図2a）がある．原因不詳の症例が搬送されてきた場合に，CT所見での病変分布から，原因病態が肺内性か，肺外性かの予測を立てて，検索する際の参考になる．

4　HRCTから得られる情報

　ARDS診断時のHRCTの評価により，単純X線写真や通常CTとは異なる病理形態学的情報を得ることが可能であり，鑑別診断，治療反応性や合併症の予測に有用であることがわかってきた．

一口メモ　高分解能CT（high-resolution CT：HRCT）とは？

　①2mm以下のスライス厚で撮影，②肺野の既存構造（血管，気管支など）を明瞭にする高解像度関数処理によって画像を再構成，③肺野の拡大表示，の3つの条件を満たす肺野の撮像表示法である．通常の10mmスライス厚のCT分解能を1mmとした場合，HRCTでは，0.2〜0.3mmの"高分解能"となる．マクロからサブマクロの病理組織像を反映しており，1990年代以降，種々のびまん性肺疾患，孤立性陰影の診断・鑑別に確立された必須の画像検査法である．急性呼吸不全症例への有用性が認められたのは，高速撮影が可能となった2000年代のヘリカルCT以降で，近年の多列検出器を有するMDCT（multi-detector low CT）への発展によって，呼吸停止が難しい症例でもHRCTの撮影が容易となっている．

表 ARDSの "imitators"

1. びまん性肺胞傷害
    1) 特発性：急性間質性肺炎（AIP）
    2) 特発性間質性肺炎群の急性増悪：特発性肺線維症（IPF），通常型間質性肺炎（UIP），非特異性間質性肺炎（NSIP）
    3) さまざまな原因によるARDS
    4) 膠原病（SLE，PM/DM）関連の急速進行性間質性肺炎
    5) 膠原病に伴う慢性経過の間質性肺炎の急性増悪

2. 急性型の器質化肺炎
    1) 特発性
    2) 膠原病性
    3) 放射線性
    4) 感染に伴う

3. びまん性肺胞出血
    1) 膠原病に伴う（血管炎関連，膠原病）
    2) 特発性

4. 急性好酸球性肺炎
    1) 特発性
    2) 薬剤性
    3) 吸入性（喫煙）

5. 急性過敏性肺炎

AIP：acute interstitial pneumonia
IPF：idiopathic pulmonary fibrosis
UIP：usual interstitial pneumonia
NSIP：nonspecific interstitial pneumonia
SLE：systemic lupus eryhtematosus（全身性エリテマトーデス）
PM/DM：polymyositis/dermatomyositis（多発性筋炎/皮膚筋炎）
（文献8より引用）

1) ARDS病態をきたす疾患の鑑別

　　ARDSは，非特異的症候群ではあるが，基礎病態（肺炎，敗血症，誤嚥が3大要因）に続発して発症する症候群との認識があり，臨床上鑑別を要する急性経過の間質性肺炎群や肺胞出血などは含まれない．ARDSと同様の臨床病態を呈する疾患群には，表のような疾患がある[8]．びまん性肺胞傷害（diffuse alveolar damage：DAD）を呈する疾患群では，さまざまな原因からのARDS，原因不明で比較的健康人に発症する急性間質性肺炎（AIP，図3a），慢性経過の間質性肺炎の急性増悪（図3b），そして，膠原病関連の急速進行性間質性肺炎が代表的である．その他の疾患群では，急性型の器質化肺炎，びまん性肺胞出血（図3c），急性好酸球性肺炎と急性過敏性肺炎が挙げられる．いずれの病態も急性呼吸不全を呈するために，組織学的検索が困難であるため，HRCT所見が診断に大きな位置を占める．

2) HRCT所見の理解に必要な病態生理および病理所見

　　ARDSの概念を1967年に最初に報告したAshbaughらは，その診断基準のなかに，病理学的にDADの所見を含め，以降，ARDSの病理組織像は，DADとして特徴づけられる[9]．DADは，

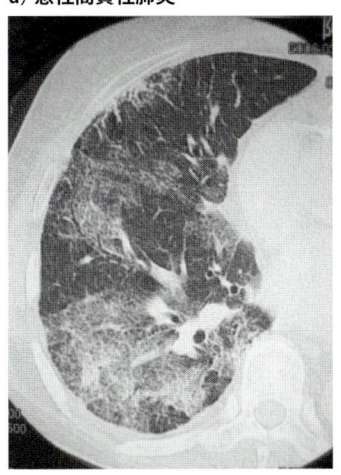

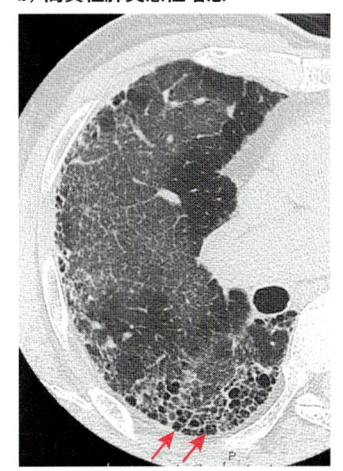

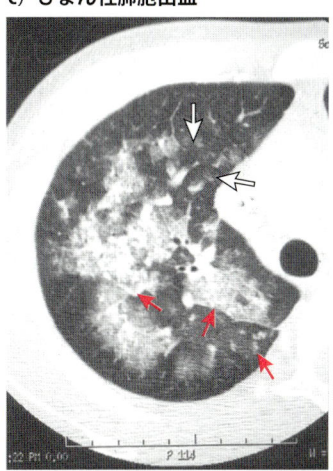

図3● ARDS病態を呈し，鑑別が必要な疾患群のHRCT画像

a) 急性間質性肺炎．原因不明のARDSであり，比較的健康人に誘因なく発症する．一般のARDSと比し，両側対称性下肺野優位の傾向．
b) 間質性肺炎急性増悪．特発性肺線維症の急性増悪．下葉背側に蜂巣肺所見（→）を認め，腹側に広範なすりガラス状陰影が認められる．蜂巣肺の有無が診断上重要であり，一般のARDSと異なる．
c) びまん性肺胞出血．最外層部がスペアされて，内層から中間層にかけてのすりガラス状陰影，浸潤影が直線的に小葉間隔壁で境界される（→）．小葉中心性の淡い濃度上昇域（⇨）は，病変の初期像や吸収過程を示す．線維化や構造改変を示唆する牽引性気管支拡張像は伴わない．

傷害発生からの経過から病理学的に大きく3つの病期（滲出期，増殖期，線維化期）に分類される．肺胞上皮細胞や血管内皮細胞の傷害発生から1週間以内の早期には，透過性亢進に伴う滲出性病変と硝子膜形成を特徴とする滲出期（急性期）の所見が認められる（図4a）．この時期には，肺胞間質の毛細血管や細動脈内に血栓も形成される．引き続き，3日目頃からは間質内の線維芽細胞の増生とⅡ型肺胞上皮の過形成像が目立つ増殖期（亜急性期）へ移行する（図4b）．線維芽細胞増生は，間質だけでなく気腔内にも認められ，広範になるとともに，構造改変は進展し，細気管支拡張さらには気管支拡張像（牽引性細気管支・気管支拡張）を呈する．傷害発生から約2週間が経過すると，膠原線維の沈着による肺構造のリモデリングがさらに進行し，線維化期（慢性期）への移行が認められる（図4c）．牽引性気管支拡張像に加え，径1mmサイズ前後の小嚢胞形成（microscopic honeycombing）が認められる．また，壁の薄い気腫性ブラを伴うこともある．増殖期から線維化期は，近年，線維増殖期（fibroproliferative phase）と呼ばれている[9]．臨床的に重要な点は，**これらの病期は，全肺で均一に進行することなく，同一症例でも領域ごとに進展度に差があり，仮に一部の生検組織が得られたとしても，全体の病理学的病期を反映しているとは限らない点である**．

3) 病理学的進展度の予測[3]

HRCTであっても，ARDS初期には陰影検出できない場合がある．病理学的に滲出早期病変は，肺胞隔壁の浮腫性細胞性肥厚が主体で，気腔内滲出液が少ないことで含気が保持されるために，HRCTでも病変を検出できない．しかしながら傷害発生から12時間以内には，通常画像上も病変は検出されるようになる．HRCT所見は，ARDSの滲出早期病変は検出できないが，び

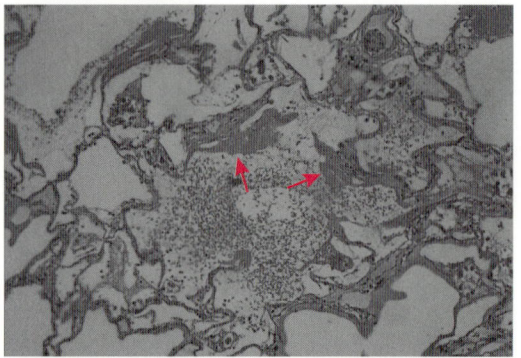

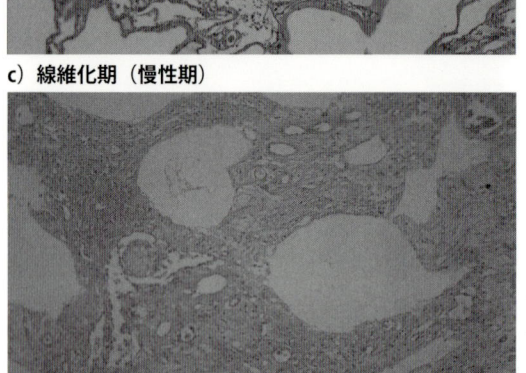

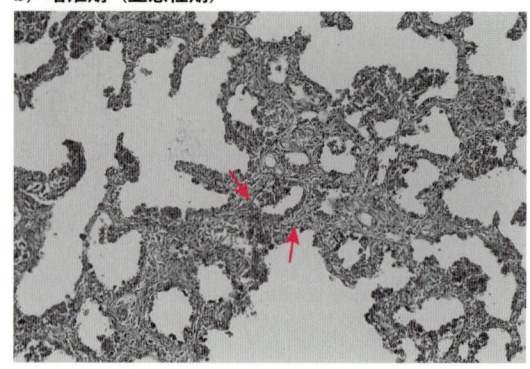

図4 ● ARDS の病理組織像 (p.8 Color Atlas ❷参照)
a) びまん性肺胞傷害の傷害発生から7日以内：気腔内の滲出液と特徴的な硝子膜形成（→）がみられる．
b) びまん性肺胞傷害の傷害発生から3〜7日：気腔壁には器質化した硝子膜がみられ，間質内に紡錘形の線維芽細胞増生（→）がみられる．
c) びまん性肺胞傷害の傷害発生から2週以降：間質の膠原線維の沈着と構造改変による拡大した気腔がみられる．

まん性肺胞傷害の病理学的病期をよく反映する[10〜13]．HRCTは肺野全体の評価が可能であり，同一症例における病理学的病期の領域ごとの違いが，HRCT所見の違いとして観察される．

a）滲出期から増殖早期病変のHRCT所見（図5）

両側肺野に広がるすりガラス状陰影は，斑状に分布することが多い．背側には浸潤影（consolidation）を伴うことがある．すりガラス状陰影の内部には，小葉間隔壁肥厚像や小葉内網状影がみられる場合もある．小葉間隔壁肥厚像は，滲出液のドレナージによる浮腫性肥厚を反映したものであるが，肺うっ血にみられるように顕著ではない．増殖早期への移行には，軟骨を有さない膜性細気管支の拡張像が認められることが画像上の指標となりうるが，臨床的にこの時期が捉えられることは多くはない．図5aに示したように，すりガラス状陰影は，均一な広がりではなく，一見スペアされた二次小葉を介在することが多い．

b）増殖期のHRCT所見（図6）

濃度上昇域（すりガラス状陰影や浸潤影）内部に，牽引性細気管支拡張像や，中枢側の気管支拡張像が出現し，容積減少（葉間や血管・気管支の偏位で表現される）を伴う．牽引性気管支拡張の有無の判断は，胸膜側に向かうにつれて，通常先細り構造であるはずの気管支内腔に先細りないことが重要で，典型的には，数珠状に不整な壁を呈する．図6の症例では，濃度上昇域内部の中枢から末梢に向かう気管支内腔の先細りがなく，牽引性気管支拡張と判断される．

a）右上葉レベル　　　　　　　　　b）左上区レベル

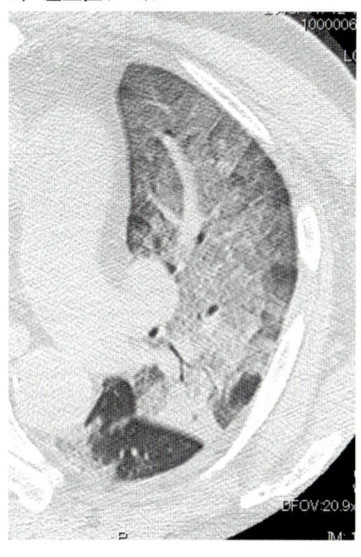

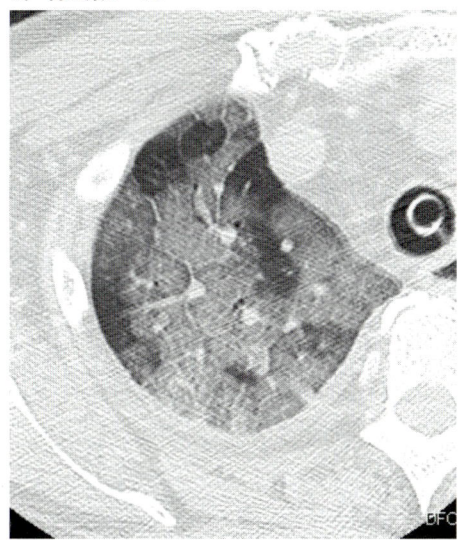

図5● 滲出期から増殖早期のHRCT画像
67歳男性．薬剤性肺炎によるARDS．両側上葉に二次小葉単位ですりガラス状陰影を認める．牽引性気管支拡張像は伴わず，びまん性肺胞傷害滲出期に対応するCT所見である．一見正常にみえる二次小葉も混在するが，画像上捉えられない滲出早期の病変を示す．

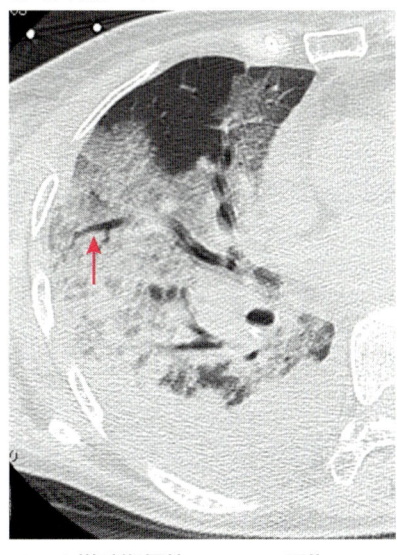

a）右中葉レベル　　　　　　　　　b）左上区レベル

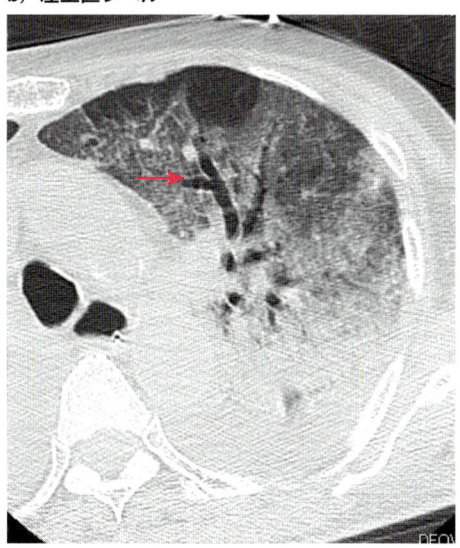

図6● 増殖期優位のHRCT画像
81歳女性．敗血症に伴うARDS．胸水の腹側に浸潤影，右中葉，左上区には牽引性気管支拡張像（→）を伴うすりガラス状陰影，さらに腹側には一見正常に見える領域が分布する．典型的な間接肺損傷のパターン．濃度上昇域内部の牽引性気管支拡張像の存在は，びまん性肺胞傷害増殖期を示唆する．一見正常に見える領域は滲出早期に対応し，病期の混在が認められる特徴を示す．

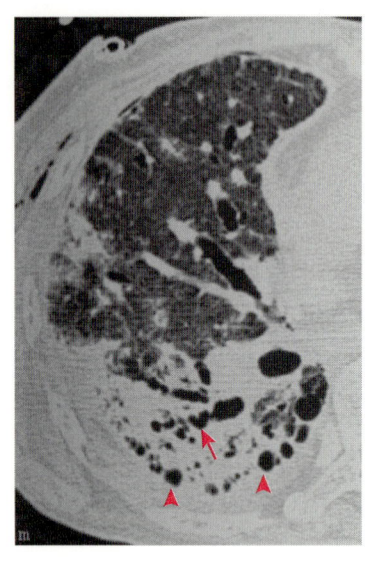

図7● 線維化期のHRCT画像（右中葉レベル）
68歳女性．肺炎に伴うARDS（人工呼吸離脱困難例）．右下葉背側には牽引性気管支拡張像（→）と囊胞形成（▶）を伴う浸潤影．その腹側にも広範に牽引性気管支拡張像を伴うすりガラス状陰影が分布する．びまん性肺胞傷害線維化期に対応する．

c）線維化期のHRCT所見（図7）

増殖期にみられる牽引性気管支拡張像の所見に加え，濃度上昇域内部に，粗大な網状影と小囊胞性病変の出現がみられることが増殖期と線維化期の画像上の鑑別点になる．病理学的には末梢気腔の構造改変と線維化の進行した病変を反映する．

4）病理学的病期および治療反応性・予後の予測

HRCT所見は，ARDSの病理像であるDADの病理学的病期を反映する．すなわち，濃度上昇域内部の牽引性細気管支拡張像や気管支拡張像の出現は，線維増殖性病変への進展を示唆する．ARDS診断時のこれらの線維増殖性病変のHRCT上の広がりは，予後・治療反応性を示す1つの独立した因子であることが報告されている[14〜16]．さらに，線維増殖性病変の広がりは，長期人工呼吸の必要性とも関連する．HRCTによる診断時の線維増殖性病変の程度の評価は，ARDSの治療反応性だけでなく，人工呼吸器関連肺損傷の予測因子になりうる．

5）人工呼吸器関連合併症の予測

いわゆるbarotrauma圧外傷（気胸，気縦隔，皮下気腫）の出現は，病変に進行に伴う囊胞性病変や線維増殖性病変の関与が報告されている．圧外傷は，ARDS診断時のHRCT所見上の線維増殖性病変の広がりとの関連もわかってきた[15, 16]．

おわりに

　MDCT（multi-detector low CT）の普及により，質の高い画像が得られ，通常CT画像だけでなく，スライス厚の設定によりHRCT画像の再構成も容易となっている．また，CT検査の施行そのもので，患者状態を悪化させることはまずない．ARDS診療におけるCTは，胸部X線ではわからない詳細な情報をもたらす．最終的な予後予測の情報はきわめて重要であるが，診療経過で起こりうる合併症（人工呼吸器関連肺炎，圧外傷など）の予測や治療法への応用はさらに重要である．CTの評価を加えることで，臨床的予測に基づく診療を期待したい．

文献

1) ARDS Definition Task Force：Acute Respiratory Distress Syndrome. The Berlin definition. JAMA, 307（23），2012
2) Rubenfeld GD, et al.：Interobserver variability in applying a radiographic definition for ARDS. Chest, 116：1347-1353, 1999
3) 「ALI/ARDS診療のためのガイドライン第2版」（日本呼吸器学会ARDSガイドライン作成委員会／編），学研メディカル秀潤社，2010
4) Desai SR：Acute respiratory distress syndrome：imaging of the injured lung. Clin Radiol, 57：8-17, 2002
5) Komiya K, et al.：Comparison of chest computed tomography features in the acute phase of cardiogenic pulmonary edema and acute respiratory distress syndrome on arrival at the emergency department. J Thorac Imaging, 2013（in press）
6) Goodman LR, et al.：Adult respiratory distress syndrome due to pulmonary and extrapulmonary causes：CT, clinical, and functional correlations. Radiology, 213：545-552, 1999
7) Desai SR, et al.：Acute respiratory distress syndrome caused by pulmonary and extrapulmonary injury：a comparative CT study. Radiology, 218：689-693, 2001
8) Schwarz MI："Imitators" of the ARDS. Chest, 125：1530-1535, 2004
9) Bernard GR：Acute respiratory distress syndrome. A historical perspective. Am J Respir Crit Care Med, 172：798-806, 2005
10) Tomashefski JF Jr.：Pulmonary pathology of the acute respiratory distress syndrome：diffuse alveolar damage. "Acute respiratory distress syndrome"（Matthay MA, ed），Marcel Dekker, New York, pp.75-108, 2003
11) Ichikado K：Permeability edema. "Imaging of the Chest"（Muller NL, Silva IS eds），pp.964-977, Philadelphia, Saunders Elsevier, 2008
12) Ichikado K, et al.：Acute interstitial pneumonia：high-resolution CT findings correlated with pathology. Am J Roentgenol, 168：333-338, 1997
13) Ichikado K, et al.：Hyperoxia-induced diffuse alveolar damage in pigs：correlation between thin-section CT and histopathologic findings. Radiology, 216：531-538, 2000
14) Ichikado K, et al.：Acute interstitial pneumonia：comparison of high-resolution computed tomography findings between survivors and non-survivors. Am J Respir Crit CareMed, 165：1551-1556, 2002
15) Ichikado K, et al.：Prediction of prognosis for acute respiratory distress syndrome with thin-section CT：validation in 44 cases. Radiology, 238：321-329, 2006
16) Ichikado K, et al.：Fibroproliferative changes on high-resolution CT in the acute respiratory distress syndrome predict mortality and ventilator dependency：a prospective observational cohort study. BMJ Open, 2：e000545, 2012

第2章 診断

2. 画像診断
3）鑑別診断
心原性肺水腫や胸水・無気肺との鑑別

新美　浩

Point

- ARDSの診断や病態把握の第一歩は，まず心原性肺水腫との鑑別，胸水や無気肺による肺の拡張障害との識別である
- 心原性肺水腫の画像診断は，特に初期診断でARDSとの異同を認識するためには重要で，間質性肺水腫の基本的なCT所見と蝶形陰影を呈する肺水腫の理解が必要である
- 大量胸水や無気肺は，ポータブル単純X線による診断が困難な場合が稀ではなく，CTによる積極的な診断が求められる

はじめに

　ARDSの診断には，基本的な前提として，心不全，腎不全，血管内水分過剰などによる静水圧性肺水腫の除外が必要とされている[1]．静水圧性肺水腫の診断は臨床診断が基本であるが，2012年に提唱された新しいARDSの診断基準，ベルリン定義では，肺水腫の基礎疾患が明らかでない場合には，除外規定として心エコーなどを含めた客観的評価が必要とされている[2]．

　また，ARDSの診断と治療を進めていくうえでは，原因となる背景疾患の認識に基づく個別治療戦略の考え方が重要である[3]．ベルリン定義でも，背景疾患の認識のための両側肺野陰影の詳細な評価は重要視されており，心原性肺水腫や胸水・無気肺との鑑別を含めた，原因疾患，特定の病態の認識に胸部CTを主とする画像診断の役割は大きい[2,3,4]．

　本稿では，ARDSとの鑑別が必要な病態のなかで，最も基本的な鑑別診断である心原性肺水腫や大量胸水，無気肺の診断に必要な画像診断の基本事項，胸部CT所見の解釈を中心に述べる．

1　心原性肺水腫（静水圧性肺水腫）

　胸部X線上，両側肺野浸潤影やすりガラス状陰影を呈する呼吸不全症例において，心原性肺水腫を除外するプロセスは，ARDS診断の第一歩である．

　心原性肺水腫（うっ血性心不全，静水圧性肺水腫）の診断は，典型例では比較的容易であるが，非典型例では心エコーを含めた心機能的評価や，胸部CTなどによる画像所見の解釈が重要となる．そのため，心原性肺水腫の基本的画像所見を認識しておくことは，鑑別診断を進めるう

えでの基本事項と言える.

　心原性肺水腫（静水圧性肺水腫）は，通常，間質性肺水腫から始まり，肺胞性肺水腫に移行する．そのため，典型的な心原性肺水腫（図1，2）では，静脈還流障害，リンパ管水腫を反映して，①小葉間隔壁の肥厚や気管支血管周囲間質肥厚など広義肺間質の変化が強く，②間質性肺水腫から肺胞性肺水腫に移行する過程で，肺胞充満の程度に応じすりガラス状陰影から浸潤影に変化していく．③相当量の両側胸水貯留を伴うことが多く，左心負荷の程度に応じて，④左心系の拡大や肺血管の拡張など心血管形態の変化を伴うことが多い[5, 6, 7]．

　一方，ARDSの場合，広義肺間質の変化は比較的乏しく，胸水貯留も少量に留まり，心血管形態の変化も乏しい．ただし，ARDSでも高度肺障害による著明な右心負荷，肺高血圧を合併することは稀ではなく[8]，画像上も肺高血圧を反映して肺動脈拡張を認める場合がある．また，心原性肺水腫ではすりガラス状陰影内部に牽引性気管支拡張を認める可能性はきわめて低いが，認めた場合にはびまん性肺胞傷害（diffuse alveolar damage：DAD）を呈するARDSや急性間質性肺炎などを疑う必要がある[9]．

　ARDSにおける肺野の病変分布は直接損傷と間接損傷で異なり，典型的な間接損傷によるARDSではびまん性，または背側荷重部優位の病変分布（図3）を認めるが，背側荷重部優位の分布を認めた場合は比較的診断的特異度が高い[10]．しかし，心原性肺水腫では，時間経過に伴う荷重部無気肺の合併を除き，背側荷重部優位の分布を示すことは稀で，両側びまん性，斑状や不均一な広がりを示す場合が多い．

a）単純X線

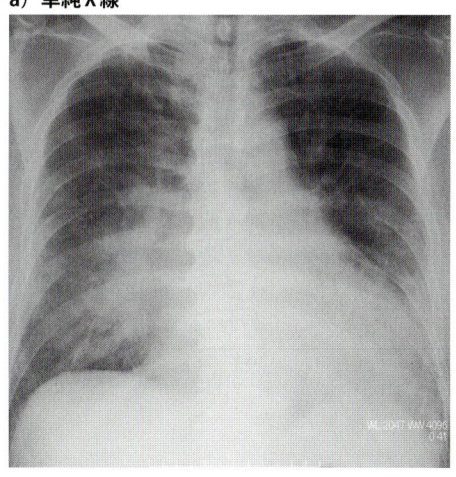

b）HRCT（上肺野）

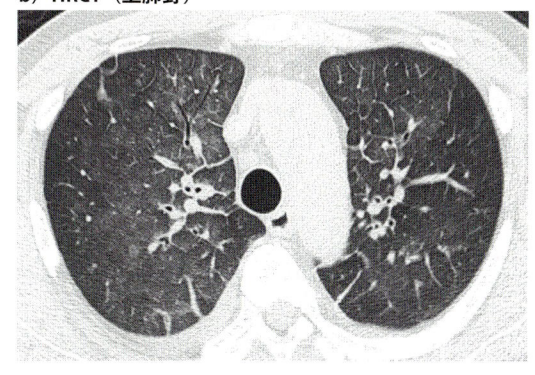

c）HRCT（下肺野）

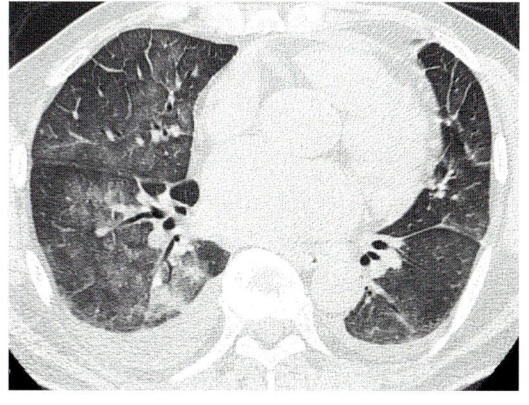

図1● 心原性肺水腫
a）単純X線では，著明な心拡大と，右肺門側に強い浸潤影や両側すりガラス状陰影を認める．Kerley線（小葉間隔壁肥厚）も目立つ．
b，c）CTでは，肺門側ではなく，両側肺野にびまん性，不均一なすりガラス状陰影と，著明な小葉間隔壁肥厚，右優位の両側胸水貯留を認める．典型的な間質性肺水腫の所見である．

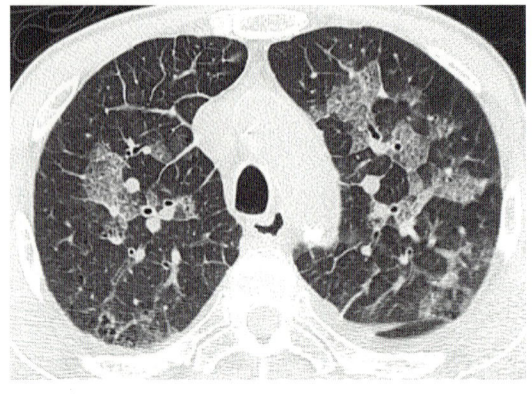

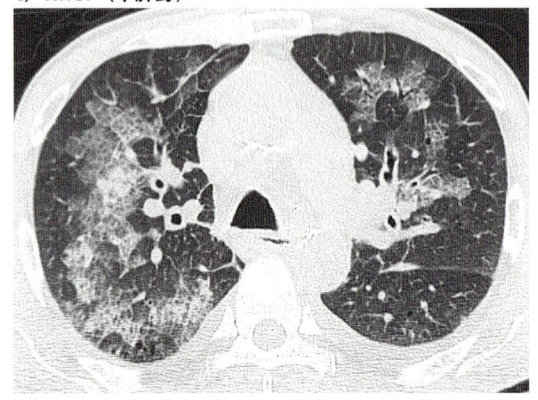

図2 ● 心原性肺水腫
a) 単純X線では，右肺野に強い不均一な浸潤影や両側すりガラス状陰影を認める．Kerley線（小葉間隔壁肥厚）も目立つ．
b, c) 両側肺野にびまん性，斑状または不均一なすりガラス状陰影と淡い浸潤影，著明な小葉間隔壁肥厚，気管支壁肥厚や肺静脈拡張を認める．

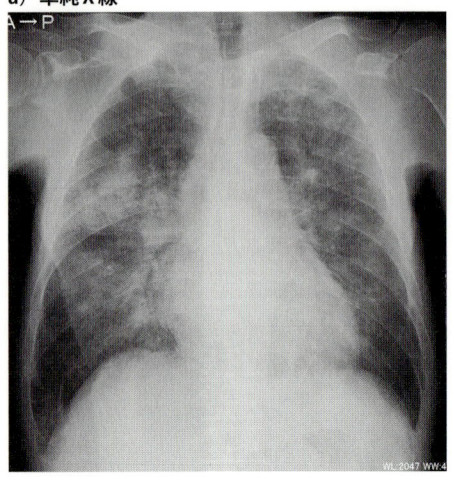

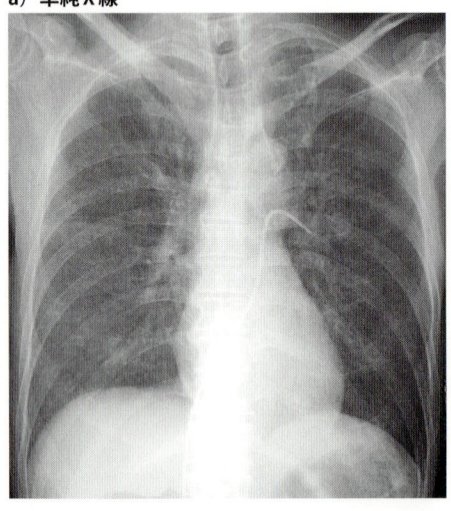

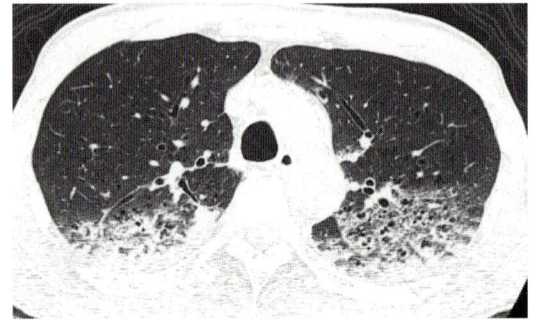

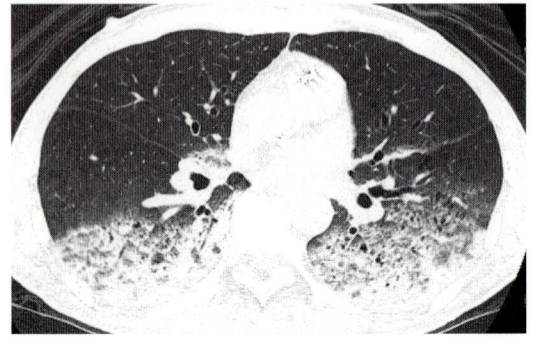

図3 ● ARDS（間接損傷：indirect injury）
a) 単純X線では，両側肺野びまん性にすりガラス状陰影，淡い浸潤影を認める．
b, c) 上肺野，下肺野ともにびまん性ではなく，背側荷重部に強い病変分布を示す，すりガラス状陰影や浸潤影を認める．

肺水腫の画像所見は，しばしば肺門中心性分布と表現されるが，次項で述べるように，典型的な心原性肺水腫は肺門中心性分布とは異なる．胸部X線上，一見肺門側に陰影が濃く見えるのは，肺門近傍の娘枝領域における静脈うっ滞が強く，同部の広義肺間質の変化が強いことと，前後方向に重なりの視覚的影響が加わるためである．

❷ 肺水腫における蝶形陰影（bat wing pattern）

心原性肺水腫の約10％においては，間質性肺水腫から肺胞性肺水腫への移行パターンをとらずに，発症時から肺胞性肺水腫の形態を示す．その場合，病変の広がりは，蝶形陰影（butterfly patternまたはbat wing pattern）と呼ばれる，独特な分布形態を示す両側浸潤影を呈する（図4）[5,6,7]．典型的な蝶形陰影を呈する心原性肺水腫は，肺水腫全体の一部に過ぎないことを認識する必要がある．

逆に画像上bat wing patternを認めた場合は，臨床所見にかかわらず肺水腫以外の病態を考えることは難しく，多くの場合は比較的重症の急性左心不全（腱索断裂による僧帽弁閉鎖不全など）を疑わせる所見である．腎不全（尿毒症）などでも同様の所見，bat wing patternを呈する可能性がある．

蝶形陰影を呈する心原性肺水腫は，典型的な間質性肺水腫と比べて，肺の内層域（気管支肺

a）単純X線

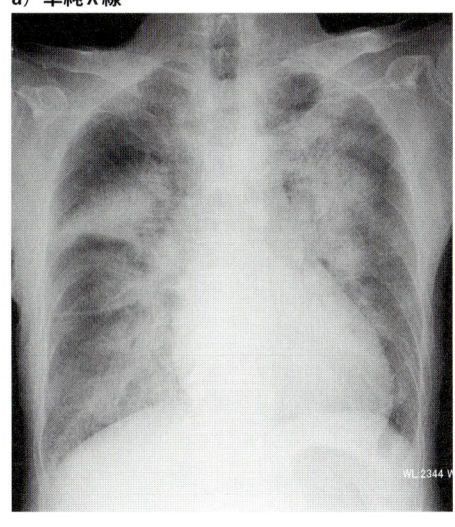

b）HRCT（中肺野）

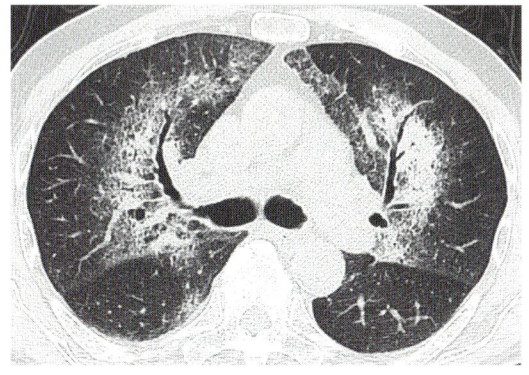

c）HRCT（下肺野）

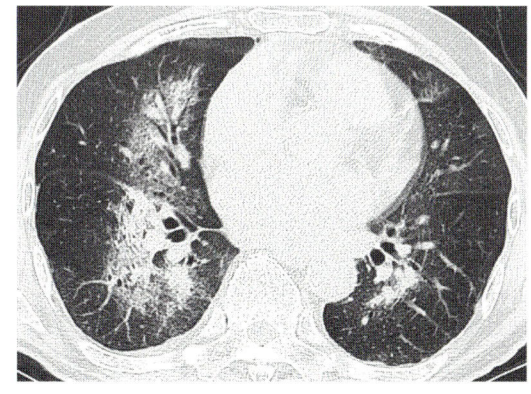

図4 心原性肺水腫（bat wing pattern）
a）単純X線では，両側肺門中心性に強い浸潤影を認め，典型的なbat wing patternである．
b，c）CTでも，両側肺野内層，気管支血管周囲に強い，非区域性の浸潤影を認め，一部を除き胸膜下，外層には病変は弱く，小葉間隔壁肥厚など広義肺間質の変化も乏しい．

動脈周囲）に顕著な病変進展を認め，肺の外層域（胸膜下）は比較的温存され，小葉間隔壁肥厚など広義肺間質の変化も比較的乏しい．

3 心原性肺水腫の画像的鑑別

画像所見上，心原性肺水腫との鑑別が必要な急性の病態としては，急性好酸球性肺炎（acute eosinophilic pneumonia：AEP）や血管透過性亢進肺水腫，薬剤性肺障害などが挙げられる．特にAEPは画像上，びまん性のすりガラス状陰影や浸潤影，小葉間隔壁肥厚，少量の胸水貯留などが特徴的で（図5），画像上，肺水腫にきわめて類似の所見を示すことが稀ではない[11]．

心原性肺水腫の一部では，間質性肺水腫のパターンや蝶形陰影とは異なる，非特異的なびまん性陰影を呈する場合がある．この場合は画像所見から肺水腫と認識することは困難で，背景疾患や心機能評価などをあわせて総合的に判断する必要がある．

また，画像上，病変分布に特異性のないびまん性のすりガラス状陰影や，広義肺間質の変化に乏しい非典型例の場合は，ARDSを含む血管透過性亢進肺水腫，一部の感染症や，過敏性肺臓炎，特発性器質化肺炎などアレルギー性肺病変や間質性肺炎類縁疾患を含めた幅広い鑑別が必要となる．

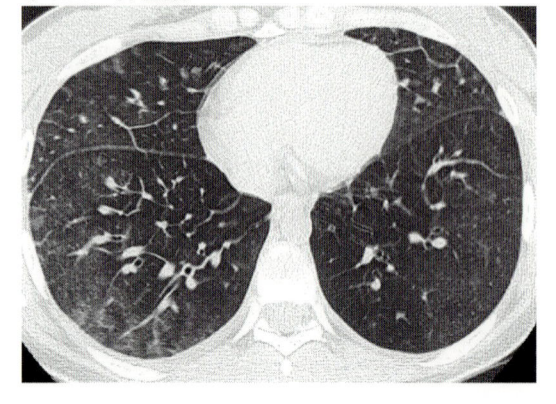

図5 ● 急性好酸球性肺炎
a）単純X線では，両側肺野びまん性にすりガラス状陰影と著明な小葉間隔壁肥厚を認める．
b, c）両側肺野に不均一な淡いすりガラス状陰影と著明な小葉間隔壁肥厚，右少量胸水を認める．単純X線，CTともに，心拡大を欠くことを除き，画像所見は間質性肺水腫に酷似する．

a）単純X線
b）HRCT（中肺野）
c）HRCT（下肺野）

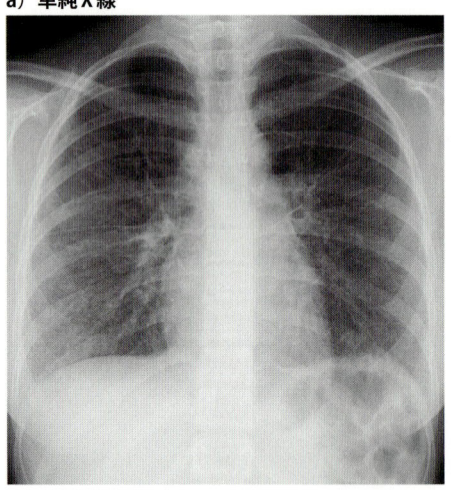

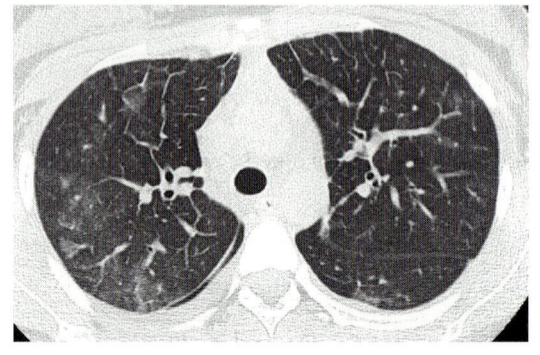

4 大量胸水・無気肺の認識

　胸部X線上，両側肺野に浸潤影や濃厚陰影を認め，呼吸状態の急速な悪化を認めるなかには，大量の胸水貯留やそれに伴う圧迫無気肺（受動無気肺）[12]が原因と考えられる場合もある．

　大量の胸水貯留は，立位単純X線では診断は容易であるが，ポータブルの臥位撮影では胸水が肺の背側荷重部に分布するため，胸腔外側に回り込むほど大量胸水に達しないと，その認識が難しいことに留意する必要がある．

　大量胸水の存在は，しばしば隣接する腹側肺野の無気肺を伴い（受動または圧迫無気肺），臥位の単純X線では圧迫無気肺が顕著になると，画像上あたかも肺野の浸潤影と類似の所見を示し，単純X線での病態把握は困難である（図6）．このように，急性呼吸不全症例の鑑別において，機械的病態である大量胸水と圧迫無気肺による肺の拡張障害の診断にも，胸部CTの評価が必要となる可能性が高い．

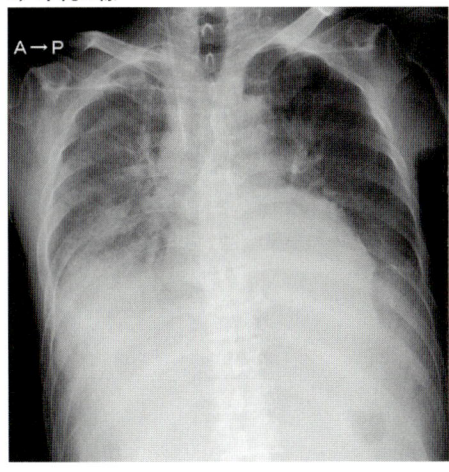

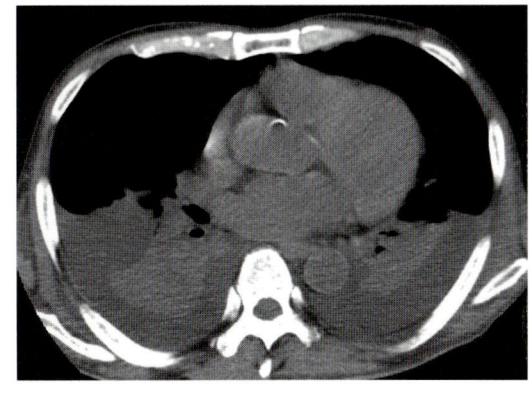

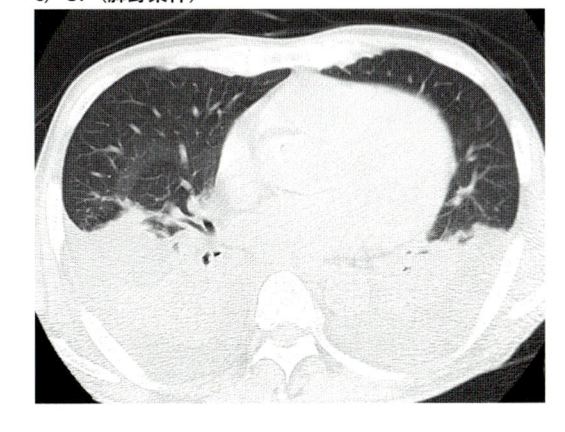

図6　両側大量胸水と圧迫無気肺
a) 単純X線では，右肺野主体のすりガラス状陰影や浸潤影が疑われる．右肺野では一部血管影の透見を認めるが，肺病変の否定は困難である．両側横隔膜線の消失も認められる．
b) 縦隔条件では，両側胸水貯留と両側下葉の無気肺を認める．
c) 肺野条件では，腹側肺野に有意な肺野病変は認められない．

表 肺水腫の画像的特徴

	典型的間質性肺水腫	蝶形陰影肺水腫	典型的ARDS（間接損傷）
肺野病変分布	びまん性	内層域優位	びまん性
背側荷重部優位	(−)	(−)	(+)
小葉間隔壁肥厚	(++)	(−〜+)	(−〜+)
牽引性気管支拡張	(−)	(−)	(−〜+)
肺血管拡張	肺静脈優位	肺静脈優位	肺動脈優位
左心拡大	(+)	(+)	(−)

5 まとめ

　心原性肺水腫の診断は典型例では容易であるが，非典型例や背景の心疾患不明例における鑑別診断にはCTを中心とした画像診断が有用で，CT所見から心原性肺水腫の診断，除外診断が可能になることが多い．血管透過性亢進肺水腫を呈するARDSとの異同を認識する意味で重要性が高い．肺水腫の画像的特徴を表に示した．

　また，ARDSとの鑑別が必要な病態のなかで，胸水や無気肺の除外診断にも画像診断の有用性が高いことを認識する必要がある．

文献

1) 「ALI/ARDS診療のためのガイドライン 第2版」（社団法人日本呼吸器学会ARDSガイドライン作成委員会／編），学研メディカル秀潤社，2010
2) ARDS Definition Task Force：Acute respiratory distress syndrome：the Berlin Definition. JAMA, 307：2526-2533, 2012
3) 藤島清太郎：急性呼吸促迫症候群（ARDS）の新定義と個別化治療戦略．呼吸器内科, 23：379-386, 2013
4) 松本純一，新美 浩：ARDS画像診断：画像検査の位置づけと画像所見の意味．INTENSIVIST, 1：33-39, 2009
5) Müller NL, Silva CIS：Hydrostatic Pulmonary Edema.「Imaging of the Chest. Vol. Ⅱ」, pp. 978-991, Saunders Philadelphia, 2008
6) Webb WR, et al：Pulmonary Edema.「High-Resolution CT of the Lung」, pp. 466-477, Lippincott Williams & Wilkins, Philadelphia, 2009
7) Lee KS, et al：Pulmonary Edema.「Müller's Diseases of the Lung. Radiologic and Pathologic Correlation, Second Edition」, pp.438-444, Lippincott Williams & Wilkins, Philadelphia, 2012
8) Moloney ED & Evans TW：Pathophysiology and pharmacological treatment of pulmonary hypertension in acute respiratory distress syndrome. Eur Respir J, 21：720-727, 2003
9) 一門和哉：ARDSの画像診断．「ARDSのすべて　別冊医学の歩み」, pp. 245-249, 医歯薬出版, 2010
10) Desai SR, et al：Acute Respiratory Distress Syndrome Caused by Pulmonary and Extrapulmonary Injury：A Comparative CT Study. Radiology, 218：689-693, 2001
11) Lee KS, et al：Acute Eosinophilic Pneumonia.「Müller's Diseases of the Lung. Radiologic and Pathologic Correlation, Second Edition」, pp.218-221, Lippincott Williams & Wilkins, Philadelphia, 2012
12) 小山信一郎：無気肺．「呼吸器疾患−State of Arts Ver.6　別冊医学の歩み」pp.488-4490, 医歯薬出版, 2013

Column ❷

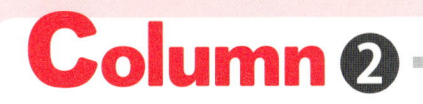

心原性肺水腫とARDSの合併をどう評価・対処する？

垣花泰之

1）どちらの病態が強く関与している？― 鑑別 ―

a）心原性肺水腫とARDSの違い

　心原性肺水腫とARDSの臨床症状はきわめて類似しており，低酸素血症の改善にはPEEPを用いるのが原則であるが，根本的な病態は両者で大きく異なっている．心原性肺水腫は，左心機能低下や輸液過剰などにより発症する病態であり，循環管理（前負荷・後負荷の軽減，強心薬の使用）が治療の中心となる．一方，ARDSは，肺に対して直接あるいは間接的に加わった侵襲に対する肺の急性炎症であるため，原因となっている侵襲を除去あるいは軽減する必要があり，その治療が奏功するまでの間の肺保護戦略（低一回換気量法）が重要である．

　しかし，このように発症機序の異なる2つの肺水腫が同時に合併する場合も多くみられる．例えば，心筋梗塞による心原性肺水腫を呈した患者が，ショックで意識を失い胃内容物を誤嚥した場合や，敗血症性ARDSの患者に過剰輸液を行った場合などである．

b）鑑別のアルゴリズム

　Wareら[1]は，心原性肺水腫とARDSのどちらの病態がより強く関与しているのかを識別するアルゴリズムを提唱しているが，それによると，既往歴，身体検査や生化学検査（脳性ナトリウム利尿ペプチド：BNP），胸部X線検査，心エコー検査を用いて両者を鑑別し，それでもはっきりしない場合は，肺動脈カテーテル（pulmonary artery catheter：PAC）を挿入し肺動脈楔入圧を測定することを推奨している．しかし，ベルリン定義[2]において，ARDSの診断基準から肺動脈楔入圧が除外されたこともあり，これからはPACを挿入して心原性肺水腫とARDSを鑑別することはなくなると思われる（図）．

　ベルリン定義では，「臨床データにより心不全や体液過剰だけでは説明できない呼吸不全の存在を主治医が判断」という，あいまいな表現になっている．Wareらのアルゴリズムに含まれていない心原性肺水腫とARDSの鑑別に有用な検査法としては，胸部CT検査，肺血管外水分量や肺血管透過性係数，肺エコーなどがある．胸部CT検査は有用であるが，CT室までの移動という大きな問題があるため，移動のリスクと検査結果から得られる情報の重要さを判断しながら撮影に行くタイミングを決める必要がある．肺血管外水分量や肺血管透過性係数は，連続心拍出量測定装置（PiCCO®）を用いて経肺熱希釈法で測定する方法である．Jozwiakら[3]は，200名のARDS症例に対してPiCCO®を用いて検討し，肺血管外水分量と肺血管透過性係数は28日死亡率の独立危険因子であると報告している．また，わが国の多施設大規模臨床研究によると，肺血管透過性係数は心原性肺水腫とARDSの鑑別に関して，0.9以上の感度・特異度で識別できることを示している[4]．肺エコーは無侵襲の測定法であり，近年，その有用性に関しての報告が増えてきており，これから広がっていく可能性の高い測定法である[5]．

2）治療は何を優先する？

治療法に関する心原性肺水腫とARDSが合併した場合の管理のポイントは，病態の複雑なARDSの管理に準ずるべきであり，そのなかでも，原因の治療はもちろんのこと，水分管理（循環が許す限りdryにもっていく）と肺保護戦略（低一回換気量法）が重要である．

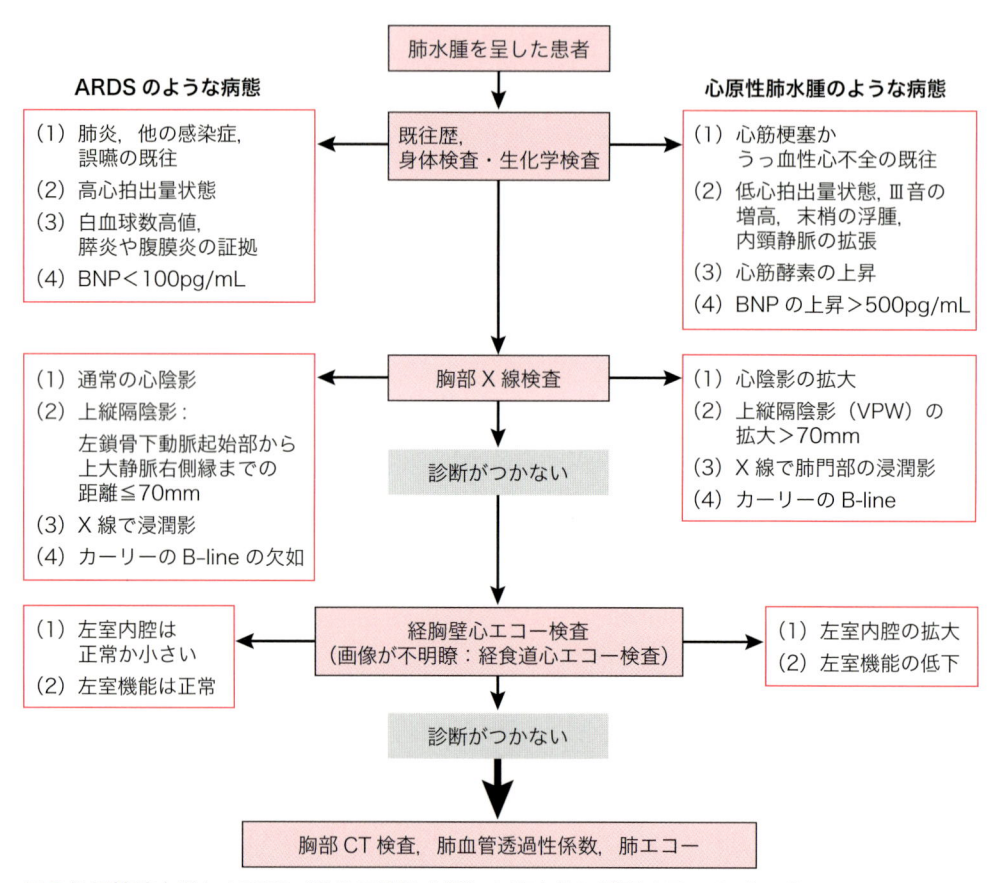

```
                         ┌─────────────────┐
                         │ 肺水腫を呈した患者 │
                         └────────┬────────┘
                                  ↓
   ARDSのような病態                                    心原性肺水腫のような病態
┌──────────────────┐    ┌─────────────────┐    ┌──────────────────┐
│（1）肺炎，他の感染症， │←──│    既往歴，      │──→│（1）心筋梗塞か     │
│    誤嚥の既往      │    │ 身体検査・生化学検査│    │    うっ血性心不全の既往│
│（2）高心拍出量状態  │    └────────┬────────┘    │（2）低心拍出量状態，Ⅲ音の│
│（3）白血球数高値，  │             ↓              │    増高，末梢の浮腫， │
│    膵炎や腹膜炎の証拠│                           │    内頸静脈の拡張   │
│（4）BNP＜100pg/mL  │                            │（3）心筋酵素の上昇  │
└──────────────────┘                            │（4）BNPの上昇＞500pg/mL│
                                                 └──────────────────┘

┌──────────────────┐    ┌─────────────────┐    ┌──────────────────┐
│（1）通常の心陰影    │←──│   胸部X線検査    │──→│（1）心陰影の拡大    │
│（2）上縦隔陰影:     │    └────────┬────────┘    │（2）上縦隔陰影（VPW）の│
│    左鎖骨下動脈起始部から│           ↓              │    拡大＞70mm      │
│    上大静脈右側縁までの│     ┌──────────┐        │（3）X線で肺門部の浸潤影│
│    距離≦70mm      │      │診断がつかない│        │（4）カーリーのB-line │
│（3）X線で浸潤影     │     └──────────┘        └──────────────────┘
│（4）カーリーのB-lineの欠如│        ↓
└──────────────────┘

┌──────────────────┐    ┌─────────────────┐    ┌──────────────────┐
│（1）左室内腔は      │←──│  経胸壁心エコー検査 │──→│（1）左室内腔の拡大  │
│    正常か小さい    │    │（画像が不明瞭：経食道│    │（2）左室機能の低下  │
│（2）左室機能は正常  │    │  心エコー検査）    │    └──────────────────┘
└──────────────────┘    └────────┬────────┘
                                  ↓
                           ┌──────────┐
                           │診断がつかない│
                           └──────────┘
                                  ↓
                     ┌──────────────────────┐
                     │胸部CT検査，肺血管透過性係数，肺エコー│
                     └──────────────────────┘
```

図● 心原性肺水腫とARDS（非心原性肺水腫）を臨床的に鑑別するアルゴリズム
（文献1を参考に作製）

◆ 文献

1) Ware LB & Matthay MA : Clinical practice. Acute pulmonary edema. N Engl J Med, 353 : 2788-2796, 2005
2) ARDS Definition Task Force : Acute respiratory distress syndrome : the Berlin Definition. JAMA, 307 : 2526-2533, 2012
3) Jozwiak M, et al. : Extravascular lung water is an independent prognostic factor in patients with acute respiratory distress syndrome. Crit Care Med, 41 : 472-480, 2013 ★
4) Kushimoto S, et al : The clinical usefulness of extravascular lung water and pulmonary vascular permeability index to diagnose and characterize pulmonary edema : a prospective multicenter study on the quantitative differential diagnostic definition for acute lung injury/acute respiratory distress syndrome. Crit Care, 16 : R232, 2012 ★
5) Stefanidis K, et al : Lung sonography and recruitment in patients with early acute respiratory distress syndrome : a pilot study. Crit Care, 15 : R185, 2011

3. 生理学的モニター

齋藤伸行

Point

- 心拍出量にはさまざまな因子が関連しているため，複数のパラメータを統合して解釈する
- 高PEEP下のARDS患者において，循環血液量の評価は中心静脈圧や肺動脈楔入圧などの圧パラメータでは不正確である
- 肺血管外水分量により，血管透過性亢進に伴う肺水腫（ARDS）を定量的に評価することができる

はじめに

　呼吸管理と循環管理は表裏一体といえる．肺にとっては，輸液量が少ない方がよいが，少なすぎると循環がおぼつかなくなる．ARDSにおける主な死亡原因は多臓器不全であり，呼吸不全によるものではないことが知られている．多くの場合，基礎疾患に対する初期蘇生時やICU管理中の敗血症発生時ではショックからの離脱のために大量輸液が必要となり，肺血管透過性亢進からの肺水腫の進行が懸念されることとなる．輸液を行うべきか，制限するべきか，日々直面する問題を解決するためには，正確な血行動態評価が必要となる．特にARDS患者では肺保護戦略のため，適切な体液量の許容範囲が狭くなる．本稿では，ARDS患者における生理学的モニター，特に血行動態モニターの臨床的有用性について概説し，加えて，肺水腫の質的評価の可能性を提示したい．

1 循環指標（心拍出量，中心静脈圧，肺動脈楔入圧）

　ARDS患者では，呼吸不全に対して肺保護戦略を採用しており，高PEEPで胸腔内圧が上昇し，血行動態は不安定となりやすい．組織灌流のために十分な循環血液量も必要であるが，単純に輸液負荷すべきかどうかは血圧や心拍数などのバイタルサインだけで決定するには心もとない．敗血症患者では，過剰な水分出納がICU死亡率と独立して関連しており[1,2]，**敗血症に合併したARDS患者でも水分過剰を回避するため，厳密な輸液調整が必要とされている**[3]．

　輸液量の調整，すなわち前負荷の適正化には，古典的な指標として心拍出量，中心静脈圧（central venous pressure：CVP）や肺動脈カテーテル（pulmonary artery catheter：PAC）による肺動脈楔入圧（pulmonary artery occlusion pressure：PAOP）が活用されてきた．これら

```
                        心拍出量
                    ┌──────┴──────┐
                   高値            低値
                    │              │
            混合静脈血酸素飽和度   混合静脈血酸素飽和度
              ┌────┴────┐      ┌────┴────┐
             高値       低値    高値       低値
```

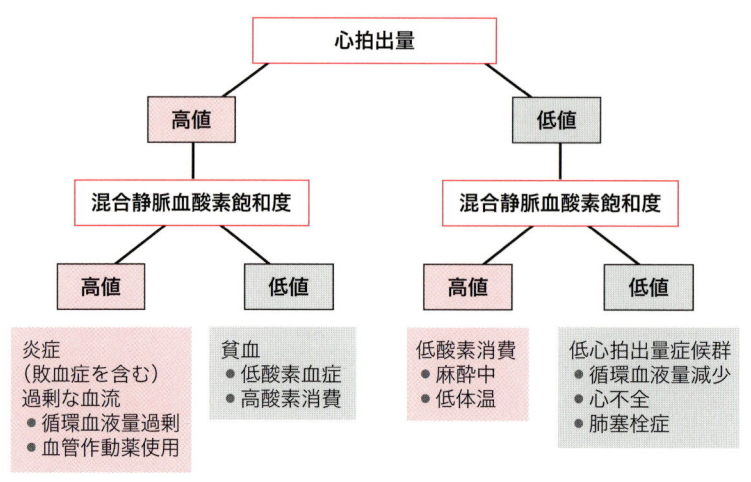

| 炎症
（敗血症を含む）
過剰な血流
●循環血液量過剰
●血管作動薬使用 | 貧血
●低酸素血症
●高酸素消費 | 低酸素消費
●麻酔中
●低体温 | 低心拍出量症候群
●循環血液量減少
●心不全
●肺塞栓症 |

図1● 心拍出量と混合静脈血酸素飽和度による病態評価
（文献4より引用）

の指標には正しい解釈が必要であり，測定自体が目的となってはならない．血行動態が不安定となった場合，前負荷，後負荷，心収縮能，全身血管抵抗を念頭におき，どの部分が関連しているのかを検討する必要がある．心拍出量に影響を及ぼす因子は多く，複数のパラメータを統合することで正確性が増す．特に，心拍出量と$S\bar{v}O_2$（混合静脈血酸素飽和度）と組み合わせることで，病態解釈が可能とされている（図1）[4]．

CVPやPAOPなどの圧モニタリングは，胸腔内圧や心筋コンプライアンスなどの影響が大きく，循環血液量を予測することには限界があり，むしろ不正確と考えられている[5]．また，重症患者に対するPACによる治療介入は死亡率を改善させていなかったことがメタ分析で報告され[6]，さらにカテーテル挿入に伴う合併症が懸念されている．この結果，最近ではPACの使用は回避されることが多く，Surviving Sepsis Campaign Guidelines 2012では敗血症に合併したARDS患者にPACの使用は控えるべきであるとされている[7]．

最近の研究では，輸液反応性（fluid responsiveness）を心拍出量モニターにより評価することが試みられている．Michhardらは，pulse pressure variation（PPV）とstroke volume variation（SVV），passive leg raising（PLR）testによる心拍拍出量の反応性を組み合わせることにより，輸液反応性を評価することが可能であると報告している[8, 9]（図2）．この方法で用いるPPVやSVVはFloTrac/Vigileo™でも外部較正なしで測定できるため，迅速かつ容易に実践できる．

> **一口メモ**
>
> **stroke volume variation（SVV）：**
> 輸液反応性の指標．1回拍出量の呼吸性変動を表している．
>
> **pulse pressure variation（PPV）：**
> SVVと同様に輸液反応性の指標．脈圧の呼吸性変動を表している．これらの呼吸性変動は，胸腔内圧変化による左室前負荷の変化により発生している．通常，呼気相で1回拍出量，脈圧が低下する．
>
> **passive leg raising（PLR）test：**
> 45°の下肢挙上による血行動態変化で輸液への反応性があるかを評価する方法．下肢を挙げて血圧やSVV，PPVが改善すれば，輸液反応性ありと判断する．

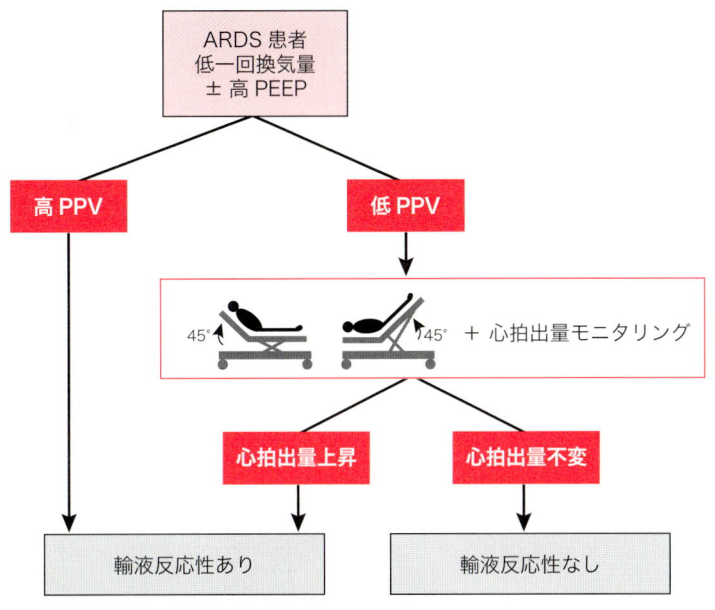

```
                ┌──────────────┐
                │  ARDS 患者    │
                │  低一回換気量  │
                │  ± 高 PEEP   │
                └──────┬───────┘
           ┌───────────┴───────────┐
       [高 PPV]                [低 PPV]
           │                       │
           │            ┌──────────┴──────────┐
           │            │ 45°    45°  ＋心拍出量モニタリング│
           │            └──────────┬──────────┘
           │              ┌────────┴────────┐
           │         [心拍出量上昇]      [心拍出量不変]
           │              │                │
    ┌──────┴─────┐ ┌──────┴─────┐   ┌──────┴─────┐
    │ 輸液反応性あり │ │輸液反応性あり│   │輸液反応性なし│
    └────────────┘ └────────────┘   └────────────┘
```

図2 ● 肺保護戦略中の輸液反応性の評価法
（文献9より引用）

表 ● 心拍出量測定法とモニタリング機器

測定方法	システム	限界
熱希釈	肺動脈カテーテル	侵襲的でありかつ，挿入に熟練が必要
経肺熱希釈	PiCCO®，EV1000	専用の動脈カテーテル挿入が必要
動脈圧波形解析	FloTrac/Vigileo™（外部較正なし），PiCCO®，EV1000	動脈圧波形の安定した描出が必要，不整脈では不正確
心エコー	各種エコー機器	持続モニタリング不可，測定には熟練が必要
部分CO_2再換気	NICO®	呼吸不全では信頼性低下
バイオインピーダンス	NICaS® など	重症患者での信頼性は未確立

　現在，上述した測定方法以外でも心エコーやバイオインピーダンス法，部分CO_2再換気法による心拍出量測定が使用可能である（表）．しかし，ARDS患者におけるエビデンスは少ないため，信頼性は高くない．理想的な心拍出量モニターには，測定が簡便に合併症なくでき，正確で再現性の高いデータが得られることが求められる．ただし，あくまでもモニターであり，観測値を統合し治療に活用するgoal directed therapyのみが臨床転帰を変える手段となる．最重症の呼吸不全であるARDSを克服するためには，いかに病態を把握して，治療に反映させるかが改善への鍵となる[10]．そのためにさまざまな生理学的パラメータを適時測定し，迅速に解釈していくことが必要である．

❷ 肺血管外水分量，肺内水分量評価

　ARDSは，病態生理的には肺の血管透過性亢進を伴う肺水腫である[11]．この肺水腫は，肺血管外への異常な水分貯留であり，臨床徴候（病歴，身体所見，検査所見）と胸部X線写真における両側肺浸潤影により診断される．ただし，その解釈には限界があり，専門家といえども主観的な判断に委ねられ，肺血管外水分量増加の原因を明らかにすることは困難である．特に胸部X線写真で，肺血管透過性亢進による肺水腫と静水圧上昇による肺水腫を区別することはきわめて難しい[12〜14]．

　現在では，肺血管外水分量（extra vascular lung water：EVLW）を，経肺熱希釈（trans pulmonary thermal dilution：TPTD）法によりベッドサイドで簡潔に直接測定できるようになり，ARDS患者の客観的な診断指標や重症度判定に利用可能である[15,16]．TPTD法によるEVLWの正確性は，Tagamiらにより病理解剖時の肺重量との良好な相関性が示され，その正常値は7.4 ± 3.3 mL/kgであった[17]．通常，EVLW > 10 mL/kgを肺水腫とする場合が多いが，絶対的なものではない[18]．Craigらは，急性肺損傷患者44人のEVLWを診断後48時間以内に測定し，生命予後との関連性を報告した．理想体重から予測したEVLWのICU死亡率に関するROC曲線下面積は0.8（95％信頼区間：0.65-0.94）であり，16 mL/kgをカットオフとすると感度75％，特異度78％であった[16]．また，EVLWの増加は敗血症において死亡や多臓器不全との関連性が指摘されており[18,19]，ARDSの重症度指標として有望である．ただし，EVLWの上昇だけでは，静水圧性肺水腫（≒心原性肺水腫）と鑑別できないため，追加の指標として肺血管透過性係数（pulmonary vascular permeability index：PVPI）を併用することでARDSが鑑別可能となる．わが国で実施されたKushimotoらによる多施設前向き観察研究[20]によると，ARDS患者のPVPIは，心原性肺水腫や無気肺であった患者よりも有意に高く（ARDS：3.2 ± 1.4，心原性肺水腫：2.0 ± 0.8，無気肺：1.6 ± 0.5），ARDSの鑑別としてPVPI 2.6以上（特異度90％）が提唱されている．このパラメータは，持続心拍出量モニターのPiCCO®（Pulsion, Germany）やEV1000（Edward Life science, US）によりベットサイドで測定できる．

一口メモ

extra vascular lung water（EVLW）：
経肺熱希釈法により得られたすべての胸腔内容積から胸腔内血液容量を減ずることにより得られる．原理的に肺の血管内以外の水分量，つまり肺間質の水分量を反映していることから肺水腫の指標となりうる．

◆ 文献

1) Sakr Y, et al：Sepsis in European intensive care units: results of the SOAP study. Crit Care Med, 34：344-353, 2006 ★
2) Boyd JH, et al：Fluid resuscitation in septic shock: a positive fluid balance and elevated central venous pressure are associated with increased mortality. Crit Care Med, 39：259-265, 2011 ★
3) Murphy CV, et al：The importance of fluid management in acute lung injury secondary to septic shock. Chest, 136：102-109, 2009 ★
4) Vincent JL, et al：Clinical review: Update on hemodynamic monitoring--a consensus of 16. Crit Care, 18：229, 2011
5) Marik PE, et al：Does central venous pressure predict fluid responsiveness?：A systematic review of

literature and the tale of seven mares. Chest, 134：172-178, 2008

6) Shah MR, et al：Impact of the Pulmonary Artery Catheter in Critically Ill Patients Meta-analysis of Randomized Clinical Trials. JAMA, 294：1664-1670, 2005

7) Dellinger RP, et al：Surviving Sepsis Campaign: international guidelines for management of severe sepsis and septic shock: 2012. Crit Care Med, 41：580-637, 2013

8) Michard F：Change in arterial pressure during mechanical ventilation. Anesthesiology, 103：419-428, 2005

9) Michard F, et al：Using pulse pressure variation in patients with acute respiratory distress syndrome. Crit Care Med, 36：2946-2948, 2008

10) Goepfert MS, et al：Goal-directed fluid management reduces vasopressor and catecholamine use in cardiac surgery patients. Intensive Care Med, 33：96-103, 2007

11) Ware LB & Matthay MA：Acute pulmonary edema. N Eng J Med, 353：2788-2796, 2005

12) Rubenfeld GD, et al：Interobserver variability in applying a radiographic definition for ARDS. Chest, 116：1347-1353, 1999

13) Meade MO, et al：Interobserver variation in interpreting chest radiographs for the diagnosis of acute respiratory distress syndrome. Am J Respir Crit Care Med, 161：85-90, 2000

14) Lichtenstein D, et al：Comparative diagnostic performances of auscultation, chest radiography, and lung ultrasonography in acute respiratory distress syndrome. Anesthesiology, 100：9-15, 2004

15) Phillips CR, et al：Extravascular lung water in sepsis-associated acute respiratory distress syndrome: Indexing with predicted body weight improves correlation with severity of illness and survival. Crit Care Med, 36：69-73, 2008

16) Craig TR, et al：Extravascular lung water indexed to predicted body weight is a novel predictor of intensive care unit mortality in patients with acute lung injury. Crit Care Med, 38：114-120, 2010

17) Tagami T, et al：Validation of extravascular lung water measurement by single transpulmonary thermodilution: human autopsy study. Critical Care, 14：R162, 2010

18) Chung FT, et al：Impact of extravascular lung water index on outcomes of severe sepsis patients in a medical intensive care unit. Respir Med, 102：956-961, 2008

19) Chung FT, et al：Extravascular lung water correlates multiorgan dysfunction syndrome and mortality in sepsis. PLoS One. 16：e15265, 2005

20) Kushimoto S, et al：The clinical usefulness of extravascular lung water and pulmonary vascular permeability index to diagnose and characterize pulmonary edema: a prospective multicenter study on the quantitative differential diagnostic definition for acute lung injury/acute respiratory distress syndrome. Critical Care, 16：R232, 2012 ★

Column ③

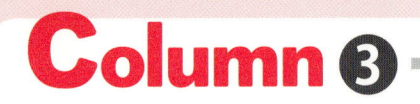

肺動脈カテーテルは消えたか？

江木盛時

● **肺動脈カテーテルに関するエビデンス**

　肺動脈カテーテルは，肺動脈圧や中心静脈圧，心係数，混合静脈酸素飽和度などの循環パラメータを連続モニターできる．肺動脈カテーテルから得られる情報によって，輸液量・輸血・強心薬の使用・利尿薬など治療戦略が変わることは稀ではない[1]．しかし，循環情報の解釈やその情報をもとに選択される治療戦略が個々の症例で異なるため，肺動脈カテーテルが患者予後に好影響を与えることは証明されていない．

　ARDS networkは，ARDS患者1,000名を対象とし，肺動脈カテーテルを使用した管理と中心静脈カテーテルを使用した管理のランダム化比較試験を施行した[2] [LRCT]．肺動脈カテーテルと中心静脈カテーテル間で，60日死亡率（27.4％ vs. 26.3％，$p=0.69$），人工呼吸フリー生存日数（13.2日 vs. 13.5日，$p=0.58$），ICUフリー生存日数（12.0日 vs. 12.5日，$p=0.40$）に有意な差は存在しなかった（図）．また，両カテーテル間に，肺機能・腎機能・低血圧などの臓器障害発生率に有意な差はなかった．静脈カテーテルを使用した患者では，述べ41名の患者にカテーテル合併症が生じたのに対し，肺動脈を使用した患者群では，述べ100名の患者に合併症が生じた．最も肺動脈カテーテルで増加した合併症は不整脈であった．

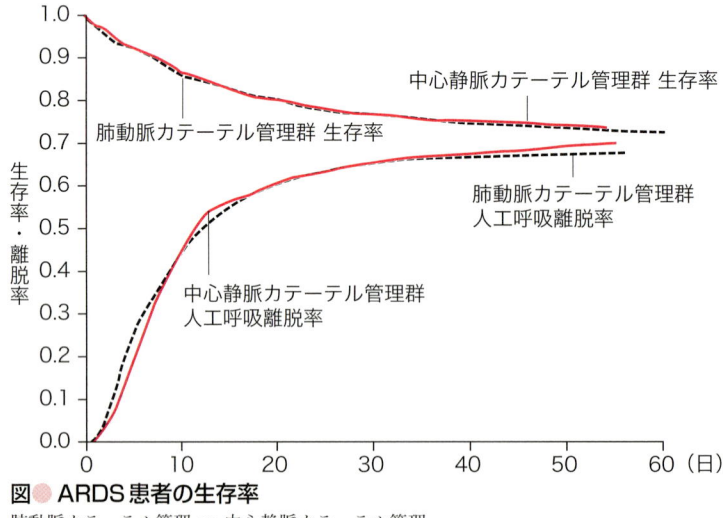

図 ● ARDS患者の生存率
肺動脈カテーテル管理 vs. 中心静脈カテーテル管理
（文献2より引用）

近年は，乳酸値の変化[3]や上大静脈血酸素飽和度[3] [LRCT]，経胸壁・経食道エコー，呼吸性変動[4]など多くの指標が循環管理で使用されている．ARDSに対して肺動脈カテーテルを挿入することによるメリットは中心静脈カテーテルと変わらず，コストのことを考慮する[5]と肺動脈カテーテルはARDS患者に対しルーチンでは用いるべきでない．心機能低下，弁膜症，肺動脈あるいは静脈狭窄，肺高血圧症合併を有する患者など，肺動脈カテーテルを使用することが有用と判断した場合のみ，その使用を考慮するのが望ましい．

文献

1) Marinelli WA, et al：Right heart catheterization in acute lung injury：an observational study. Am J Respir Crit Care Med, 160(1)：69-76, 1999 ★
2) Wheeler AP, et al：Pulmonary-artery versus central venous catheter to guide treatment of acute lung injury. N Engl J Med, 354(21)：2213-2224, 2006 ★★★
3) Jones AE, et al：Lactate clearance vs central venous oxygen saturation as goals of early sepsis therapy：a randomized clinical trial. JAMA, 303(8)：739-746, 2010 ★★★
4) Marik PE, et al：Dynamic changes in arterial waveform derived variables and fluid responsiveness in mechanically ventilated patients：a systematic review of the literature. Crit Care Med, 37(9)：2642-2647, 2009
5) Clermont G, et al：The Effect of Pulmonary Artery Catheter Use on Costs and Long-Term Outcomes of Acute Lung Injury. PLoS One, 6(7)：e22512, 2011 ★

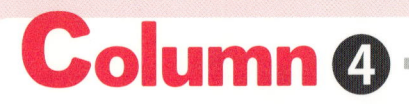

Column ④
エコー検査の使い方
急性呼吸不全の診断・治療に肺エコーが役立つ！

今泉　均，升田好樹，高橋科那子

重症呼吸不全患者の画像診断として，胸部X線写真，CT検査が用いられているが，被曝や検査室への移動，検査の精度など問題点も指摘されている．含気の多い肺はエコー検査には不向きと考えられてきたが，その弱点であったアーチファクトを利用した肺エコーは，ベッドサイドで簡便に施行でき，診断精度も高いことから注目されてきている[1]．

1）検査の位置づけ

肺エコーはベッドサイドで簡便，迅速かつくり返し施行可能な非侵襲的検査で，CTなどの補完的役割を担える画像検査である．

2）適応

急性呼吸不全患者における気胸の除外，心原性肺水腫との鑑別，ARDSの画像診断〔間質の浮腫，肺胞浸潤影（alveolar consolidation：AC），すりガラス状陰影（ground glass opacity：GGO），胸水など〕や重症度評価（肺動脈閉鎖圧を反映），ならびに腹臥位人工呼吸などの治療効果の評価[2]，胸腔ドレナージ施行前後の評価が可能である．

3）プローブ

通常の心臓，または腹部エコーのプローブ（3.5から7MHz）で評価可能である．

4）肺エコーの実際

上下肋骨，胸膜で構成されるBat signをまず描出し，正常像として，臓側胸膜の動き（lung sliding：LS）や胸膜よりの深部に位置する肺実質の空気像（胸膜に多重平行した横のアーチファクト，A（air）lines，Mモードではseashore sign）を描出する（表1）．慣れれば前胸部/側胸部/背側部，上肺/下肺の左右12カ所を1分程度で評価可能である．

5）異常像

①LSの消失，②A linesの消失と小葉間隔壁肥厚像（B lines）の出現[3]，③胸水貯留，④AC像[4]の有無と分布から，気胸や肺炎，心不全，ARDSの診断が可能である（表2）[3,5]．

6）各病態における診断の精度（表2）[3]

肺エコーによる気胸の診断は感度88％，特異度，陽性的中率（PPV），陰性的中率（NPV）は100％を示す．肺の広範囲に特徴的所見を呈する肺塞栓，肺水腫でも診断感度，特異度は高

表1 ●肺エコー所見と画像，その説明

所見	画像	説明
lung sliding（LS：正常） lung point（異常） A（air）lines（正常，異常）		・LS（▲）は呼吸運動に伴う臓側胸膜の動きを診ているもので，正常であれば，横にスライドする像が確認できる ・LSが見えれば正常（気胸を除外），見えなければ気胸や炎症性癒着，無気肺，肺拡張障害などを疑う ・LSが消えるpointをlung pointと言い，気胸を疑う所見である ・臓側胸膜下に見える多重平行した横線が等間隔に並ぶ ・正常では，胸膜側が太く長いが，内側では細く短くなっていく ・LSがあり，A linesが増強しているときは，喘息やCOPDを疑う ・LSがないのにA linesが増強し，「ミルフィーユ状」に見えるときは，気胸を疑う
Comet tail artifact=B7 lines B lines（正常） B7 lines（異常） B3 lines（異常）		・臓側胸膜下に縦長に延びる数本のB lineは正常な所見だが，3本以上みられる場合は異常（B＋lines） ・幅7mmのB7 lines（★）：小葉隔壁の肥厚を示す間質性疾患（ARDS，肺水腫，心不全，間質性肺炎）に見られ，comet tail artifactとも呼ぶことがある ・幅3mmのB3 lines：すりガラス状陰影（GGO）
Mモード A）seashore（正常） B）バーコード状（異常）		・正常肺（画像左）：LSが見え，胸膜の下が動いていると，画像は"海岸の砂浜"のように見える ・気胸（画像右）：LSは消失し，動きのない像＝"バーコード状"に見える
胸水（異常） 肺胞浸潤影（AC：異常）		・胸膜に近い部位の肺炎ではACが見られるが，posterolateral alveolar/pleural syndrome：PLAPS）やARDSでは，背側，下肺に胸水やACなどの所見が混在する ・胸水：水成分が胸腔内に貯留した像 ・AC：肺胞内が炎症性細胞で満たされ，胸部写真で浸潤影と評される状態 ・E：胸水，L：肝臓，AC：alveolar consolidation，ABG：air bronchogram，

GGO：ground-glass opacity
（文献3を参考に作製）

い．一方，肺炎では重症度によりA linesの増強やB＋linesの出現，posterolateral/pleural syndrome（PLAPS）など非特異的所見を呈する．PLAPSなどを伴う重症例を除き感度は低いが，診断特異度は94％以上，PPVは83％以上，NPVは72％以上である．

7）ARDSの診断の精度

ARDSにおける診断の精度は，肺エコーと聴診，胸部X線と比較したデータでは[5]，胸水，AC，間質性病変（alveolar interstitial syndrome：AIS）の感度，特異度とも88％以上と，聴診，胸部X線より高い．

8）問題点

高度肥満や過膨張肺，皮下気腫，軟部組織の高度浮腫などの因子や，縦隔など胸膜から離れ

表2 ● 各病態と肺エコー所見と検査特性

病態	肺エコー所見	感度 SN（％）	特異度 SP（％）	陽性的中率 PPV（％）	陰性的中率 NPV（％）
気胸	前胸部のlung slidingが消失し，B linesもなし，lung pointの出現	88％	100％	100％	99％
心原性肺水腫	lung slidingありとびまん性両側性前胸部B＋linesの出現	97％	95％	87％	99％
肺塞栓	lung slidingありで，前胸部に優位な両側性A linesの増強あり，下肢にDVTあり	81％	99％	94％	98％
COPD，喘息	・lung slidingありでPLAPSなし，前胸部に優位な両側性A linesの増強あり ・lung slidingが消失し，lung pointありで，PLAPSなし，前胸部に優位な両側性A linesの増強あり	89％	97％	93％	95％
肺炎	所見1：lung sliding消失し，びまん性両側性前胸部B＋lines	11％	100％	100％	70％
	所見2：片側の前胸部優位のB＋linesと反対側の前胸部優位のA lines増強	14.5％	100％	100％	71.5％
	所見3：前胸部の肺胞浸潤影	21.5％	99％	90％	73％
	所見4：A lines増強し，PLAPSあり	42％	96％	83％	78％
	所見1〜4のいずれかの所見あり	89％	94％	88％	95％

B linesはsingle viewで通常1本，正常にみられる所見．
B＋linesはsingle viewでB linesが3本以上みられる所見．間質性病変の胸膜直下にみられる異常所見．
DVT：deep venous thrombosis
□：90％以上
（文献3を参考に作製）

表3 ● ARDSで気管挿管管理中の肺エコーによる患者評価

病態		感度 SN（％）	特異度 SP（％）	診断の精度 Dx.Acc
胸水	聴診	42％	90％	61％
	胸部X線	39％	85％	47％
	肺エコー	92％	93％	93％
肺胞浸潤影 (alveolar consolidation)	聴診	8％	100％	36％
	胸部X線	68％	95％	75％
	肺エコー	93％	100％	97％
間質性病変 (alveolar-interstitial syndrome：AIS)	聴診	34％	90％	55％
	胸部X線	60％	100％	72％
	肺エコー	98％	88％	95％

Dx.Acc：Diagnostic accuracy
□：90％以上
□：50％以下
（文献5より引用）

た病変の描出は困難であり，病変の広がり（面積）の描出もCTに劣る．また施行者の熟練度に依存する．なお，経食道エコーを用いると，心機能，心病変とともに背側肺病変をみることができる[6]．

9）まとめ

肺エコーはベッドサイドで簡便，迅速かつくり返し施行可能な非侵襲的検査であり，ARDS含めた急性呼吸不全患者に対して気胸の除外，胸水，AC，AISの有無の診断，治療効果の判定に役立つ．

◆ 文献

1) Koenig SJ, et al.：Thoracic ultrasonography for the pulmonary specialist. Chest, 140：1332-1341, 2011 ★★

2) Lichtenstein DA, et al.：A-lines and B-lines：lung ultrasound as a bedside tool for predicting pulmonary artery occlusion pressure in the critically ill. Chest, 136：1014-1020, 2009 ★★

3) Lichtenstein DA & Mezière GA：Relevance of lung ultrasound in the diagnosis of acute respiratory failure：the BLUE protocol. Chest, 134：117-125, 2008 ★★

4) Volpicelli G, et al.：Bedside lung ultrasound in the assessment of alveolar-interstitial syndrome. Am J Emerg Med, 24：689-696, 2006 ★★

5) Lichtenstein D, et al.：Comparative diagnostic performances of auscultation, chest radiography, and lung ultrasonography in acute respiratory distress syndrome. Anesthesiology, 100：9-15, 2004

6) Mekontso Dessap A, et al：Transesophageal echocandiogram in prone position during severe acute respiratory distress syndrome. Int Care Med, 37：430-434, 2011

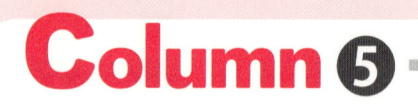

Column ⑤
バイオインピーダンス法による肺局所の換気評価

小谷　透

1）低容量換気戦略で肺保護はできるか？

　　人工呼吸器関連肺損傷（ventilator associated lung injury：VALI）の解決策は，人工呼吸器設定により過伸展や虚脱再開通を生じさせないことである．そのためのマジックナンバーは存在するのであろうか？　多彩な疾患や病態から発症し，治療介入の時期も異なるARDSに画一的な設定で対抗できると期待するのはあまりに楽観的すぎる．さまざまな状態の肺胞が入り混じって存在しているARDS肺に1つの換気量設定や1つのPEEP設定で対抗できるはずがない，と考える方が理にかなっている．しかし，現時点では左右分離肺換気を除けば，肺全体を1つとして換気するしかない．言いかえれば，VALIを生じさせる可能性は常にそこにある，ということになる．

2）肺の換気状況をモニタリングするには

　　図aに示したのは典型的なARDS肺のCT画像である．ほぼ正常に見える領域から完全に虚脱した領域まで混在している．この肺をある換気設定で換気した場合，どこがどう換気されるかを読者諸君は予測できるだろうか？　この答えは，肺局所の換気状態をリアルタイムでモニタリングすることでしか得られない．

　　バイオインピーダンス法は，見ることのできなかった肺内の換気状態の違いを「見せて」くれる装置である．原理は体脂肪率測定に用いられているものと同じである．具体的には生体に，ある周波数の電流を流し，そのとき発生した電圧から抵抗値すなわちインピーダンスを測定する．体の大部分は水分を含んでおり電気伝導は良好であるが，空気が電気伝導を妨げることを利用し，換気によるインピーダンス変化を捉える．インピーダンス値は色調の違いとして表示される．

　　水分はガスと異なり重力の影響を受け荷重側に分布する．陽圧換気ではガスは抵抗の少ない領域に分布する．この結果，陽圧換気中は腹背方向に肺内ガス分布の不均一性が発生しやすい．そこでガス分布をモニターするには，電極をある断面に並べ肺を輪切りにした状態で評価する．ちょうどCT画像と同じ断面をつくるためelectrical impedance tomography（EIT）と呼ばれる．正常肺で自発呼吸下では，インピーダンス変化の開始と終了の時期に時間的ずれはなく，インピーダンス値も肺断面全域にわたりほぼ均一になる．

　　先ほどの肺をEITでモニターしてみよう（図b）．黒が心臓あるいは椎体といった空気を含んでいない部分を示し，空気が入るにつれ青から白に変化する．虚脱領域は濃紫で表示される．CT画像からは両側荷重側（レイヤー4）にガス分布の少ない領域を認めておりEITでも黒く表示されているが，この結果は想定内である．興味深いのは，CT画像では顕著な違いがみられないレイヤー2で，右肺が左肺よりもインピーダンス値が著明に高いことである．領域2の特

a）CT画像　　　　　　　　　　　b）EIT

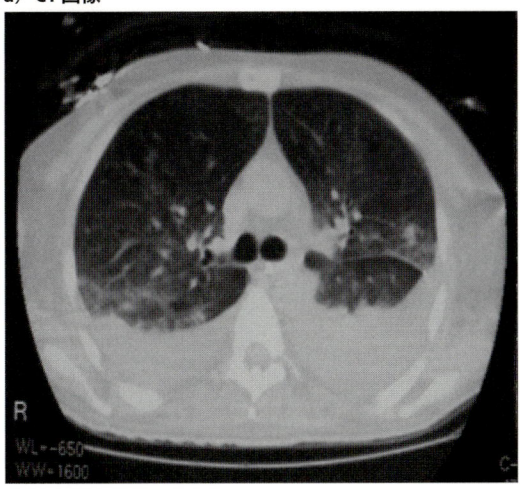

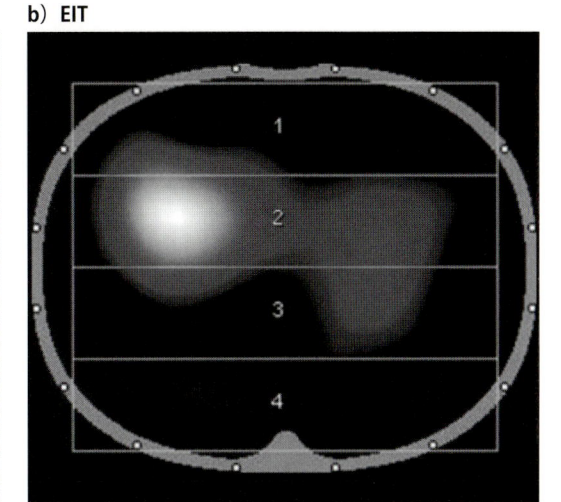

図● EITによる肺局所換気モニタリング（p.9 Color Atlas ❸参照）
レイヤー2において，CT画像では左右差はみられないが，EITでは右肺の方が左肺よりガスの分布が多く，不均一性が認められる

性の左右差もあるだろうが，その下の領域3の特性の違いによりレイヤー3右側に入らないガスがレイヤー2に集中した結果かもしれない．いずれにしてもCT画像からは想像できない換気分布の不均一性が認められた．この換気分布の不均一性をなくす換気設定があれば，不均一性を助長する設定よりも安全と考えることもできる．

3）EITを用いた換気設定の可能性

　気管支肺胞洗浄に続いて1回換気量20 mL/kgの侵襲的換気で作製しブタ急性肺損傷モデルに対し，EITを用いて換気設定を調整した研究結果が発表された．EITによる調整は，レイヤー4を標的として5分ごとに以下のように行われた．無気肺があればPEEPを5 cmH$_2$Oずつ最大のコンプライアンス値が得られるまで上昇させ，過伸展があれば逆に2 cmH$_2$Oずつコンプライアンス値が低下する寸前まで減少させた．コンプライアンス値は，陽圧換気によりPEEPレベルからプラトー圧レベルまで変化するなかでの換気量変化とインピーダンス値の変化を用いて較正し行っている．EITで換気設定を調整した群も原則的には低容量換気戦略を用いているために，病理学的所見では細胞浸潤は多く認められるが，EITを用いず換気した群に比べ，呼吸器メカニクス，ガス交換能が改善し，しかも組織学的にVILI（ventilator induced lung injury）を減少させたとが報告されている[1]．

　EITの結果が直接VALIの発生や死亡率の改善につながるとは限らない．しかし，何の評価法もないまま，極端に挑戦的な設定や保守的な設定が行われるのを回避できる可能性はある．EITはすでにヨーロッパで販売が開始されており，近い将来，臨床的有効性の評価が行われるだろう．

● 文献

1）Wolf GK, et. al：Mechanical Ventilation Guided by Electrical Impedance Tomography in Experimental Acute Lung Injury. Crit Care Med, 2013 [Epub ahead of print]

第2章 診断

4. バイオマーカー
血清あるいは気管支肺胞洗浄液中バイオマーカーはどのように利用するか？

細川康二

Point
- ARDSの診療に利用が推奨できるバイオマーカーはない
- バイオマーカー研究からARDSのメカニズムを理解しよう

はじめに

バイオマーカーは臨床使用されてこそ意味があるが、現在までにARDSを診断し、重症化を推定し、または予後を予測する臨床上の十分な意義が見出されたマーカーは存在しない。本稿からARDSに関する臨床使用可能なバイオマーカー探索の概要を理解いただければよい。ただし、今後の研究によっては、明確な重症病態のメカニズムと重症指標とを知るツールとしてバイオマーカーが利用可能なときがくるかもしれないため、その方向性を指示しておきたい。

一口メモ　バイオマーカー
バイオマーカーの定義は、病態生理の過程や治療経過を評価することが可能な測定指標とされる。そのため、広義では、バイタルサインなどの生理学的指標も含んで考えてもよいのだが、本稿では、血清または気管支肺胞洗浄液中の測定可能な生理物質について言及する。

1　ARDSの診療にバイオマーカーは使えるか？

ARDS診断のゴールデンスタンダードは、肺組織の生検検体の病理組織像で、びまん性肺胞傷害（diffuse alveolar damage：DAD）を証明することである（「第2章2-2. CT所見」参照）[1]。しかし合併症が多いため、それに代わる診断法が求められた。その候補として、血清または気管支肺胞洗浄（bronchoalveolar lavage：BAL）液中の生理物質が、過去数十年にわたり検討された[2]。

傷害部位と病期を考えた表が考案できる（表）が、混沌として臨床家に利用可能とは思えない。過去の研究を紹介する。2000年に発表されたARDS networkの低換気量研究での593名の患者データでは、IL-6の高値が死亡者で多く、また人工呼吸期間が長く臓器傷害の日数も長かった[3]。TNF-αがALI/ARDSの予後に関連するとの報告もある[4]。血管内皮細胞の活性化と傷害マーカーで臨床結果からもARDSの重症化と相関が示されたvWF[5]も重要である。sICAM-1

表 ARDS診療にかかわるバイオマーカーのサマリー

傷害部位		病理学的特徴	滲出期 浮腫/ヒアリン膜形成	増殖期 間質の線維化
肺損傷	肺胞Ⅱ型細胞		SP-A (b,s,p), SP-B (p), SP-D (b,p), KL-6 (b,p)	
	上皮細胞		RAGE (p), c (s,p)	KGF (b), HGF (b)
	細胞外マトリックス		laminine γ2 (p)	
	血管内皮細胞		vWF (p), sICAM-1 (p), Ang-1 (p), Ang-2 (p), E-selectin (p),	VEGF (p), Ang-2 (p)
凝固因子			urokinase (b), PAI-1 (b,p), protein C (p), thrombomodulin (p)	
炎症マーカー			CRP (p), sTNFR-Ⅰ (p), sTNFR-Ⅱ (p), LBP (s), HMGB1 (s)	
炎症促進因子			IL-1β (b,s), TNF-α (b,s), IL-6 (b,s), IL-8 (b,s),	
抗炎症因子			IL-1ra (b,s), IL-10 (b,s), IL-13 (b,s)	
増殖因子				N-PCP-Ⅲ (b,s)
アポトーシス関連			sFas/sFas-L (b)	

b：BAL液（気管支肺胞洗浄液）
p：plasma（血漿）
s：serum（血清）
CRP：C-reactive protein（C反応性タンパク質）
HGF：hepatocyte growth factor（肝細胞増殖因子）
HMGB1：high-mobility group box protein 1（高移動度群ボックス1タンパク質）
KGF：keratinocyte growth factor（ケラチノサイト増殖因子）
KL-6：Krebs von den Lungen-6（クレブス・フォン・デン・ルンゲン-6）
LBP：lipopolysaccharide binding protein（リポ多糖結合タンパク質）
N-PCP-Ⅲ：N-terminal peptide for type Ⅲ procollagen（Ⅲ型プロコラーゲンN末端ペプチド）
PAI-1：plasminogen activator inhibitor-1（プラスミノーゲン活性化因子阻害物質）
RAGE：receptor for advanced glycation end products（終末糖化産物受容体）
sFas/sFas-L：soluble Fas receptor/soluble Fas ligand（可溶性Fas受容体/可溶性Fasリガンド）
sICAM-1：soluble intercellular adhesion molecule-1（可溶性細胞接着分子-1）
SP：surfactant protein（サーファクタントタンパク）
sTNFR：soluble TNF receptors（可溶性TNF受容体）
VEGF：vascular endothelial growth factor（血管内皮増殖因子）
Ang-1,2：angiopoietin-1,2（アンジオポエチン-1,2）
vWF：von Willebrand factor（フォン・ヴィレブランド因子）
（文献1，2，8を参考に作製）

が関連するとの研究も778名のデータが集積された[6]．さらに最近でも，臨床使用を念頭においた研究では，APC研究75名とALVEOLI研究の患者259名のデータを集めた検討があり，IL-6が酸素化指標と関連した[7]．

　これ以外にもいくつもの研究があるが，**現段階では，バイオマーカーは臨床よりもARDSのメカニズム研究に貢献しているものの臨床使用に適したものはないとされる**[8]．臨床家は研究の進展を見守り，利用可能なバイオマーカーが登場した場合に理解が遅れないようする必要がある．

② それでもバイオマーカーを使いたい方へ

　例えば，ARDS発症後48時間以内でのCRPが高値であることは，高い生存率と関連する[9]．これは炎症反応が高い方が予後が悪いという臨床家の思い込みと逆であり興味深い．この例以外でも，単独のバイオマーカーでは感度・特異度が低くなる．そのため，いくつかのバイオマーカーを複合させることでARDSを診断する診断確度が上がる（ROC曲線のAUCが大きくなる）との研究[10]があるが詳細は割愛する．いくつものバイオマーカーのなかで，IL-8とSP-Dが利用価値の高いものだと判断する研究もある[10]．

　表に挙げたマーカーのなかで一般臨床でよく測られているのは，KL-6かもしれない．KL-6がARDSでも上昇するとの報告がいくつかある[11]．一般にKL-6は間質性肺炎のマーカーであり，この上昇は間質性肺炎としての治療を必要とする病態を示唆すると考えるのが自然だろう．また，ARDSにBNP上昇が伴うと予後が悪くなるとの研究もある[12]のだが，ARDSに心不全が併存していることが悪い予後と関連することを示しているのかもしれない．つまり，除外診断や他疾患の診断補助に血清バイオマーカーを利用することは有効である．

③ これから必要なARDSのバイオマーカーとは？

　アンジオテンシン変換酵素（angiotensin converting enzyme：ACE）遺伝子の遺伝子多型がALI/ARDSの死亡率と関係するとの説がある[13]．特にアジア人にはその傾向が強いそうだ．レニン・アンジオテンシン系，特に，肺胞上皮や肺毛細血管にあるACEがALI/ARDSの際の血管透過性亢進にかかわるというから真実味がある．

　これは，genomicsの1つの例でGaoらの総説に相関図[14]があり研究者には参考になる．それ以外にもタンパク質の動態解析を総称するproteomicsも，ARDS研究に新たな光を差すかもしれない．二次元のゲル電気泳動でタンパクを定性分析し，健常人とARDS患者で発現タンパクの差異を明確にする方法が報告され，複雑で多様なタンパク解析が今後可能となることが示唆されている[15]．

まとめ

　ARDSを診療し治療経過を把握するのに臨床上有用とされているバイオマーカーはない．しかし，バイオマーカーは，ARDSのメカニズムの研究には有用であり，今後は，さらに進んだ研究技術（genomicsやproteomics）で研究が進むと考えられる．

文献

必読 1）「ALI/ARDS診療のためのガイドライン 第2版」（社団法人日本呼吸器学会ARDSガイドライン作成委員会／編），pp.32-34，学研メディカル秀潤社，2010
2）Bhargava M & Wendt CH：Biomarkers in acute lung injury. Transl Res, 159(4)：205-217, 2012
3）Parsons PE, et al：NHLBI Acute Respiratory Distress Syndrome Clinical Trials Network. Lower tidal

volume ventilation and plasma cytokine markers of inflammation in patients with acute lung injury. Crit Care Med, 33(1) : 1-6, 2005 ★

4) Parsons PE, et al : National Heart, Lung, Blood Institute Acute Respiratory Distress Syndrome Clinical Trials Network. Elevated plasma levels of soluble TNF receptors are associated with morbidity and mortality in patients with acute lung injury. Am J Physiol Lung Cell Mol Physiol, 288(3) : L426-431, 2005 ★

5) Ware LB, et al : Significance of von Willebrand factor in septic and nonseptic patients with acute lung injury. Am J Respir Crit Care Med, 170(7) : 766-772, 2004 ★

6) Calfee CS, et al : NHLBI Acute Respiratory Distress Syndrome Clinical Trials Network. Soluble intercellular adhesion molecule-1 and clinical outcomes in patients with acute lung injury. Intensive Care Med, 35(2) : 248-257, 2009 ★

7) Agrawal A, et al : Pathogenetic and predictive value of biomarkers in patients with ALI and lower severity of illness : results from two clinical trials. Am J Physiol Lung Cell Mol Physiol, 303(8) : L634-639, 2012

8) Cross LJ & Matthay MA : Biomarkers in acute lung injury : insights into the pathogenesis of acute lung injury. Crit Care Clin, 27(2) : 355-377, 2011

9) Bajwa EK, et al : Plasma C-reactive protein levels are associated with improved outcome in ARDS. Chest, 136(2) : 471-480, 2009

10) Ware LB, et al : NHLBI ARDS Clinical Trials Network. Prognostic and pathogenetic value of combining clinical and biochemical indices in patients with acute lung injury. Chest, 137(2) : 288-296, 2010 ★

11) Nathani N, et al : KL-6 is a marker of alveolar inflammation but not infection in patients with ARDS. Crit Care, 12 : R12, 2008

12) Karmpaliotis D, et al : Diagnostic and prognostic utility of brain natriuretic Peptide in subjects admitted to the ICU with hypoxic respiratory failure due to noncardiogenic and cardiogenic pulmonary edema. Chest, 131(4) : 964-971, 2007

13) Matsuda A, et al : Association between insertion/deletion polymorphism in angiotensin-converting enzyme gene and acute lung injury/acute respiratory distress syndrome : a meta-analysis. BMC Med Genet, 13 : 76, 2012

14) Gao L & Barnes KC : Recent advances in genetic predisposition to clinical acute lung injury. Am J Physiol Lung Cell Mol Physiol, 296(5) : L713-725, 2009

15) Chang DW, et al : Proteomic and computational analysis of bronchoalveolar proteins during the course of the acute respiratory distress syndrome. Am J Respir Crit Care Med, 178(7) : 701-709, 2008

第3章

治療

第3章 治療

1. 治療の原則

小谷 透

Point
- 現時点で有効性が確立された薬物療法はない
- VALI回避のため肺保護換気戦略を用い人工呼吸を行う
- ARDS重症度に応じ治療戦略を選択する

はじめに

　本章ではARDS治療について現状を整理する．
　ARDS治療は通常，①ARDS発症の原因となった疾患や病態を治療し原因を除去する，②最も多い死因である多臓器不全を回避する，の2つを目標に行われる．ARDSの原因が多彩で，ARDS病態を制御できる薬物治療が現時点で確立されていないからである（第3章3.薬物療法参照）．また，ARDSの定義があいまいなためにARDS類似疾患が含まれてしまい，臨床試験の結果に影響を与えている可能性も指摘されている．

1 多臓不全を回避するには―VALIの防止―

　多臓器不全の発症に不適切な人工呼吸管理が大きくかかわっている（人工呼吸器関連肺損傷，ventilator associated lung injury：VALI）．動物研究の結果から**VALIには肺胞の過伸展と虚脱再開通という2つの機序があり，この2つを防止する換気設定（肺保護換気戦略）が多臓器不全を回避する方法**と考えられている．肺胞過伸展防止策については一回換気量とプラトー圧を制限する低容量換気戦略の有効性が2000年に確認され[1] [LRCT]，現在の肺保護換気戦略の根幹となっている．
　しかし，もう一方の肺胞虚脱再開通に関する臨床研究では十分な成果が得られていない．動物研究では虚脱防止策として比較的高いPEEPが有効であったが[2]，臨床では従来のPEEPレベルと同程度の死亡率で有意差は見出されていない．この理由はPEEP設定の難しさにある．ARDS肺はほぼ正常な領域から完全に虚脱した領域までが入り混じる不均一性が特徴である．どの領域に合わせてPEEPを設定すべきであるか，明確な回答はない．虚脱領域にあわせればPEEPは高くなり正常領域は過伸展されてしまうし，正常領域にあわせれば虚脱領域は再開通されない．

現在提示されているのはF_IO_2に応じてPEEPを選択する方法であるが，学術的な根拠はなく病態生理に応じたPEEP設定を示したものではない．原因の異なるARDSを酸素化能障害の程度が同じだからといって同じPEEP設定で管理していいか疑問が残る．虚脱領域が広範囲にわたると低容量換気を用いたとしても肺胞過伸展が完全に回避できずVALIにつながるサイトカインの上昇をもたらしたとの報告がある[3]．このような場合，過伸展回避のためには理論的には6 mL/kgという画一的な設定でなく，さらに一回換気量制限を低下させるか，虚脱領域の再開通を得るためにリクルートメント手技という高圧による換気を一時的に用いるしかない．しかし，ガイドラインを作成するためのランダム化比較研究という枠組みのなかでは，このようなアプローチを検討することは困難である．メタ解析では比較的高いPEEPの有効性が示されているが，過伸展を回避するあまり高PEEPが敬遠されることも多く，現場は混乱している．

❷ より重症例への対策は？

　低容量換気の限界は容易に経験する．特にVCV（volume control ventilation）では吸気流量が人工呼吸器により規定されるため，ARDS発症後早期の呼吸窮迫が顕著な時期は人工呼吸器と患者吸気の同調性がきわめて困難となる．ARDS発症後48時間の筋弛緩薬の有効性はこのような背景から生まれたと考えられる．また低容量換気戦略ではPEEPに換気圧を上乗せするため，プラトー圧制限は同時にPEEPの制限をもたらす．この結果P/F比が100未満の重症例での酸素化改善は達成できないか，不十分となる．APRV（airway pressure release ventilation）やHFOV（high frequency oscilatory ventilation）はこのような重症例に対する換気設定で，その酸素化改善効果は臨床研究でも実証されている．HFOVの有効性（生存率改善）に関する臨床研究ではよい結果が出ていないが，低容量換気がカバーできない重症ARDSへの対策の1つとして欠かせない換気モードであることは間違いない．

　2009年に世界を席巻したインフルエンザA/H1N1による肺炎では低容量換気戦略が機能しない症例が多発し，代わりに膜型人工肺を用いた体外循環（extracorporeal membrane oxygenation：ECMO）が再度脚光をあびた．呼吸不全に対するrespiratory ECMOは循環不全に対するcardiac ECMO（わが国ではPCPSと呼ばれている）とは，SpO_2の目標値，ポンプ流量，デバイス（カニューレとポンプ）など多くの点で異なる．わが国ではrespiratory ECMOの死亡率が高く，今後多くの検討事項があると指摘されている[4]．

　このように，ARDSに対する人工呼吸戦略ではいまだ解決されていない問題が多数残されている．2011年に欧州から提唱されたベルリン定義は翌年に米国医学誌に掲載され，ARDSの新定義として定着しつつある．オリジナルのベルリン定義では重症度に応じた治療戦略が提唱されており，重症度分類を契機に人工呼吸療法の混乱が整理されることを期待したい．特に，PEEP設定，特殊なモードや体外循環の適応と開始時期は早急に明らかにする必要があるだろう．

◆ 文献

1) The Acute Respiratory Distress Syndrome Network：Ventilation with lower tidal volumes as compared with traditional tidal volumes for acute lung injury and the acute respiratory distress syndrome. N Engl J Med, 342：1301-1308, 2000 ★★★
2) Tremblay L, et al：Injurious ventilatory strategies increase cytokines and c-fos m-RNA expression in an isolated rat lung model. J Clin Invest, 99：944-952, 1997
3) Terragni PP, et al：Tidal Hyperinflation During Low Tidal Volume Ventilation in Acute Respiratory Distress Syndrome. Am J Respir Crit Care Med, 175：160-166, 2006
4) Takeda S, et al：Extracorporeal membrane oxygenation for 2009 influenza A（H1N1）severe respiratory failure in Japan. J Anesth, 26：650-657, 2012

2. 人工呼吸と体外式肺補助
1）呼吸器設定の原則

今中秀光

Point

- 肺損傷の進行を予防するために，一回換気量と気道内圧を制限する
- 有用性が証明された換気モードはないが，気道内圧の制限できるPCVがよく用いられる
- PEEPを適切に設定し，酸素化を維持し，肺損傷の進行を予防する
- 自発呼吸を温存した人工呼吸が有用である

はじめに

不適切な人工呼吸はARDSの肺損傷を増悪させることが知られている．人工呼吸に伴う肺損傷を防ぐ人工呼吸管理として，①一回換気量・気道内圧を制限する，②適切にPEEPを設定する，などが提唱されている．本稿では症例を通じARDS患者における人工呼吸器の初期設定，特にPCVとVCV，PSVを中心に概説する．

症例

50歳代の男性が火災による広範熱傷を受傷し救急搬送されてきた．身長155 cm，体重107 kgと肥満体型であった．ICU入室後急速に呼吸困難と低酸素血症が進行したため，気管挿管，人工呼吸を開始した．胸部X線写真では両側びまん性に浸潤影が認められた（図1）．
初期の人工呼吸器設定はA/CモードとPCVの併用，吸入酸素濃度（F_IO_2）0.8，PEEP 12 cmH$_2$Oとした．一回換気量が理想体重（52 kg）で6〜8 mL/kgとなるようプレッシャーコントロール（pressure control：PC）圧を12〜14 cmH$_2$Oの間で調節した．この条件でも低酸素血症（PaO$_2$ 83 Torr）が著明であり，両側びまん性の浸潤影，心不全兆候が認められないことから重症のARDSと診断した．ARDS networkのプロトコル（p.233 付録9-a参照）[1] [LRCT]に基づきPEEPとF_IO_2を調節したが，P/F比は100前後に留まった（図2）．背側の無気肺が低酸素血症の原因と考えられた．そこで，自発呼吸を主体としたPSVに切り替え，高めのPEEPを維持した．その後もPEEPを下げると酸素化が悪化したため，抜管直後から非侵襲的陽圧換気（non-invasive positive pressure ventilation：NPPV）を開始し離床を促進した．

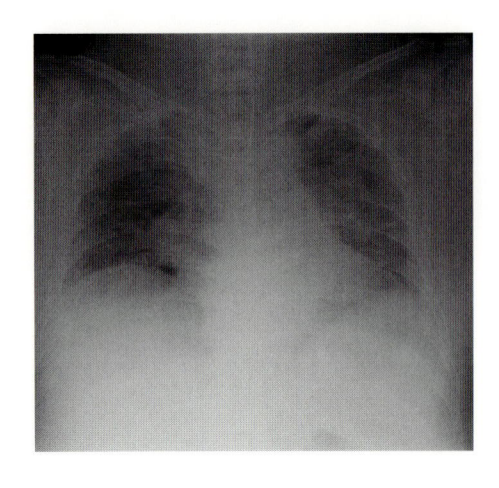

図1 ● 胸部X線写真
両側びまん性に浸潤影を認める．両側横隔膜が挙上しており肺容量の減少を示唆する．

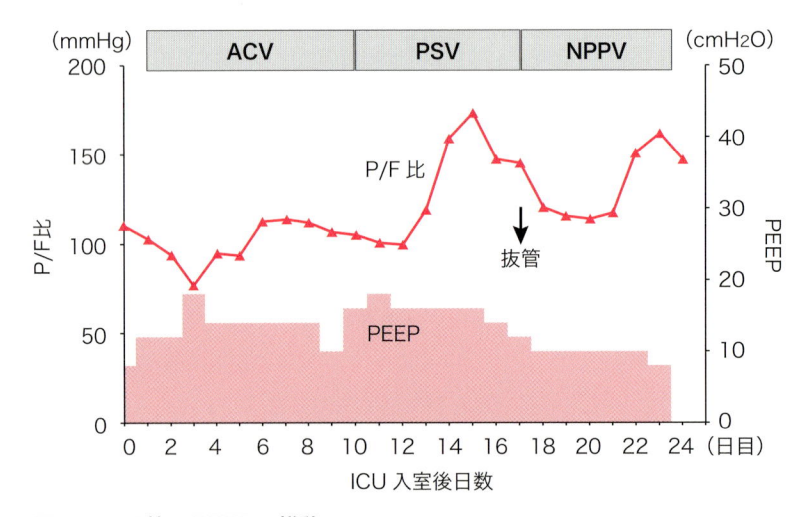

図2 ● P/F比，PEEPの推移
入室後から入室10日目までACVとした．高めのPEEPを用い，一回換気量が理想体重あたり6〜8 mL/kgとなるようPC圧を調節した．低酸素血症が遷延したため，PSVモードに切り替え，離床を促進した．抜管後にもNPPVで換気補助を継続した．

1 換気様式

　自発呼吸のないARDS患者では，調節換気の設定とする．換気様式には，ACV，SIMVがあり，それぞれにPCVとVCVが適用可能である（図3）．

　自発呼吸がある場合，ACV，SIMV，PSVなどの部分的換気補助を選択する．ある特定の人工呼吸モードがARDSの生命予後を改善するという報告はない．部分的換気補助を用いた場合，患者‐人工呼吸器の不同調がしばしば問題となる．頻呼吸（40回/分以上）や強い吸気努力を伴い，患者‐人工呼吸器の同調性が悪い場合は，適正量の鎮静薬を投与し患者の呼吸努力を抑制する．

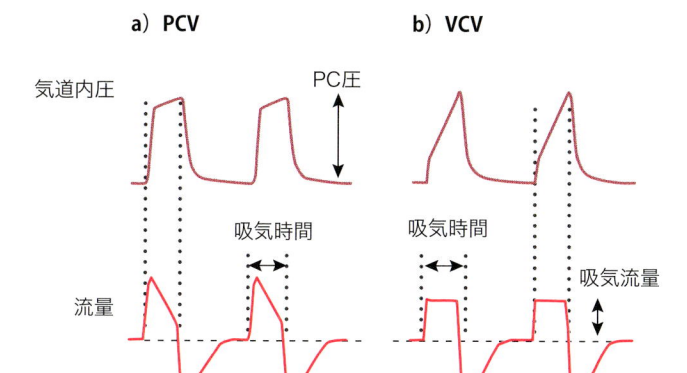

図3 PCVとVCVの気道内圧と流量
a) PCVでは，設定した吸気時間の間，気道内圧が一定に保たれ，吸気流量は右下がりとなる．
b) VCVでは，吸気流量と流量パターンが規定される．ここでは一定の吸気流量を用いており，気道内圧曲線は右上がりとなる．

1) PCV

PCVでは呼吸回数，吸気時間とともにPC圧を設定する．一回換気量は肺・胸郭コンプライアンス，気道抵抗，患者の吸気努力により変動する．

初期設定として最高気道内圧15〜25 cmH$_2$O，吸気時間0.7〜1.0秒とし，一回換気量が6〜8 mL/kg程度となるようにPC圧を調節する．呼吸数は10〜30回/分に設定する．換気量の低下によるPaCO$_2$増加は，頭蓋内圧亢進や肺高血圧症など高二酸化炭素血症の禁忌がない限り容認する．PaCO$_2$の上限は明らかでないが，pH＞7.2，PaCO$_2$＜80 Torrを目安とする．

PCVがVCVに比べ合併症予防の点から優れていることを示唆する報告がある[2]．PCVではVCVに比べ院内死亡率が低く，肺以外の臓器不全数が少なかったが，酸素化能とICU死亡率に有意差はなかった．

PCVでは，気道内圧がPCとPEEPの合計以上には上昇せず，肺胞過膨張を防止できることが期待でき，自発呼吸が出現した場合に同調性に優れ，ARDSに対する換気設定として推奨されている．

2) VCV

VCVでは呼吸回数，吸気流量，一回換気量を設定する．初期設定として，一回換気量は6〜8 mL/kg程度，呼吸数は10〜30回/分とする．吸気：呼気比が1：2〜1：3前後になるように吸気流量を設定する．**肺胞の過膨張を防ぐために，プラトー圧が30 cmH$_2$Oが超えないよう注意する．**

プラトー圧は，吸気終末に流量供給を0.5秒程度止めた状態での気道内圧である（図4）．グラフィックモニタを用い流量が停止していること，自発呼吸努力がないこと，リークがないことを確認する．ARDS networkによるRCTでは，VCVを用いたACVで換気を行い，一回換気量を6 mL/kgとしプラトー圧を30 cmH$_2$O以下とする呼吸管理の方が，一回換気量を12 mL/kgとしプラトー圧を50 cmH$_2$O以下とする呼吸管理よりも院内死亡率が低かった（31.0％対39.8％）[1] [LRCT]．ただし，対照群の1回換気量（12 mL/kg）が大きすぎたために予後が悪く，6 mL/kg群の成績が良いようにみえただけとの解釈もある[3]．

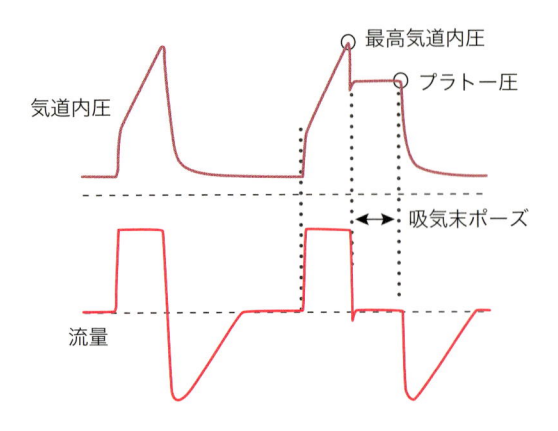

図4 ● プラトー圧の測定（VCV）
一定の吸気流量を用いたVCVに吸気末ポーズを加え（右），最高気道内圧，プラトー圧を求める

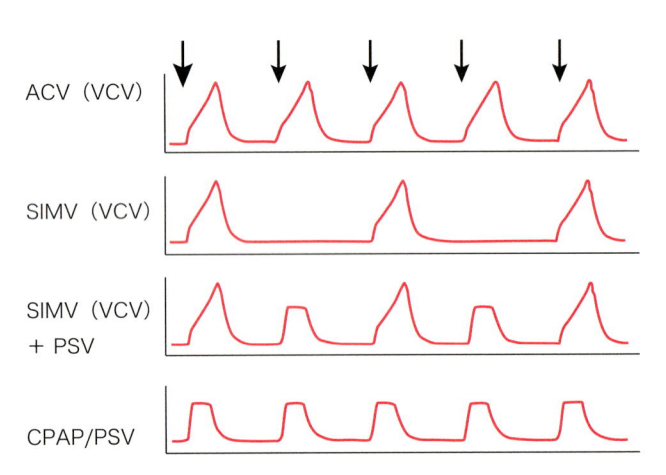

図5 ● 各種モードでの気道内圧波形
上段から，VCVを用いたA/C，VCVを用いたSIMV，VCVを用いたSIMVとPSVの併用，CPAPとPSVの併用，である．自発呼吸努力（↓）が5回認められる．
A/C（VCV）では自発呼吸に同期して5回すべてが補助呼吸（VCV）となっている．補助換気の内容は強制換気と同じである．
SIMV（VCV）では自発呼吸に同期して補助呼吸（VCV）が3回行われ，残りの2回の自発呼吸は補助されていない．
SIMV（VCV）＋PSVでは，自発呼吸に同期して補助呼吸（VCV）が3回，PSVが2回行なわれている．
CPAP＋PSVでは自発呼吸に同期してPSVが作動している

3）A/C（図5）

A/Cは強制換気と補助呼吸が混在する換気様式である．強制換気としてPCVあるいはVCVを選択する．自発呼吸がない場合，設定した呼吸回数だけ強制換気が行われ，自発呼吸がある場合，それに同調して強制換気と同様の補助呼吸が行われる．強制換気の回数は10〜30回/分で設定する．強制換気はPCVあるいはVCVで行う．合併症予防や同調性の点からPCVが優れているので，PCVを用いたA/Cが広く用いられている．

4）SIMV（図5）

SIMVも強制換気と自発呼吸が混在する換気様式である．強制換気としてPCVあるいはVCVを選択する．自発呼吸がない場合，設定した呼吸回数だけ強制換気が行われる．自発呼吸がある場合，設定換気回数までは自発呼吸に同調して強制換気と同様の補助呼吸が行われる．それ以外の自発呼吸ではPEEPが維持される．

強制換気の間に存在する自発呼吸の呼吸仕事量を軽減させるために，SIMVにPSVを併用することは有用である．強制換気の回数あるいは一回換気量の増加に伴い患者の呼吸仕事量は低下する．自際の呼吸数が30回/分以下になるよう，強制換気の回数は10〜30回/分で設定する．

表1 ● 人工呼吸の目的，設定の目安

人工呼吸器関連肺損傷の予防	一回換気量の制限〔6〜8 mL/kg（理想体重）〕 プラトー圧の制限（30 cmH$_2$O以下）
酸素化の維持	PaO$_2$ 55〜80 Torr，SpO$_2$ 88〜95％
換気の維持	PaCO$_2$＜80 Torr，pH＞7.2
呼吸仕事量の軽減	頻呼吸，努力呼吸，呼吸副筋動員を避ける

5）PSV

　すべての自発呼吸を一定の気道内圧で補助する．一定の吸気圧を維持するのに必要な吸気流量が設定値より低下すると吸気補助が終了する．PSレベルは呼吸数が30回/分以下になるよう15〜25 cmH$_2$Oで調節する．麻薬や鎮静薬を用いて呼吸ドライブを抑制することにより，患者-人工呼吸器の同調性が改善し，呼吸仕事量の増加を防ぐことができる．コンプライアンスの低い肺では，圧支持が患者の吸気時間より早く終了し十分な一回換気量や吸気努力の軽減が得られない場合がある．このような場合は，吸気終了基準を調節し，患者の吸気努力終了と合うように調節する．

2 設定のポイント

1）一回換気量と気道内圧の制限

　ARDS患者では必要最低限の酸素化（PaO$_2$＞55 Torr）とガス交換（pH＞7.2）を維持する（表1）．正常の酸素化やガス交換を維持しようと大きい一回換気量や高い気道内圧に調節すると，残存した正常肺胞を過膨張させ人工呼吸器関連肺損傷を引き起こすからである．

　一回換気量を6〜8 mL/kg（理想体重）に，プラトー圧を30 cmH$_2$O以下に制限することが推奨されている．28 cmH$_2$O以下のプラトー圧を推奨する報告もある[4]．換気可能な肺胞数がどれほど減少しているかは患者によって異なるので，6〜8 mL/kgの一回換気量がいつも適切とは限らない．換気可能な肺胞数が非常に減少している患者では，制限を強めた方がよい．そういう意味ではプラトー圧を制限する方が適切であろう．

　患者の多くは低い一回換気量に耐えることができるが，高二酸化炭素血症のために努力呼吸が増悪し二段呼吸となったり，人工呼吸器との同調性が悪化する場合がある[5]．対策として，一回換気量や吸気時間の調節，深めの鎮静が必要となる．

2）PEEPと吸入酸素濃度（F$_I$O$_2$）の設定

　F$_I$O$_2$の初期設定は低酸素血症を防ぐために1.0で開始する．強制換気時のPaO$_2$は平均気道内圧に相関するため，PaO$_2$が低下している場合は，PEEPを初期設定値（例えば5 cmH$_2$O）から3〜5 cmH$_2$Oきざみに上げて平均気道内圧を上昇させていく．

　PEEPが低すぎると，肺胞や末梢気道の虚脱・再開放がくり返され，肺損傷が増悪する．さら

に低一回換気量の下では肺胞は虚脱しやすいので，PEEP設定が重要となる．**重症のARDSでは10 cmH$_2$O以上のPEEPが必要なことが多いが，循環血液量の不足している患者で低血圧に注意する必要がある．**

　PEEPの設定方法については，ARDS networkのF$_1$O$_2$-PEEP表を参考にするのが現実的である（p.233 付録 9 -a参照）．また酸素化やコンプライアンスを指標に設定する施設も多い．筆者らはリクルートメント手技を施行後，PEEPを漸減し，コンプライアンスや酸素化が最善となるようなPEEPを検索している[6]．

　高めのPEEPの有効性を証明した単独臨床研究はなかった．ARDS Clinical Trial Networkは「ALVEOLI研究」でARDS networkは一回換気量を6 mL/kgに保ちつつ，従来のPEEP設定と高めの設定とを比較したが，死亡率に差は認められなかった[7][LRCT]．カナダを中心に行われた「LOV研究」では，同じくF$_1$O$_2$-PEEP表を利用し一回換気量を6 mL/kgに保ちつつ高いPEEPとリクルートメント手技の組み合わせの効果を検討した．死亡率は，高PEEP群36.4％，通常PEEP群40.4％と差は認められなかったが，高PEEP群で難治性の低酸素血症，低酸素血症による死亡が減少した[8][LRCT]．一方，フランスの「EXPRESS研究」では，一回換気量を6 mL/kgに保ちつつ，プラトー圧が28〜30 cmH$_2$OとなるようPEEPを高く設定する方法と，通常のPEEP設定を比較した．28日死亡率は，PEEP漸増群27.8％，通常群31.2％と差は認められなかったが，PEEP漸増群で人工呼吸日数や臓器不全日数が短縮し，コンプライアンスや酸素化が改善した[9][LRCT]．個々の臨床研究では有意差が出なかったが，メタ解析でARDS患者の死亡率を4％減少させることが報告された[10]．

　食道内圧を測定し，経肺胞圧（肺胞内圧と胸腔内圧の差）が呼気末に0〜10 cmH$_2$O，吸気末に25 cmH$_2$O以下となるようPEEPを設定すると，従来のF$_1$O$_2$とPEEP設定表を用いた群に比べ，酸素化やコンプライアンスが改善したとの報告がある[11]．人工呼吸日数や生命予後が改善する傾向があったものの有意差には至っていない．

3）リクルートメント手技

　PEEPは不安定な肺胞の開存を維持してくれるが，PEEPだけで虚脱肺胞を開くことは難しい．リクルートメント手技は，一時的に高い気道内圧をかけ，虚脱肺胞の再開放をねらう呼吸療法である．リクルートメント手技により一度開放された肺胞はより低い圧でも開放状態を維持でき，VALIを抑制すると期待される．筆者らは重症ARDS患者に対しリクルートメント手技としてPEEPを1分間20〜30 cmH$_2$Oに上げて，それに引き続いて，酸素化を維持できるPEEPを選択している[12]．

　リクルートメント手技の効果は，肺病変の分布，重症度などに影響される．病変がびまん性の場合効果が認められやすいが，局所性の場合過膨張を誘発する．**ARDS発症早期ではリクルートメント手技が効きやすい一方，ARDS晩期や人工呼吸期間が長いと改善が得られにくい**[13]．リクルートメント手技は症例によっては酸素化を著しく改善するが，ARDSの生命予後を改善するという臨床の証拠はない．実際の手技，頻度，適切な対象についても確立した見解はない．

3 人工呼吸器離脱

1）離脱開始の条件

人工呼吸器からの離脱は，人工呼吸の補助を減らし抜管へと向かう一連の過程である．離脱が遅れると肺炎などの合併症が増える一方，抜管の判断を誤り再挿管となれば人工呼吸期間が延長し，患者の予後も悪化する．したがって，離脱は安全かつ最短に行わなければならない．人工呼吸器離脱の開始基準を表2に示す．

2）F_IO_2とPEEPの軽減

低めのPaO_2を許容し，PaO_2 55〜80 Torr，SpO_2 88〜95％を目標にF_IO_2とPEEPを下げていく．まず$F_IO_2 \leq 0.6$以下を目標に0.05〜0.1刻みに下げる．$F_IO_2 \leq 0.6$が達成できれば，次にF_IO_2あるいはPEEPを，離脱可能性を評価できるレベルまで徐々に低下させる．離脱直前には$F_IO_2 \leq 0.4$程度，$PEEP \leq 5\ cmH_2O$まで低下させるのが一般的であるが，病態に応じ，より高いF_IO_2やPEEPでの抜管もありうる．

3）換気補助の軽減方法および抜管の指標

F_IO_2とPEEPを十分下げた後，換気補助レベルを下げていく．離脱時期に推奨される換気様式にA/C，SIMV，PSV，T-ピースなどがあるが，各施設で慣れた換気様式を用いればよい[14][LRCT]．筆者らの施設では，PCVとA/Cの併用，あるいはCPAPとPSVの併用を用いている．PCVやPSVでは，PC圧あるいはPS圧を2〜3 cmH_2Oずつ下げる．PSV 5〜8 cmH_2O，PEEP 5 cmH_2Oで2時間耐えることができれば抜管を考慮する（表3）．

T-ピースでは，自発呼吸の時間を徐々に延長していき，2時間耐えることができれば抜管を考慮する．

SIMVでは設定換気回数を2〜3回/分ずつ下げる．換気回数が5回/分以下で2時間耐えることができれば抜管を考慮するが，本法はほかの換気様式に比べ，人工呼吸器離脱に時間を要することから，積極的に推奨されなくなってきた．

表2 ● 人工呼吸器離脱の開始基準

1．呼吸不全の原因となった病態が改善している
2．十分な酸素化： 　　PaO_2/F_IO_2比 > 150〜200 mmHg 　　$PEEP \leq 5〜8\ cmH_2O$ 　　$F_IO_2 \leq 0.4〜0.5$
3．$pH \geq 7.25$
4．循環動態が安定： 　　活動性の心筋虚血や臨床的に有意な低血圧がない 　　すなわち昇圧薬が不要か，少量の昇圧薬投与（ドパミンあるいはドブタミンで<5 μg/kg/分）
5．十分な吸気努力を始めることができる

（文献15より引用）

表3 ● 各モードにおける離脱の方法

モード	手順	抜管前の観察
ACV＋PCV あるいは PSV	補助圧を2～3 cmH$_2$O ずつ下げる	低い補助圧（例えば5～8 cmH$_2$O）にて2時間経過観察
T-ピース	T-ピースあるいはCPAPにて，自発呼吸の時間を延長する	2時間経過観察
SIMV	SIMVの設定換気回数を2～3回/分ずつ下げる	少数のSIMV回数（例えば4～5回/分）にて2時間経過観察

表4 ● 自発呼吸試験の耐性/不耐性の評価基準

耐性/成功を示唆する客観的指標
1. 許容できるガス交換（SpO$_2$≧85～90％，PaO$_2$≧50～60 mmHg，pH≧7.32，PaCO$_2$の増加≦10 mmHg）
2. 循環動態の安定（心拍数＜120～140/分，心拍数の変化＜20％，収縮期血圧＜180～200 mmHg かつ＞90 mmHg，血圧の変化＜20％，昇圧薬不要）
3. 呼吸パターンの安定（呼吸数≦30～35回/分，呼吸数の変化＜50％）

不耐性/失敗を示唆する主観的臨床指標
1. 精神状態の変化（傾眠，昏睡，興奮，不安）
2. 不快感の出現や悪化
3. 発汗
4. 呼吸仕事増加の徴候：呼吸補助筋の使用，胸腹部の奇異性呼吸

（文献15より引用）

いずれの方法でも，呼吸回数の総数30～35回/分以下，分時換気量10 L/分以下を目安に進める．この条件を満たさなければ離脱を中止し，24時間前後の人工呼吸再開後，再度離脱を試みる（表4）．

文献

必読 1) The Acute Respiratory Distress Syndrome Network：Ventilation with lower tidal volumes as compared with traditional tidal volumes for acute lung injury and the acute respiratory syndrome. N Engl J Med, 342：1301-1308, 2000 ★★★

2) Esteban A, et al：Prospective randomized trial comparing pressure-controlled ventilation and volume-controlled ventilation in ARDS. For the Spanish Lung Failure Collaborative Group. Chest, 117：1690-1696, 2000 ★★

3) Eichacker PQ, et al：Meta-analysis of acute lung injury and acute respiratory distress syndrome trials testing low tidal volumes. Am J Respir Crit Care Med, 166：1510-1514, 2002

4) Hager DN, et al：Tidal volume reduction in patients with acute lung injury when plateau pressure are not high. Am J Respir Crit Care Med, 172：1241-1245, 2005

5) Pohlman MC, et al：Excessive tidal volume from breath stacking during lung-protective ventilation for acute lung injury. Crit Care Med, 36：3019-3023, 2008

必読 6) Hickling KG：Best compliance during a decremental, but not incremental, positive end-expiratory pressure trial is related to open-lung positive end-expiratory pressure（A mathematical model of acute respiratory distress syndrome lungs）. Am J Respir Crit Care Med, 163：69-78, 2001

必読 7) The National Heart, Lung and Blood Institute ARDS Clinical Trials Network：Higher versus lower positive end-expiratory pressures in patients with the acute respiratory distress syndrome. N Engl J Med, 351：327-336, 2004 ★★★

8) Meade MO, et al：Ventilation strategy using low tidal volumes, recruitment maneuvers, and high positive end-expiratory pressure for acute lung injury and acute respiratory distress syndrome：a randomized controlled trial. JAMA, 299：637-645, 2008 ★★★

9) Mercat A, et al：Positive end-expiratory pressure setting in adults with acute lung injury and acute respiratory distress syndrome：a randomized controlled trial. JAMA, 299：646-655, 2008 ★★★

必読 10) Phoenix SI, et al：Does a higher positive end expiratory pressure decrease mortality in acute respiratory distress syndrome？ A systematic review and meta-analysis. Anesthesiology, 110：1098-1105, 2009

11) Talmor D, et al：Mechanical ventilation guided by esophageal pressure in acute lung injury. N Engl J Med, 359：2095-2104, 2008 ★★

12) Takeuchi M, et al：Recruitment maneuver and high positive end-expiratory pressure improve hypoxemia in patients after pulmonary thromboendarterectomy for chronic pulmonary thromboembolism. Crit Care Med, 33：2010-2014, 2005

13) Grasso S, et al：Effects of recruiting maneuvers in patients with acute respiratory distress syndrome ventilated with protective ventilatory strategy. Anesthesiology, 96：795-802, 2002 ★★

14) Esteban A, et al：A comparison of four methods of weaning patients from mechanical ventilation. N Engl J Med, 332：345-350, 1995 ★★★

15) MacIntyre NR, et al：Evidence-based guidelines for weaning and discontinuing ventilatory support：A collective task force facilitated by the American College of Chest Physicians; the American Association for Respiratory Care; and the American College of Critical Care Medicine. Chest, 120 (Suppl)：375S-395S, 2001

Column ❻

人工呼吸器関連肺損傷（VILI）とは？
ARDSとの関連は？

長谷川隆一

1）VILIとは

　一般に人工呼吸器関連肺損傷（ventilator induced lung injury：VILI）は人工呼吸中の患者の肺が，気道内圧や換気量によるストレスで新たな損傷をきたす，あるいは悪化する病態である．もともと肺に炎症が存在するARDSのような病態で生じやすく，多臓器障害とも関連し予後不良となることが知られている．VILIには気胸など陽圧による"**barotrauma**"，びまん性肺胞傷害（diffuse alveolar damage：DAD）など肺胞過伸展による"**volutrauma**"，肺胞の虚脱・開放のくり返しによる"**atelectrauma**"，そして物理的ストレスにより肺組織から炎症性物質が分泌されて肺や全身の臓器障害をきたす"**biotrauma**"などが含まれる．

2）ARDSにおけるVILIのリスク

　人工呼吸開始後の急性肺損傷（ALI）に関する観察研究では，約24％の症例でVILIに伴うALIをきたし，輸血やアシデミア，拘束性換気障害の既往に加え大きな一回換気量がALIの発症と関連していた（オッズ比 1.3, 95％ CI; 1.12-1.51，理想体重あたり6 mL/kgを1 mLこえるごとに）[1]．ARDS症例においてはこの発症率はさらに高いことが予想されるが，ARDSの病状悪化がVILIによるものか明らかにするのは困難である．したがってARDSではまず生じうるものとして扱うべきであろう．

　ARDSでは，血管透過性亢進による肺水腫やヒアリン膜形成，サーファクタントの不活化，肺の免疫細胞の活性化や好中球の浸潤が生じ，外からの刺激に対して過剰な反応を示す"準備状態"にあると考えられる．また無気肺の形成，間質の浮腫や重力の作用により，肺の中では著しい組織の不均一性（inhomogeneity）も生じている．人工呼吸は肺に一定量の空気を吹き込むという単純な治療法であるが，もともと肺は必ずしも均一に拡張するわけではない．肺胞への空気の流入は，それぞれの肺胞の経肺圧（transpulmonary pressure：TPP）とコンプライアンス，気道抵抗，時定数などによって決まり，はじめは膨らみやすい部位から拡張し徐々に拡がってゆく．前述の通り**傷害肺では組織の不均一性が大きく，人工呼吸により部分的に通常を上回る過伸展が肺胞に生じ，VILIではその物理的なストレスが肺損傷を増大させると考えられている**．正常に換気できる肺胞域が少ない（baby lung）ことも過伸展を助長する要因である．また無気肺と拡張した肺の境界域では，無気肺と再拡張をくり返すことになり（cyclic atelectasis），大きなずり応力（shear stress）が発生して肺胞壁にダメージを与えるとされる．加えてARDSの肺では，CTなどで一見正常にみえる部分においても炎症は生じており[2]，愛護的な換気設定においても陽圧で換気された肺胞では反応が高まることが予想される．

　それでは自発呼吸を残すことで肺のストレスが減るかというと，自発呼吸による胸腔内の陰

圧がかえってTPPを増加させVILIを悪化させる可能性が示されている[3]．**肺の炎症が高度な場合は，高頻度振動換気（HFOV）や体外式膜型人工肺（ECMO）を用いてできるだけ肺を動かさずにガス交換を行うべきかもしれない**．

しかしこれらVILIの発生機序はあくまでも動物実験などの基礎データから推測されたもので，具体的にヒトで示されたデータは少ない．実際の患者において，肺の炎症の評価や，どのような換気戦略や薬物療法が有効か，治療効果や予後予測はどうかなど，基礎データを臨床に活かすためのギャップを埋める研究が求められる．

◆ 文献

1) Gajic O, et al：Ventilator-associated lung injury in patients without acute lung injury at the onset of mechanical ventilation. Crit Care Med, 32：1817-1824, 2004 ★

2) Prost ND, et al：Assessment of lung inflammation with ^{18}F-FDG PET during acute lung injury. AJR, 195：292-300, 2010

3) Yoshida T, et al：Spontaneous breathing during lung-protective ventilation in an experimental acute lung injury model：High transpulmonary pressure associated with strong spontaneous breathing effort may worsen lung injury. Crit Care Med, 40：1578-1585, 2012

2. 人工呼吸と体外式肺補助
2）低容量換気

髙山千尋，橋本 悟

Point

- ARDSの人工呼吸管理において，過度の高容量や高圧換気を避けることについてはほぼコンセンサスが得られている
- しかしながら未だ至適な一回換気容量がどの程度であるかについての結論は出ていない
- 現時点において高容量は避け，一回換気量を6〜8 mL/kg理想体重程度の低容量に設定することが好ましいとされる

はじめに

　ARDSのみならず急性呼吸不全における人工呼吸管理上，低容量換気はいわゆる肺保護的換気における重要な要素の1つである．では至適な換気容量はどのように設定され，どのような経緯で推奨されるようになったのだろうか．

症例

　45歳の男性，精巣がんに対して化学療法を行い，その後に後腹膜リンパ節郭清術が施行された．術後2日目より発熱し，呼吸不全に陥った．リザーバーマスクにて酸素10 L/分を投与してもSpO_2 90％を保てず，血液ガス分析はpH 7.465, PaO_2 45.2 Torr, $PaCO_2$ 35.5 Torrであったため人工呼吸管理を含めた全身管理の目的でICU入室となった．X線上，両側肺野の透過性低下を認めた．

　ICU入室後直ちに挿管し，人工呼吸管理を開始した．A/Cモード，F_IO_2 1.0, PEEP 8 cmH_2O, pressure control（PC）圧 10 cmH_2O, 強制呼吸回数12回/分の人工呼吸器設定にて換気を開始した．当初の血液ガスデータはpH 7.375, PaO_2 84.6 Torr, $PaCO_2$ 40.3 Torrであった．PaO_2 60 Torr台を目標にF_IO_2を下げようとしたが困難であったのでPEEPを徐々に14 cmH_2Oまで上げたところ，ようやくSpO_2 98％以上が保てるようになり，さらにF_IO_2も下げられるようになった．本症例では$PaCO_2$の上昇はみられず，設定PC圧10 cmH_2Oにて一回換気量6〜8 mL/kg（実際の一回換気量）で管理することができた．肺理学療法や，気管支ファイバーによる痰の吸引，除去により，徐々に肺透過性は改善し，それとともに血液ガスデータや一回換気量などの呼吸パターンも改善した．ICU入室後6日目に自発呼吸テストに問題なく抜管に成功し，その後順調に経過して10日目に一般病棟に転棟した．

1 人工呼吸器関連肺損傷における換気量の影響

　ARDSの肺はコンプライアンスが低い．すなわち肺が硬いという状態である．2000年以前はこの重く硬い肺に対して，血液ガスデータを参考に，PaO_2，$PaCO_2$を正常範囲にするべく調整することが一般的であった．その結果，高圧は避けるべきというコンセンサスはあったものの比較的高容量で換気（10 mL/kg以上）されるケースが散見された[1]．しかし，1980年代後半ごろより実験レベルで高容量人工呼吸管理を行うことによって肺損傷が起きると報告されるようになり，Dreyfussらなどによってラットの肺を用いてvolutraumaと称される高容量換気による人工呼吸器関連肺損傷モデル（ventilator induced lung injury：VILI）が報告され，そのメカニズムの研究が進められた[2]．

　ARDSの肺では正常な肺胞と虚脱した肺胞が混在している．この虚脱した肺胞を開くために高容量で換気すると正常な肺胞を伸展させ過ぎてしまう．これがvolutraumaの成因であるが，当初は圧が要因であるとしてbarotraumaと称されていたが，必ずしも高い圧がそのまま損傷につながる訳ではないことから，この名称が提案された．一方，低いPEEPでの管理では肺胞が膨張と虚脱をくり返すことにより，いわゆるずり応力によって肺損傷が引き起こされる．これがatelectraumaと呼ばれる肺損傷の機序である．これらを総称してVILI（臨床的にはventilator associated lung injury：VALIとも呼ばれる）という病態が成立する．さらにこれらの病態により各種炎症性サイトカインなどが過剰に産生される状況をbiotraumaと称することもある．

2 低容量換気の歴史

　ARDS肺を不適切に人工呼吸管理すると，VILI，VALIが起こることが明らかになって以来，肺損傷を拡大しないためには気道内圧と一回換気量を制限し，場合によっては$PaCO_2$がある程度高値になることも許容してもよいとの概念が広がった（一口メモ参照）．このことが大きくとり上げられたのは2000年のARDS networkより報告されたARMA studyであろう[3][LRCT]．

　これはARDSの呼吸管理で高容量換気群〔理想体重（kg）あたり12 mLの一回換気量でプラトー圧が50 cmH₂O以上にならないようにした群〕と低容量換気群〔理想体重（kg）あたり6 mLの一回換気量とし，プラトー圧が30 cmH₂Oより高くならないようにした群〕について比較されたもので，高容量換気群では39.8％だった院内死亡率が低用量換気群で31％まで減少し，28日目までに呼吸のサポートがいらない期間が高容量換気群では12日だったが，低容量換気群では10日に短縮した．なお理想体重は

男性（kg）：50＋0.91〔身長（cm）－152.4〕
女性（kg）：45.5＋0.91〔身長（cm）－152.4〕

の式で求めることができるが，以来この体重での換気量設定が推奨されている[3][LRCT]．ただし本研究では高い$PaCO_2$は許容してはいない．

3 ARMA研究に対する反論とその後

　Eichackerらは2002年にARDS networkの研究を含む低用量換気の研究の5つを比較し次のような批判を行った[4]．低容量換気が予後を改善すると報告したAmatoら[5]とARDS network[3][LRCT]

の研究では，コントロール群の一回換気量が理想体重で約 12 mL/kg であった．ところが低容量換気が予後を改善しないと報告したほかの 3 研究のコントロール群の一回換気量は 10 mL/kg であり[6〜8]，研究が行われた当時の一般的な一回換気量である 10 mL/kg[9] と同じであった．当時の状況を勘案すれば Amato らや ARMA study でのコントロール群は一回換気量が大きすぎたため，これが予後を悪くし，2 群間で有意差がでたのではないかと結論づけた．すなわち高容量がよくなかったのであり，低容量がよい根拠はないという要旨であった．

その一方で，Petrucci らは同様のメタアナリシスを報告し[10, 11]，高容量や高圧での人工呼吸管理は死亡率が高くなると考えられるが，はっきりとした証拠はないとしながらも，肺の回復のことを考えると，低容量換気が好ましいとしている．

現時点において高容量は避けるべきとのコンセンサスがあるとはいえ，表に示す通りそれぞれの研究[3, 5〜8, 12]では低容量換気群の一回換気量は 6〜8 mL/kg のいずれかで設定されているが，その根拠については明らかにされていない．Putensen らはこれらの研究を一回換気量が 8 mL/kg 以下を低容量換気群，10〜15 mL/kg を高容量換気群として同じような PEEP を用いているものを比較したところ，院内死亡率については低容量換気群で明らかに減少したとしている[13]．よって一回換気量を 8 mL/kg 以下としていればとりあえずはよいのかもしれない．

一口メモ permissive hypercapnia について

最高気道内圧を下げたり一回換気量を制限しようとするとどうしても $PaCO_2$ が上昇する．従来は $PaCO_2$ を滴定して正常化することが是であった．そのためには CO_2 の除去を行うべきと多くの人が考えていた．ところが 1990 年に Hickling らが衝撃的な報告を行った[14]．彼らは体にたまった CO_2 を除去しなくてもよいという逆転の発想を提唱したのである．気道内圧，一回換気量が減少することにより平均の $PaCO_2$ は 62 Torr（最高で 129 Torr）まで上昇したがそれによる合併症はなかった．その結果 pH は 7.0 近くまで下降するも特段の処置が必要となったケースは少なかったとも述べられている．彼らの管理した 50 名の重症 ARDS 患者の死亡率は 16 % に留まった．この報告における手法「permissive hypercapnia」はしばらく静観されていたが，2000 年の ARMA 研究の前後から急速に世に広まっていった．実際の臨床の現場では pH が保てないようであれば重炭酸イオンで補正することも多いが，研究によって目標とする pH は表に示す通りさまざまである[3, 5〜8, 12]．したがって現時点でも $PaCO_2$ の上昇や pH の低下をどこまで許容するのかについての定見はなく，施設によってさまざまな試行がなされている状況である．

❹ どのような戦略を考えるか

これらを総合して，低容量換気を適用する際に，次のような手法を提唱したい．人工呼吸様式を問わず，一回換気量は 6〜8 mL/kg 理想体重になるようドライビングプレッシャーを設定する．SpO_2 = 88〜93 % に保つべく F_IO_2 および PEEP を設定する（「第 3 章 2-3．PEEP の設定」を参照）．最後に，プラトー圧が 30 cmH_2O を超えないようにそれぞれの設定値を微調整する．$PaCO_2$ が上昇し，pH が 7.2 未満になれば重炭酸イオンによる補正も考慮する．SpO_2 が維持できるようであれば，F_IO_2 から下げはじめ，画像所見も参考に PEEP を調節する．ただし，確立された絶対的な呼吸モードやウィーニングの目標はない．

本書の記載を参考に，個々の経験を取り入れ，施設ごとのプロトコールを作成することを推奨する．

表　低容量換気の研究

	Amato 1998[5]	ARDS network 2000[3]	Brochard 1998[6]	Brower 1999[7]	Stewart 1998[8]	Villar 2006[12]
n	53	861	116	52	120	103
一回換気量 低用量換気群	<6 mL/kg	6 mL/kg	7 mL/kg	8 mL/kg	8 mL/kg	5〜8 mL/kg
一回換気量 コントロール群	12 mL/kg	12 mL/kg	10 mL/kg	10〜12 mL/kg	10〜15 mL/kg	9〜11 mL/kg
プラトー圧 低用量換気群	<20 cmH$_2$O	≦30 cmH$_2$O	（プラトー圧）≦25 cmH$_2$O	≦30 cmH$_2$O	（ピーク圧）30 cmH$_2$O	
プラトー圧 コントロール群	制限なし	≦50 cmH$_2$O	（ピーク圧）<60 cmH$_2$O	≦55 cmH$_2$O	（ピーク圧）50 cmH$_2$O	
pH補正（重炭酸イオン）	<7.2	<7.15	<7.05	<7.3	<7.0	
目標SpO$_2$		88〜95%		86〜94%	89〜93%	>90%

文献

1) Pinhu L, et al：Ventilator-associated lung injury. Lancet, 361(9354)：332-340, 2003
2) Dreyfuss D & Saumon G：Ventilator-induced lung injury：lessons from experimental studies. Am J Respir Crit Care Med, 157(1)：294-323, 1998
3) 必読　The Acute Respiratory Distress Syndrome Network：Ventilation with Lower Tidal Volumes as Compared with Traditional Tidal Volumes for Acute Lung Injury and the Acute Respiratory Distress Syndrome. The New England journal of medicine. 342(18)：1301-1308, 2000 ★★★
4) Eichacker PQ, et al：Meta-analysis of acute lung injury and acute respiratory distress syndrome trials testing low tidal volumes. Am J Respir Crit Care Med, 166(11)：1510-1514, 2002
5) Amato MB, et al：Effect of a protective-ventilation strategy on mortality in the acute respiratory distress syndrome. N Engl J Med, 338(6)：347-354, 1998 ★★
6) Brochard L, et al：Tidal volume reduction for prevention of ventilator-induced lung injury in acute respiratory distress syndrome. The Multicenter Trail Group on Tidal Volume reduction in ARDS. Am J Respir Crit Care Med, 158(6)：1831-1838, 1998 ★★
7) Brower RG, et al：Prospective, randomized, controlled clinical trial comparing traditional versus reduced tidal volume ventilation in acute respiratory distress syndrome patients. Crit Care Med, 27(8)：1492-1498, 1999 ★★
8) Stewart TE, et al：Evaluation of a ventilation strategy to prevent barotrauma in patients at high risk for acute respiratory distress syndrome. Pressure- and Volume-Limited Ventilation Strategy Group. N Engl J Med, 338(6)：355-361, 1998 ★★
9) Thompson BT, et al：Clinicians' approaches to mechanical ventilation in acute lung injury and ARDS. Chest, 120(5)：1622-1627, 2001 ★★
10) Petrucci N & De Feo C.：Lung protective ventilation strategy for the acute respiratory distress syndrome. Cochrane Database Syst Rev, 2：CD003844, 2013
11) Petrucci N & Iacovelli W：Ventilation with lower tidal volumes versus traditional tidal volumes in adults for acute lung injury and acute respiratory distress syndrome. Cochrane Database Syst Rev, 2：CD003844, 2004
12) Villar J, et al：A high positive end-expiratory pressure, low tidal volume ventilatory strategy improves outcome in persistent acute respiratory distress syndrome：a randomized, controlled trial. Crit Care Med, 34(5)：1311-1318, 2006 ★★
13) Putensen C, et al：Meta-analysis：ventilation strategies and outcomes of the acute respiratory distress syndrome and acute lung injury. Annals of internal medicine, 151(8)：566-576, 2009
14) Hickling KG, et al：Low mortality associated with low volume pressure limited ventilation with permissive hypercapnia in severe adult respiratory distress syndrome. Intensive Care Med, 16(6)：372-377, 1990 ★

Column ⑦
ARDS以外の患者にも肺庇護換気をすべきか？

志馬伸朗

1）人工換気の正常肺への影響

　ARDSなどの損傷肺以外に対する人工換気について考える．つまり，人工換気により正常肺においても肺損傷が引き起こされるのか，その場合，肺庇護換気により肺損傷を防止しうる可能性はあるのか，という問題である．

　本問題に関連した検討は，手術麻酔から術後急性期管理におけるものが多い[1]．食道がん手術後患者に低容量換気と高めのPEEPを適用することで，挿管時間の短縮，酸素化改善が得られるとの小規模ランダム化比較試験がある[2]．また1,091名の肺がん手術患者を対象とした前後比較研究で，一側肺換気中の肺庇護換気の適用は肺損傷回避に寄与する独立因子であった[3]．高い一回換気量（V_t）（≧10 mL/kg）の適用は心臓手術後患者の臓器不全合併症の危険因子とする報告もある[4]．

　ARDS患者を対象とした研究では，2005年Hagerらは大規模研究のサブグループ解析で，患者を4つの異なる気道内圧（≒肺コンプライアンス）サブグループに分類し，それぞれの群での一回換気量の影響を検討した[5]（図）．この結果，気道内圧にかかわらず，いずれのサブグループにおいても，低容量換気群の死亡率は伝統的換気群に比べて一貫して低かった．この結果は，たとえ**気道内圧が過剰に高くなくとも（つまり，肺損傷程度があまり強くなくても），一回換気量を制限し，より低い気道内圧を維持することが重要**なことを示唆する．

　2004年Gajicらは，48時間を超えて人工呼吸を受けたすべての患者群を対象として，低容量換気の適用効果を検討した．人工換気開始当初ALI/ARDSの診断基準に合致しない患者群でもその25％は後にALI/ARDSを発症し，この危険性はV_t＞700 mL，肺動脈圧（PAP）＞30 cmH$_2$O以上の場合高くなり，換気量が1 mL/kg増えるごとにARDSリスクは1.29倍ずつ増加した[6]．

2）ARDS以外の患者に対するメタ解析

　2012年Serpa Netoらは，本問題の根本的な整理を試みるべく，ARDS**以外の患者に対する肺庇護換気の適応の有用性を検討するメタ解析を行った**[7]．20の論文，2,822名の患者データが解析された．その結果，**肺庇護換気**（平均V_t＝6.45 mL/kg，平均PEEP＝6.4 cmH$_2$O）**の適用は**，対象群（平均V_t＝10.60 mL/kg，平均PEEP＝3.41 cmH$_2$O）に比較して，**ARDSの発生を有意に軽減し**（リスク比［RR］0.33，95％，CI：0.23-0.47），**死亡率を有意に低下させた**（RR 0.64，CI：0.46-0.89）．さらに興味深いことには，無気肺や肺炎の合併率も肺庇護換気群で低かった．この結果は高炭酸ガスやアシドーシスの発生を許容し，肺庇護換気を適用することが患者利益につながることを強く示している．本研究対象患者における平均人工呼

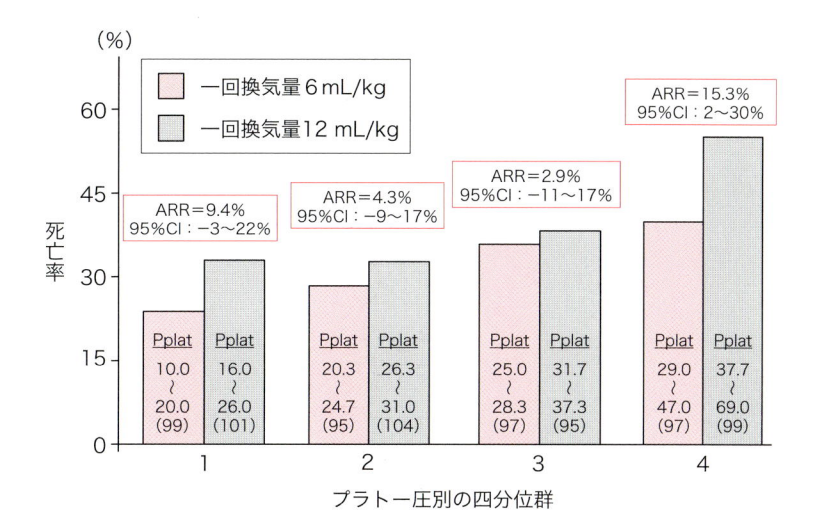

図 ARDS患者の各プラト圧別の一回換気量と死亡率の関係

ARMAトライアルに含まれるARDS患者を治療初日のプラトー圧により四分位別分類し，各四分位群で一回換気量の多寡と死亡率の関連を評価した．いずれの四分位でも一回換気量が少ない方（□）の死亡率が低かった．とりわけ，第一四分位（最も肺損傷程度が軽微な可能性）群でも少ない一回換気量の適用が死亡率低下に関連している可能性に注目．バー内の数値はプラトー圧の範囲（患者数）
（文献5より引用）

吸時間は約7時間であるところも興味深い．

人工換気を行われている患者は（手術麻酔中患者も含めて），ALI/ARDSのクライテリアを満たす状態に陥る危険性を常に有していると解釈してよい．一方で，**低容量換気による明らかな害は証明されていない**．したがって，すべての人工換気において，たとえ短時間であっても，**原則として肺庇護換気を適用する**ことを受け入れてよいだろう．

文献

1）Schultz MJ, et al：What tidal volumes should be used in patients without acute lung injury ? Anesthesiology, 106：1226-1231, 2007

2）Michelet P, et al：Protective ventilation influences systemic inflammation after esophagectomy：a randomized controlled study. Anesthesiology, 105：911-919, 2006 ★★

3）Licker M, et al：Impact of intraoperative lung-protective interventions in patients undergoing lung cancer surgery. Crit Care, 13（2）：R41, 2009 ★

4）Lellouche F, et al：High tidal volumes in mechanically ventilated patients increase organ dysfunction after cardiac surgery. Anesthesiolog, 116：1072-1082, 2012 ★

5）Hager DN, et al：ARDS Clinical Trials Network. Tidal volume reduction in patients with acute lung injury when plateau pressures are not high. Am J Respir Crit Care Med, 172：1241-1245, 2005

6）Gajic O, et al：Ventilator settings as a risk factor for acute respiratory distress syndrome in mechanically ventilated patients. Intensive Care Med, 31：922-926, 2005 ★

必読 7）Serpa Neto A, et al：Association between use of lung-protective ventilation with lower tidal volumes and clinical outcomes among patients without acute respiratory distress syndrome：a meta-analysis. JAMA, 308：1651-1659, 2012

Column ⑧

自発呼吸モードで一回換気量が多すぎるときにはどうしたらよい？

古川力丸

1）自発呼吸の一回換気量を下げるには？

近年，自発呼吸温存の重要性が指摘されるとともに，airway pressure release ventilation（APRV）やneurally adjusted ventilatory assist（NAVA）など，重症急性呼吸不全症例における自発呼吸温存に有用な換気モードが臨床使用できるようになった．そのなかで，しばしば「自発呼吸の一回換気量が多すぎる」という状況に出会うことがある．自発呼吸の一回換気量を下げる手段として，換気サポートを減らす，鎮静薬を使用し自発呼吸を減弱させる，筋弛緩薬を使用し自発呼吸を消失させるなどの手段があるが，その対応には熟慮しなくてはならない．

近年では，米国集中治療医学会（Society of Critical Care Medicine：SCCM）のガイドラインで示されているように[1]，一定のプロトコールに則り，鎮静深度をモニタリングしながら鎮静管理を行うことが有用とされる．そのため，一回換気量が多いことを理由に過鎮静を行うことは好ましくないと考えられる．また，筋弛緩薬は通常人工呼吸管理を目的に用いないこととされており，自発呼吸抑制のための筋弛緩薬の投与も一般的には行われない．換気サポートの減弱は有効なこともあるが，気管挿管という人工気道による気道抵抗が上昇した状態では，一定以下への換気サポートの減少は呼吸仕事量負荷になってしまう可能性がある．基本的には，以下で述べるように大呼吸となっている原因を評価し，その原因を除去する姿勢が重要である．

2）原因の評価

クスマウル大呼吸のように，内因性疾患による症状として大きな一回換気量を示すこともあり，この場合は原疾患の治療による軽快が期待できる．中枢神経障害によるビオー呼吸や，チェーンストークス呼吸などの呼吸リズム失調がある場合，現在認めている大呼吸だけを評価対象としてはならず，分時換気量とその時系列変化を見極め，また根本原因となっている身体異常を察知し介入することが重要である．

3）原因の除去

筆者の経験上，上記設問の臨床上頻度の高い原因は代謝性アシドーシスの呼吸性代償，呼吸性アルカローシス，気道抵抗上昇性疾患である．代謝性アシドーシスでは生理的に，大きな一回換気量で頻呼吸となって$PaCO_2$を下げ，pHの維持がなされる．この状況下での換気量制限は不適切であり，$PaCO_2$は意図的に低値で保つ必要がある．呼吸性アルカローシスを認めた場合，疼痛，敗血症，せん妄，発熱，頭蓋内圧上昇，低酸素血症などの原因の鑑別が必要となる．呼吸性アルカローシスでは本来，pHを維持するために$PaCO_2$の調節を試みたいところではあ

るが，原因によっては低い$PaCO_2$レベルの維持が好ましい場合もあり，慎重な対応が必要である．気道抵抗上昇性疾患では，気道抵抗による呼吸仕事量増加を軽減するために，ゆっくりとした大きな一回換気量で呼吸し，回数の少ない自発呼吸をとることが多い．この場合は，一回換気量の調節よりも病態のアセスメントと原因の除去，あるいは気道抵抗上昇に対する換気サポートの調節が重要となる．一部の人工呼吸器では気道抵抗の測定が参考になる．

文献

1) Barr J, et al : American College of Critical Care Medicine. Clinical practice guidelines for the management of pain, agitation, and delirium in adult patients in the intensive care unit. Crit Care Med, 41 : 263-306, 2013

第3章 治療

2. 人工呼吸と体外式肺補助
3）PEEPの設定

志馬伸朗

Point
- PEEPは呼気終末に気道内に付与される陽圧である
- PEEPは肺胞を開存させ，機能的残気量を増すとともに，酸素化を改善する可能性がある
- 至適PEEPを画一的に決めることはできない
- 至適PEEPの個別同定法については，議論が続いている

1 PEEPの重要性と問題点

呼気終末陽圧（positive end-expiratory pressure：PEEP）は呼気終末に付与される気道内圧である．人工呼吸患者の酸素化を改善させる呼吸器設定上の手法として，① F_IO_2 の増加，② PEEPの上昇，がある．ARDS患者におけるPEEPの付加により，肺胞拡張から機能的残気量（functional residual capacity：FRC）が増大し，シャントが減じることで**酸素化が改善**しうる（表1）．さらに，**PEEPは肺庇護的な側面ももつ**．人工呼吸に伴う肺損傷の原因は，肺胞虚脱と膨張のくり返し，過膨張，虚脱肺胞－開放肺胞間に生じるずり応力（shear stress）の発生である[1]（図1a）．PEEPの適用は，虚脱肺胞を開存させることで，これら肺損傷メカニズムを軽減させ，肺庇護的に作用すると考えられる[2]（図1b）．ARDS患者へのPEEPの適用は，2012年に報告された敗血症救命キャンペーンガイドライン（Surviving Sepsis Campaign Guidelines：

表1 ● PEEPの功罪

効果	不利益
● 肺胞・細気道拡張 　→機能的残気量の増大 ● シャントの減少 　→酸素化改善，酸素需要量の減少 ● 肺胞の安定化	● 静脈還流の減少 ● 肺血管抵抗の増大 ● 左室コンプライアンスの低下 　上記に伴う心拍出量の減少 ● 過膨張による 　肺胞コンプライアンス低下 　死腔換気量上昇 　肺胞損傷 　肺胞血流の減少 　気道上皮透過性の亢進 　浮腫形成

SSCG2012）においても推奨されている[3]．

一方で，**過剰なPEEPは，呼吸，循環への悪影響を伴う**（表1）．過剰すぎるPEEPは，肺胞の過膨張から肺損傷を引き起こす[4]．また，PEEPの適用は，平均気道内圧の上昇から胸腔内圧の上昇に繋がり，静脈灌流を阻害し，心拍出量や血圧低下を生じうる[5]．特に，ARDSの原因あるいは併存症として敗血症性ショックが存在する場合には，高すぎるPEEPによる循環抑制に配慮すべきであろう．うっ血性の肝障害や，脳灌流圧低下をきたす危険性もある．

したがって，**PEEPの適用に際しては，利益不利益を秤にかける必要がある**．さらに，① PEEPの適用はARDS患者の予後を改善させるのか，② どのような患者において有効なのか，③ 有効であるとすればその至適値はあるのか，④ あるとすればどのように決定するのか，という問題が残されている．

❷ 高いPEEPによりARDS患者の予後は改善するか

ARDSに対してPEEPの有用性を評価した検討はいくつかあるが，3つの大規模多施設ランダム化比較試験（RCT）が有名である（表2）．

1）ALVEOLI研究

2004年，米国ARDS networkは，別に示した2つのF_1O_2-PEEP表（p.233 付録 9 -b 参照）を用いて，それぞれ酸素化に応じ異なるレベルのPEEPを設定し，結果として低いPEEP（＋高いF_1O_2）と高いPEEP（＋低いF_1O_2）の有効性を比較する多施設RCTを行った．一回換気量を6 mL/kg理想体重（以下省略）にし，気道プラトー圧（Pplat）≦30 cmH$_2$Oを保つ限り，PEEPレベルの違い（低PEEP群で8.3＋/－3.2 cmH$_2$O，高PEEP群で13.2＋/－3.5 cmH$_2$O）による死亡

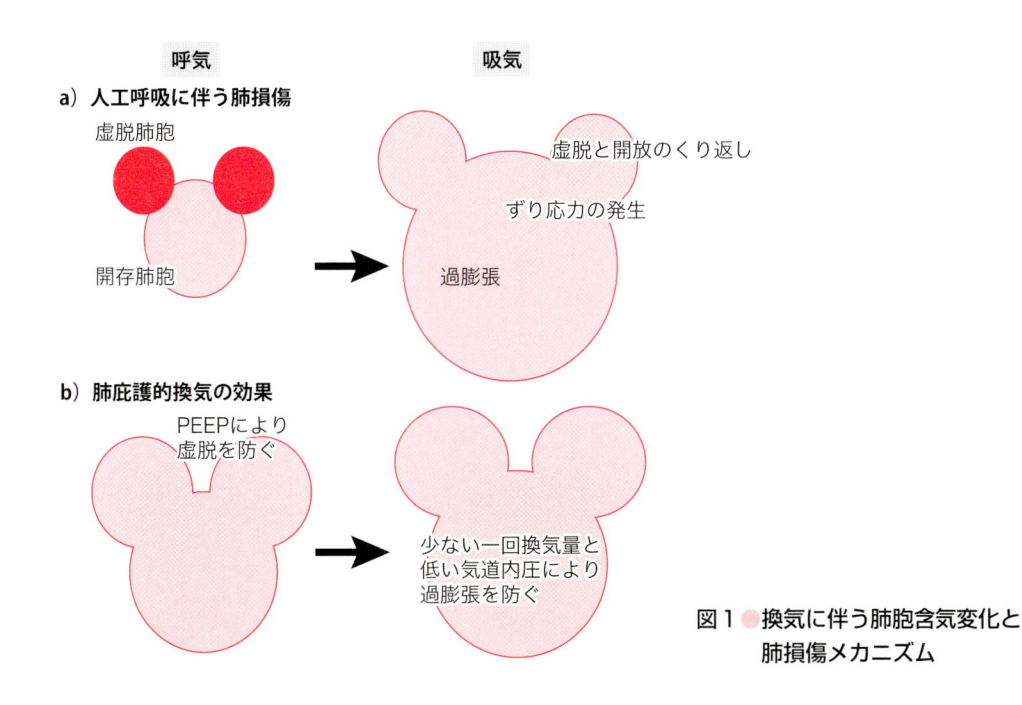

図1 換気に伴う肺胞含気変化と肺損傷メカニズム

表2 ● 高いPEEPの効果を検討した3つのRCT

研究名	ALVEOLI[6]	LOVS[7]	EXPRESS[8]
発表年	2004	2008	2008
患者数	549	983	767
24時間後PEEP（cmH_2O）	14.7 vs. 8.9	15.6 vs. 10.1	14.6 vs. 7.1
72時間後PEEP（cmH_2O）	12.9 vs. 8.5	11.8 vs. 8.8	13.4 vs. 6.7
在院死亡率（％）	27.5 vs. 24.9	36.4 vs. 40.4	35.4 vs. 39.0
臓器不全合併率（％）	不変	—	6* vs. 2
人工呼吸フリー生存日数（日）	13.8 vs. 14.5	—	7* vs. 3
圧損傷合併率（％）	11 vs. 10	11.2 vs. 9.1	6.8 vs. 5.8

＊：有意差あり

率や人工呼吸日数の有意差は認められなかった[6][LRCT]．ただし，高PEEP群では酸素化は有意に改善した．

2）LOVS研究とEXPRESS研究

2008年カナダとフランスより，高いPEEPの有効性を検討した大規模多施設RCTが同時に発表された．前者（LOVS研究）は，一回換気量を6 mL/kgに，Pplat≦30 cmH_2Oに保ちつつ，高いPEEPとリクルートメント手技の組合わせを通常の換気と比較した．高いPEEPにより酸素化が改善し，人工呼吸器日数や臓器不全合併日数を短縮したが，死亡率は同等であった[7][LRCT]．

後者（EXPRESS研究）は，一回換気量を6 mL/kgに保ちつつ，吸気終末のPplatが28〜30 cmH_2OとなるようPEEPを漸増していく設定と，通常のPEEP設定（5〜9 cmH_2O）を比較したが，同様に死亡率は不変であった[8][LRCT]．なお，いずれの研究でも，barotrauma発生率は同等であった．

3）メタ解析による評価

2010年，上記の3つの高PEEPを用いた大規模RCT（ALVEORI，LOVS，EXPRESS）の実データを統合解析したメタ解析が報告された[9]．低および高PEEP群での平均Pplat/PEEPは23/9 cmH_2Oおよび29/15 cmH_2Oであった．結果的には，高PEEPは治療初期の酸素化をある程度改善させるが，低PEEP群と高PEEP群との間に，退院時死亡率に差はなかった（35％対33％，オッズ比0.94［0.86-1.04］）．このメタ解析で興味深いのは，患者の酸素化能別のサブグループにより，PEEPの効果が異なっていたことであろう．P/F比＜200の重症低酸素群では退院時死亡率は有意に改善したが（オッズ比0.90［0.81-1.00］），P/F比＝200〜300の中等度低酸素群では悪化した（オッズ比1.37［0.98-1.92］）．しかしこの結果は，あくまでもサブ解析であり，その差も有意ではあるがごくわずかであることに留意する必要があろう．

一方，小規模RCTを含め5つのRCTを解析した別のメタ解析では，高いPEEPの適用により全体としての生命予後が有意に改善する可能性が示されている（退院時死亡のオッズ比0.89［0.80-0.99］）[10]．ここでは，対象群の患者の重症度が高ければ高いほど，PEEPの効果が得られる可能

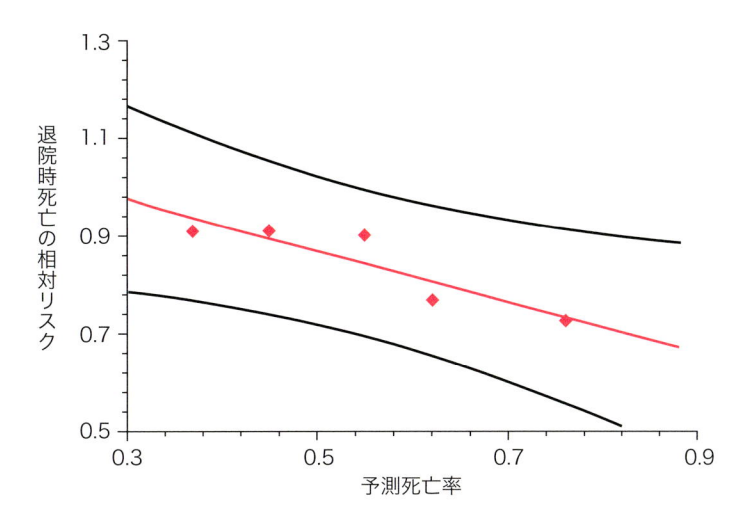

図2 ● 予測死亡率とPEEP付加による退院時死亡相対リスクの関係
PEEPの生命予後改善効果は，治療開始時の予測死亡率が高いほど明確であることが示されている
（文献9より転載許諾を得て掲載）

性が指摘されている（図2）．

したがって，**酸素化が特に不良で，かつ，PEEPにより再開放可能な肺胞が残存している重症の患者群において，おおむね15 cmH$_2$O程度のPEEP管理を行うことは有益な可能性がある．**

❸ PEEPの至適値はあるか，どのようにして決めるか？

適切なPEEPにより虚脱肺は減少するが，高すぎるPEEPは肺胞の過膨張を引き起こす．したがって，**理論的には虚脱肺と過膨張肺の両方が最小限となり，肺全体のエラスタンスが最小となるレベルが生理学的至適PEEPレベルと考えられる**[11, 12]．肺の損傷レベルが患者個々によって異なるため，症例によって適切なPEEPは異なる可能性が示唆される．

適切なPEEPを決める方法には以下のようなものがある．

1）コンプライアンスによる方法

2013年，Pintadoらは，コンプライアンスが最高となるPEEPを日々算出し適用する手法の意義を検討した．静的肺コンプライアンス（Cst）＝一回換気量／（Pplat－PEEP）とし，PEEPを増加させながら測定し（5 cmH$_2$Oから2 cmH$_2$Oずつ増やしてゆく），最大のCstを得るPEEPを至適PEEPとした．この手法により至適PEEPを設定すると，肺酸素化を指標としたPEEP設定を行った場合に比べて，臓器不全の発生率が軽減し生命予後が改善する可能性が示されたが，最終解析対象となった症例数が計70名と少なく，統計学的有意差を得ることはできなかった．なお，興味深いことに，2つの手法により決められたPEEPの中央値は10 cmH$_2$O対11 cmH$_2$Oと相似していたが，個々の値の一致率は低かった[13]．

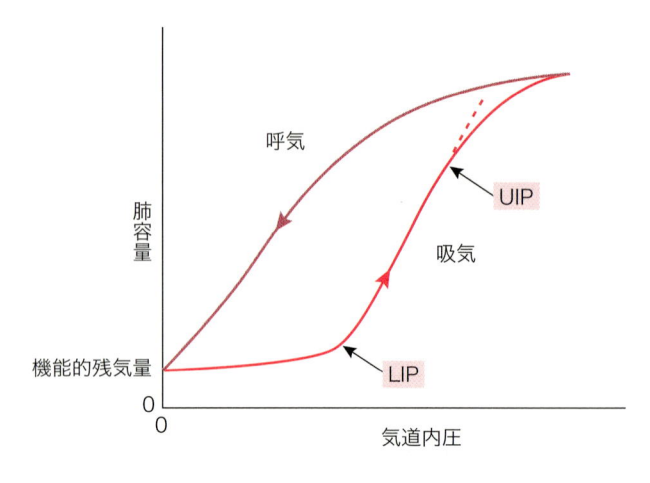

図3 ● 気道内圧-肺容量曲線
LIPは肺胞が開存しはじめる気道内圧を指し、この点以上にPEEPを付加することで肺胞開存が得られるとされる
LIP：lower inflection point
UIP：upper inflection point

2）酸素化による方法

2004年のARDS networkのPEEP設定は，酸素化に応じたPEEP値を設定（F_IO_2-PEEP表，p233 付録9 -b参照）している[6][LRCT]．酸素化の改善を指標とする根拠は，これが間接的に肺胞リクルートメント達成とFRC増大を意味することや，臨床実践におけるわかりやすさに基づいている．たしかに，全体としては，F_IO_2-PEEP表を使用することは大きな間違いではない．ただし，酸素化が最大になるPEEPを適用することで患者予後を改善しうるか否か不明であり，異なる病態や背景，体格の患者に対して酸素化という指標のみで一律にPEEPを規定することは危険とも考えられる．

3）lower inflection pointの測定による方法

肺胸郭系の圧-容量曲線の下方変曲点（lower inflection point：LIP）を測定し，PEEPレベルはlower inflection point（＝肺胞が開きはじめるレベル）を2 cmH$_2$O超える値に設定するのがよいとする意見があった[14]（図3）．実際に，LIPを超えるPEEP値と低容量換気を組み合わせると，低いPEEPと大きい一回換気量による換気を行った場合に比べて生命予後が改善するとの報告もあるが[15]，ベッドサイトにおいてリアルタイムにLIPを評価することは未だ一般に普及している方法ではない．

4）ストレスインデックス（stress index）

2007年Grassoらは，ストレスインデックス（stress index）を用いてPEEPを調節した場合，ARDS networkのPEEP表に従った場合に比べ，酸素化は不変のままPEEPレベルを減じることができ，血中サイトカイン値の低下がみられたと報告した[16]．
その概要は以下の通りである（図4）．
・患者を深鎮静，定常流（ボリュームコントロール）A/C調節換気とする．
・吸気時気道内圧波形が上に凸であれば，ストレスインデックスは＜1であり，吸気時に持続的なコンプライアンス増加がある（虚脱肺が一回換気中に徐々に開放している部分がある）とし，この場合はPEEPを増加させる．

流量

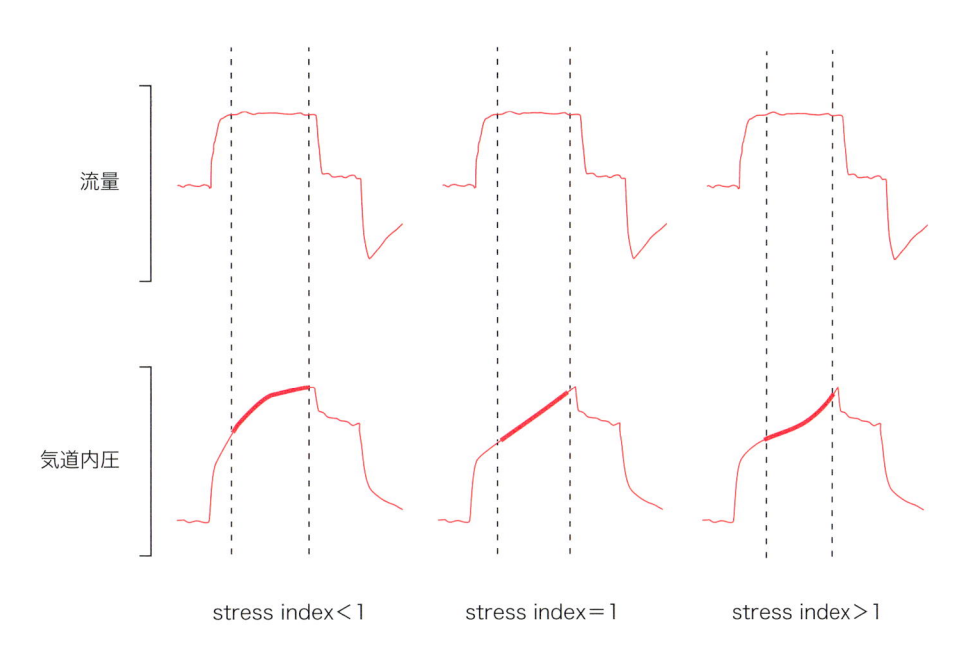

気道内圧

stress index＜1　　　stress index＝1　　　stress index＞1

図4 ● 気道内圧波形からみたストレスインデックス評価
（文献16より引用）

- 吸気時気道内圧波形が下に凸であれば，ストレスインデックスは＞1であり，吸気時に持続的なコンプライアンス低下がある（肺が過膨張している部分がある）とし，この場合はPEEPを低下させる．
- 上記を調節し，ストレスインデックス＝1つまり吸気時気道内圧波形が直線＝コンプライアンスの変動はなく適正膨張，をめざす．

しかし，本手法は，測定条件の制限や煩雑性などのために，日本ではあまり普及していない．

5）食道内圧

2008年Talmorらは，食道内圧計を用いて胸腔内圧を推定することにより，PEEPを個々に調節する方法の有用性を検討した[17]．気道内圧と胸腔内圧の差である経肺胞圧（transpulmonary pressure）が呼気時に0〜10 cmH$_2$Oに収まるようにPEEPレベルを吸入気酸素濃度に応じて調節したところ，結果的にPEEPレベルは対象群10＋/－4 cmH$_2$Oから17＋/－6 cmH$_2$Oに増加し，肺酸素化やコンプライアンスが改善した．さらにAPACHE2スコアによる重症度調整後の28日死亡率が有意に低下した．本研究は小規模な試験という限界はあるものの，個々の患者の生理的特性に応じた適切なPEEP設定が重要なことを示唆している．特に，本手法の利点は，高いPEEPにより恩恵を受ける患者群を適切に抽出できる可能性であろう．ただし，本研究で用いられた食道内圧計は日本で現時点では利用できず，侵襲性の問題もある．

以上をまとめると，**至適PEEP値を画一的に決めることは困難**であり，**個別に同定すること**が好ましいといえるが，未だその決定法は確立されているとはいえない．

4 今後の臨床検討

現在，米国ARDS networkは，ARDS患者をPEEPの至適値を，① 最大のコンプライアンスをもとに決定する群，② 最大の酸素化をもとに決定する群，および③ 食道内圧測定により決定する群に分け，予後を評価するRCTを遂行中である（NCT01742715）[18]．本プロトコールによれば，最大の酸素化をもたらすPEEPは以下のようにして決定される．

① 一回換気量6 mL/kg理想体重を維持するような駆動圧で，25 cmH$_2$OのPEEPを適用し，$F_IO_2 = 0.6$とする．
② その後，PEEPを10分ごとに4 cmH$_2$Oずつ，5 cmH$_2$Oになるまで低下させる．
③ P/F比が20％低下する前のPEEP，あるいはPaO$_2$が最大となるPEEPを選択する．

また，最大のコンプライアンスをもたらすPEEPは以下のようにして決定される．

① 呼気ホールドにより内因性PEEPを測定．
② その後，Pplatを0.5秒の吸気ホールドにより測定．
③ PEEPを4 cmH$_2$Oずつ増加させ，10分観察し，Pplatを測定．
④ ピーク圧50 cmH$_2$OかPplat 40 cmH$_2$O，あるいは心拍出量が20％減少した時点で中止．
⑤ このなかでコンプライアンスが最大となるレベルを算出する．

さらに，食道内圧群では，食道バルーンを挿入し胸腔内圧を測定．吸気圧とPEEPを肺内外圧差が吸気終末で25～30 cmH$_2$Oかつ呼気終末で5 cmH$_2$OとなるようにPEEPを設定する．

本研究は2013年12月に終了する予定であり，この結果が明らかになることで，新たなPEEPに関する議論が可能になるかもしれない．

5 現時点での実践

以上をまとめると，現時点でのARDS患者の人工呼吸におけるPEEP設定は，過去の臨床研究を参考に，PEEP＝10～15 cmH$_2$Oを初期設定時の目安として肺損傷程度に応じて適用し，適宜酸素化やコンプライアンス，あるいは循環指標を含めて適正値を評価し増減調節することで実践的に大きな誤りはないと思われる．

なお，PEEPは，Pplatあるいは駆動圧（Pplat － PEEP）との関連をふまえて設定される必要がある．PEEPを増減する際に，駆動圧（あるいは一回換気量）を変更するのかしないのか，つまり，Pplatはどのように変化するのかも含めて評価，調整することも重要である．

文献

1) Albert RK：The role of ventilation-induced surfactant dysfunction and atelectasis in causing acute respiratory distress syndrome. Am J Respir Crit Care Med, 185：702-708, 2012
2) Gattinoni L, et al：Lung recruitment in patients with the acute respiratory distress syndrome. N Engl J Med, 354：1775-1786, 2006
3) Dellinger RP, et al：Surviving Sepsis Campaign Guidelines Committee including the Pediatric Subgroup. Surviving sepsis campaign：international guidelines for management of severe sepsis and septic shock：2012. Crit Care Med, 41：580-637, 2013
4) Ambrosio AM, et al：Experimental ARDS Study Group. Effects of positive end-expiratory pressure titration and recruitment maneuver on lung inflammation and hyperinflation in experimental acid aspiration-induced lung injury. Anesthesiology, 117：1322-1334, 2012
5) Fougères E, et al：Hemodynamic impact of a positive end-expiratory pressure setting in acute respiratory distress syndrome：importance of the volume status. Crit Care Med, 38：802-807, 2010
6) Brower RG, et al：National Heart, Lung, and Blood Institute ARDS Clinical Trials Network. Higher versus lower positive end-expiratory pressures in patients with the acute respiratory distress syndrome. N Engl J Med, 51：327-336, 2004 ★★★
7) Meade MO, et al：Lung Open Ventilation Study Investigators. Ventilation strategy using low tidal volumes, recruitment maneuvers, and high positive end-expiratory pressure for acute lung injury and acute respiratory distress syndrome：a randomized controlled trial. JAMA, 299：637-645, 2008 ★★★
8) Mercat A, et al：Expiratory Pressure (Express) Study Group. Positive end-expiratory pressure setting in adults with acute lung injury and acute respiratory distress syndrome：a randomized controlled trial. JAMA, 299：646-655, 2008 ★★★
9) 必読 Briel M, et al：Higher vs lower positive end-expiratory pressure in patients with acute lung injury and acute respiratory distress syndrome：systematic review and meta-analysis. JAMA, 303：865-873, 2010
10) Oba Y, et al：High levels of PEEP may improve survival in acute respiratory distress syndrome：A meta-analysis. Respir Med, 103：1174-1181, 2009
11) Carvalho AR, et al：Positive end-expiratory pressure at minimal respiratory elastance represents the best compromise between mechanical stress and lung aeration in oleic acid induced lung injury. Crit Care, 11：R86, 2007
12) Ward NS, et al：Successful determination of lower inflection point and maximal compliance in a population of patients with acute respiratory distress syndrome. Crit Care Med, 30：963-968, 2002
13) Pintado MC, et al：Individualized positive end-expiratory pressure setting in patients withacute respiratory distress syndrome. a randomized controlled pilot study. Respir Care, 2013 [Epub ahead of print] ★★
14) Amato MB, et al：Beneficial effects of the "open lung approach" with low distending pressures in acute respiratory distress syndrome. A prospective randomized study on mechanical ventilation. Am J Respir Crit Care Med, 152：1835-1846, 1995 ★★
15) Villar J, et al：A high positive end-expiratory pressure, low tidal volume ventilator strategy improves outcome in persistent acute respiratory distress syndrome：a randomized, controlled trial. Crit Care Med, 34：1311-1318, 2006 ★★
16) Grasso S, et al：ARDSnet ventilatory protocol and alveolar hyperinflation：role of positive end-expiratory pressure. Am J Respir Crit Care Med, 176：761-767, 2007
17) Talmor D, et al：Mechanical ventilation guided by esophageal pressure in acute lung injury. N Engl J Med, 359：2095-2104, 2008 ★★
18) http://clinicaltrials.gov/ct2/show/NCT01742715

Column ⑨

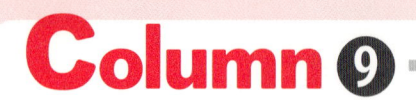

リクルートメント手技は有効か？

今中秀光

1）リクルートメント手技でできること，できないこと

PEEPは不安定な肺胞の開存を維持してくれるが，PEEPだけで虚脱肺胞を開くことは難しい．リクルートメント手技は，一時的に高い気道内圧をかけ，肺胞・末梢気道の再開放をねらう呼吸療法である．リクルートメント手技では，肺容量をいったん開放可能な最大量に増加させ，そこから気道内圧を下げていくので，高い肺容量を維持できる．リクルートメント手技により一度開放された肺胞はより低い圧でも開放状態を維持でき，虚脱肺胞と開存肺胞が隣り合わせている場所に生じるずり応力を減らすことで肺損傷を抑制できると期待される．

リクルートメント手技は症例によっては酸素化を著しく改善するが，肺損傷の予防やARDSの生命予後を改善するという臨床での証拠はない．実際の手技，頻度，適切な対象についても今後の検討を要する．ARDS早期や胸郭がやわらかいとリクルートメント手技が効きやすい一方，ARDS晩期や長期人工呼吸では改善が得られにくい[1]．また，すでに肺保護的人工呼吸を実施しているARDS患者ではリクルートメント手技を追加してもその効果は少ない[2]．

2）リクルートメント手技後はPEEPが重要

次にリクルートメント手技後にPEEPをどう設定するかが大切である．リクルートメント手技後にしかるべきPEEPを設定し肺胞の開存を維持できればよいが，不十分なPEEPだとリクルートメント手技の効果は時間とともに消失する．筆者らはAmatoにならい[3]，ARDS患者に対しリクルートメント手技としてPEEPを1分間20～30 cmH$_2$Oに上げて，それに引き続いて，酸素化を維持できるPEEPを選択している（図1）[4]．

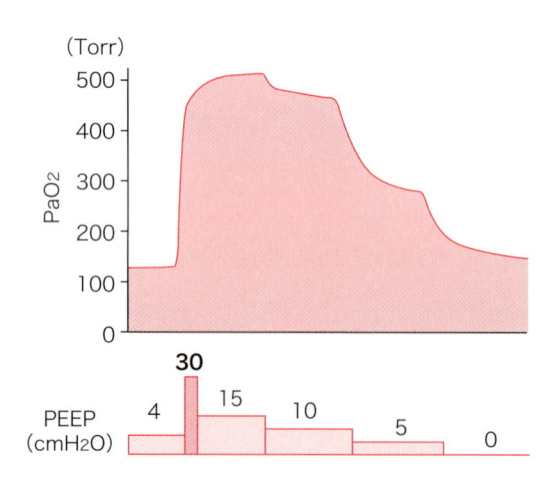

図1 ●リクルートメント手技とPEEPの効果

F$_I$O$_2$100％のもとでPEEPを30 cmH$_2$Oまで上げ1分間維持する．その後PEEPを段階的に15，10，5，0 cmH$_2$Oへ下げていく．これにより酸素化を維持できるPEEPレベルを判断している．本患者では，4 cmH$_2$OのPEEPでPaO$_2$は132 Torrだったが，リクルートメント手技により500 Torrを超え，PEEPを下げるにつれPaO$_2$は急激に低下した．

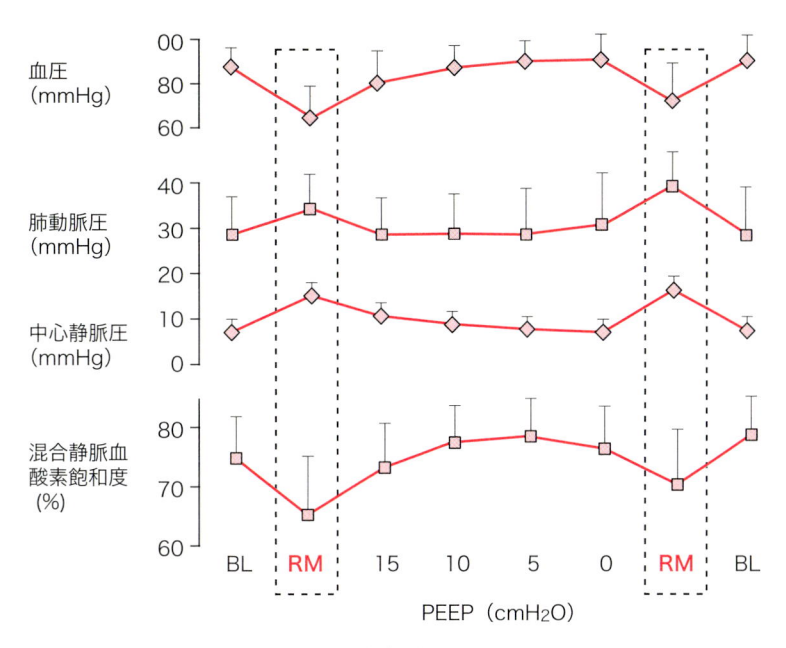

図2 ● リクルートメント手技中の血行動態

リクルートメント手技中に胸腔内圧が上昇するため，肺動脈圧，中心静脈圧が上昇する．静脈還流が減少するため，血圧，混合静脈血酸素飽和度が低下する．ただし変化は一時的でリクルートメント手技が終了すると速やかに前値に回復する．
BL：baseline，RM：recruitment maneuver（リクルートメント手技）

3）リクルートメント手技はルーチンで行わない

　最後に，リクルートメント手技の注意点として，胸腔内圧が上昇するため静脈還流が減少し心拍出量が低下する（図2）．また，脆弱な肺胞がリクルートメント手技でかえって障害される可能性もある．リクルートメント手技自体の予後に及ぼす影響は不明であり，非常に高い圧を使用するので，ルーチンに行うことは推奨されていない．

文献

必読 1）Grasso S, et al：Effects of recruiting maneuvers in patients with acute respiratory distress syndrome ventilated with protective ventilatory strategy. Anesthesiology, 96：795-802, 2002 ★★

2）Villagrá A, et al：Recruitment maneuvers during lung protective ventilation in acute respiratory distress syndrome. Am J Respir Crit Care Med, 165：165-170, 2002

必読 3）Amato MB, et al：Effect of a protective-ventilation strategy on mortality in the acute respiratory distress syndrome. N Engl J Med, 338：347-354, 1998 ★★

4）Takeuchi M, et al：Recruitment maneuver and high positive end-expiratory pressure improve hypoxemia in patients after pulmonary thromboendarterectomy for chronic pulmonary thromboembolism. Crit Care Med, 33：2010-2014, 2005

第3章 治療

2. 人工呼吸と体外式肺補助
4）ウィーニング

武居哲洋

Point
- 自発呼吸トライアル（SBT）はウィーニングのプロセスの中心である
- SBT成功後に抜管しても短期間に再挿管となる患者が10％以上存在する
- 大量の喀痰，喉頭浮腫，咽頭機能低下などが抜管失敗の原因となりうる

はじめに

　ARDSの支持療法としての人工呼吸戦略が話題になることは多いが，ウィーニングが話題にのぼることはあまり多くない．人工呼吸期間の延長は，人工呼吸器関連肺炎や医療コストの増加をもたらす一方，抜管の失敗（再挿管）により合併症発生率や死亡率などの転帰が悪化するため[1, 2] [1：LRCT]，可及的早期の適切な時期に抜管可能な患者を正確に見つけ出すことは，集中治療医の重要な任務である．まずはARDSの症例を提示するので，特に人工呼吸のウィーニングの過程に注目していただきたい．

症例

　69歳の生来健康な男性が，肺炎球菌による重症肺炎（図a, b）と敗血症性ショックの診断でICUに入室した．人工呼吸は吸気圧28 cmH$_2$O，PEEP 15 cmH$_2$OのPCVモードで開始されたが，P/F比は80と不良であった．第3病日までに血行動態が安定し，一時減少していた尿量も十分に回復した．同日，F$_I$O$_2$を0.5，PEEPを8 cmH$_2$Oまで低下させることができた．第4病日にはP/F比も200を超え，**自発呼吸トライアル（spontaneous breathing trial：SBT）** を施行した後に抜管した．しかし抜管から16時間後に，酸素化の悪化と努力呼吸の出現により再挿管となった．**再挿管後の胸部CTでは，すりガラス陰影が両側びまん性に拡がり胸水貯留がみられた**（図c, d）．心エコーやBNP値によりうっ血性心不全は否定され，経過から重症肺炎，敗血症を契機として両側の肺毛細血管の透過性が亢進したARDSと診断した．第14病日に**経皮的気管切開術**を施行し，第25病日に気管切開チューブは留置したまま人工呼吸器を離脱した．両側の肺陰影は緩徐に改善し，第40病日に気管切開チューブも抜管することができた．

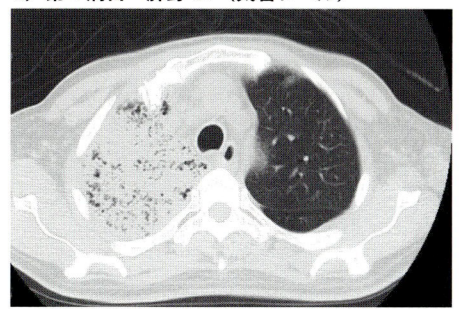

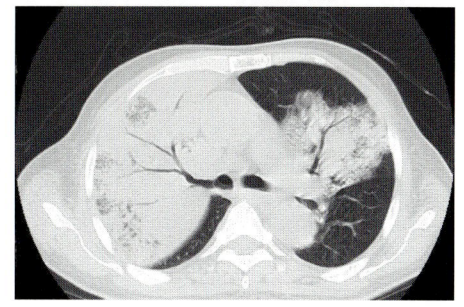

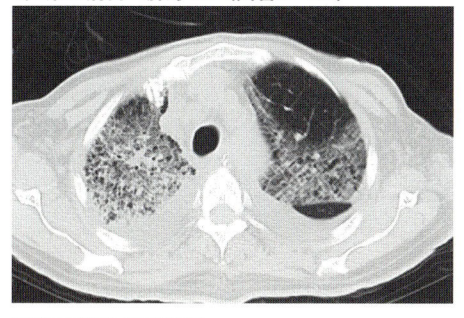

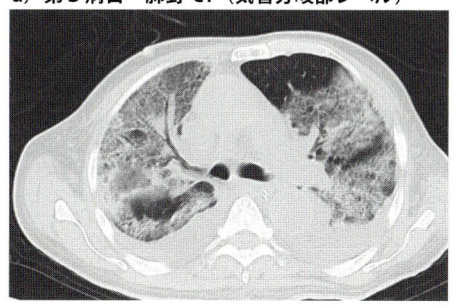

a) 第1病日　肺野CT（気管レベル）
b) 第1病日　肺野CT（気管分岐部レベル）
c) 第5病日　肺野CT（気管レベル）
d) 第5病日　肺野CT（気管分岐部レベル）

図 ● 症例の胸部CT
a, b) 第1病日の肺野CTでは，右上葉を中心としたエアブロンコグラムを伴う区域性の浸潤影を認めた．
c, d) 第5病日には，区域性の浸潤影は両側びまん性の淡いすりガラス陰影に変化した．両側胸水も認めた．

1 ARDSにおける人工呼吸器ウィーニング

ARDSにおける人工呼吸には，高い吸入気酸素濃度（F_IO_2）やPEEPが必要となることが多い．わが国のARDS診療ガイドライン[3]によれば，PaO_2が60〜100 Torrとなるように，F_IO_2を0.05〜0.1刻みに0.6以下を目標として下げていく．0.6以下に到達したら，今度はF_IO_2とPEEPの両者をそれぞれ0.4以下，5 cmH$_2$O以下を目標に低下させる．筆者の知る限りARDSのみに特化したウィーニング方法のエビデンスはなく，わが国のガイドライン[3]も国際的な人工呼吸器ウィーニングガイドライン[4]と大きな差はない．

2 ウィーニングプロセスの中心：SBT

2005年の国際コンセンサス会議において，人工呼吸のプロセスは6段階に分けられた（表1）[5]．このうち，第4段階であるSBT以降がウィーニングと定義される．人工呼吸期間に占めるウィーニング期間は，実に全体の半分近くにも及ぶ[6,7][6:LRCT]．本症例では第4病日にSBTを施行したが，ウィーニング期間は37日に及んだ．

SBTのエビデンスは，1990年代の大規模臨床試験[6,8][6:LRCT]に遡るが，いまだに現代の人工呼吸器ウィーニングにおいて避けては通れない最も重要なプロセスである．SBTの意義は，抜管可能な人工呼吸患者を安全に早期に見つけ出すことにあり，SBTの普及により従来のSIMV法などよりウィーニング期間が大幅に短縮された[6,8][6:LRCT]．各研究で用いられる**ウィーニン**

表1 ● 人工呼吸プロセスの6段階

1. 急性呼吸不全の治療期間	呼吸不全の原因となった病態の治療・改善の期間
2. ウィーニングに向けた変換点	SBTスクリーニングを開始しようと判断するポイント
3. スクリーニング期間	SBTが可能かどうかを1日1回スクリーニングする期間
4. 自発呼吸トライアル（SBT）	自発呼吸で換気を維持することが可能かどうかの試験
5. 抜管	気管チューブの抜去
6. 再挿管	チューブなしで換気維持が不能であった患者の気管チューブ再留置

SBT：spontaneous breathing trial
（文献5より引用）

グプロトコールは，決して同一ではないにもかかわらずその有用性が示されているため，施設のマンパワーなどの医療資源にあわせてSBTを中心としたプロトコールを作成することそのものに意義があると考えられる[9]．

3 具体的なSBT施行方法

人工呼吸の第3段階で毎日SBT開始が適切かどうかのスクリーニングを行い，一定の基準（表2）をみたした場合に短時間のSBTを行う．すなわち，いかなる人工呼吸モードで換気されていようとも，低いPEEP（5 cmH$_2$O程度）と低い支持圧（8 cmH$_2$O以下）を用いたPSVモードか，Tピース法のいずれかの自発呼吸を利用した換気方法に変更し，これに耐えられるかどうかを判定する．SBTは，30分間行えば十分であり[1, 10]，1日1回施行すればよい[8] [LRCT]．

4 SBT失敗（SBT failure）の判断と対応

表3にSBT failureの判断基準を示す．初回のSBT failureは約20％であり[5]，特に最初の数分間に異常が出現することが多いので，開始直後はベッドサイドで呼吸状態を観察すべきである．SBT failure時には，その原因を追求して改善できるものは改善し，翌日基準を満たせばSBTを再施行する．翌日までの人工呼吸は，SBT開始前に行っていたような十分な換気補助能力を有するモードに戻すのがよい[4, 5]．

5 抜管失敗（extubation failure）

SBTに成功した患者は，抜管，すなわちチューブ抜去のプロセス（第5段階）に進むが，6つの大規模研究を合わせたSBT成功後のextubation failure（48時間以内の再挿管と定義されることが多い）は，13％である[5]．本症例のように肺炎を原因とした人工呼吸は，extubation failureのリスク因子とされる[11]．

表2 ● SBT開始のスクリーニング基準

臨床評価	・十分な咳が可能 ・過剰な気管内分泌物がない ・気管挿管された疾患の急性期を乗りこえている
客観的指標	**臨床的な安定化** ・血行動態の安定(心拍数≦140回/分,収縮期血圧 90〜160 mmHg,少量の血管収縮薬投与) ・代謝状態の安定 **酸素化** ・$F_IO_2≦0.4$ で $SaO_2>90％$(P/F比≧150) ・$PEEP≦8\ cmH_2O$ **肺機能** ・呼吸回数≦35回/分 ・最大吸気圧≦−20〜−25 cmH_2O ・一回換気量>5 mL/kg ・肺活量>10 mL/kg ・RSBI<105回/分/L ・著しい呼吸性アシドーシスが見られない **意識状態** ・鎮痛なし,または鎮静下の適切な意識状態(または神経学的に安定)

P/F:PaO_2/F_IO_2
RSBI:rapid shallow breathing index(=呼吸回数/一回換気量)
(文献5より引用)

表3 ● SBT失敗の判断基準

臨床評価と主観的指標	・興奮・不安 ・意識レベル低下 ・発汗 ・チアノーゼ ・努力呼吸の徴候(呼吸補助筋の使用,苦悶様表情,呼吸困難感)
客観的指標	・$F_IO_2≧0.5$ で $PaO_2≦50〜60$ Torr または $SaO_2≦90％$ ・$PaCO_2>50$ Torr または>8 Torr の増加 ・pH<7.32 または0.07以上の低下 ・RSBI>105回/分/L ・呼吸数>35回/分または50％以上の増加 ・心拍数>140回/分または20％以上の増加 ・収縮期血圧>180 mmHg または20％以上の増加 ・収縮期血圧<90 mmHg ・不整脈

RSBI:rapid shallow breathing index(=呼吸回数/一回換気量)
(文献5より引用)

6 ウィーニング不成功（weaning failure）

SBT failure と extubation failure をあわせて，**weaning failure** と呼ぶ[5]．自発呼吸負荷に耐えられるだけの心機能や呼吸機能の回復が不十分であることが両者に共通の原因であるが，後者にはこれに加えて気道分泌物の量，喀痰クリアランス，咽頭機能，喉頭浮腫などが影響する．これらは，extubation failure の重要な原因であるにもかかわらず SBT 時には検出できないため，時間あたりの気管内や口腔内の吸引回数，最大咳嗽流量，カフリークテスト（一口メモ参照）などを活用して予測に努める．extubation failure を予測できる単一の優れた指標はこれまでに見つかっていない．

> **一口メモ　カフリークテスト**
>
> カフリークテストとは，文字通り気管挿管中にカフのエアをすべて抜いたときにエアリークが起こるかどうかの試験である．目的は喉頭浮腫による抜管後ストライダー（postextubation stridor）の予測である．
>
> カフを抜いたときにリーク音が聞こえない場合に陽性とするのが定性テスト，強制換気時のリーク量（一回吸気量と一回呼気量の差）が 110 mL 以下のとき[12]や，リーク率（1 回吸気量に対するリーク量の割合）が 10％以下のとき[13]に陽性とするのが定量的テストである．メタ解析[14]によれば，カフリークテストが陽性（＝リークが少ない）の場合，postextubation stridor を高率に予測できるが，陰性（＝リークが十分）の場合に否定することは難しいとされる．

7 気管切開：時期，方法

気管切開の長所は，呼吸仕事量減少，鎮静・鎮痛薬減量，快適性向上，喉頭損傷の回避などである．人工呼吸期間が 2 週間を超えるときに行うなどとされるが，施行時期に関する明確なエビデンスはなく経験的判断に基づいている．少なくとも，人工呼吸開始から 1 週間以内に行う早期気管切開の有用性は証明されていない[15]．ICU のベッドサイドで行う経皮的気管切開は，外科的気管切開と比較して合併症，コストともに遜色のない方法である[16,17]．本症例では人工呼吸が長期に及ぶと判断し，第 14 病日に経皮的気管切開術を施行した．

文献

1) Esteban A, et al：Effect of spontaneous breathing trial duration on outcome of attempts to discontinue mechanical ventilation. Spanish Lung Failure Collaborative Group. Am J Respir Crit Care Med, 159：512-518, 1999 ★★★
2) Thille AW, et al：Outcomes of extubation failure in medical intensive care unit patients. Crit Care Med, 39：2612-3268, 2011 ★
3) 「ALI/ARDS 診療のためのガイドライン第 2 版」，（社団法人日本呼吸器学会 ARDS ガイドライン作成委員会／編）pp.55-56, 学研メディカル秀潤社，2010
4) 必読　MacIntyre NR, et al：Evidence-based guidelines for weaning and discontinuing ventilatory support：a collective task force facilitated by the American College of Chest Physicians; the American Association for Respiratory Care; and the American College of Critical Care Medicine. Chest, 120：375S-95S, 2001

必読 5) Boles JM, et al：Weaning from mechanical ventilation. Eur Respir J, 29：1033-1056, 2007

6) Ely EW, et al：Effect on the duration of mechanical ventilation of identifying patients capable of breathing spontaneously. N Engl J Med, 335：1864-1869, 2007 ★★★

7) Esteban A, et al：Characteristics and outcomes in adult patients receiving mechanical ventilation：a 28-day international study. JAMA, 287：345-355, 2002 ★

8) Esteban A, et al：A comparison of four methods of weaning patients from mechanical ventilation. Spanish Lung Failure Collaborative Group. N Engl J Med, 332：345-350, 1995 ★★★

9) Blackwood B, et al：Use of weaning protocols for reducing duration of mechanical ventilation in critically ill adult patients：Cochrane systematic review and meta-analysis. BMJ, 342：c7237, 2011

10) Perren A, et al：Protocol-directed weaning from mechanical ventilation：clinical outcome in patients randomized for a 30-min or 120-min trial with pressure support ventilation. Intensive Care Med, 28：1058-1063, 2002 ★★

11) Frutos-Vivar F, et al：Risk factors for extubation failure in patients following a successful spontaneous breathing trial. Chest, 30：1664-1671, 2006 ★

12) Miller RL, et al：Association between reduced cuff leak volume and postextubation stridor. Chest, 110：1035-1040, 1996

13) Sandhu RS, et al：Measurement of endotracheal tube cuff leak to predict postextubation stridor and need for reintubation. J Am Coll Surg, 190：682-687, 2000

14) Ochoa ME, et al：Cuff-leak test for the diagnosis of upper airway obstruction in adults：a systematic review and meta-analysis. Intensive Care Med, 35：1171-1179, 2009

15) Wang F, et al：The timing of tracheotomy in critically ill patients undergoing mechanical ventilation：a systematic review and meta-analysis of randomized controlled trials. Chest, 140：1456-1465, 2011

16) Higgins KM, et al：Meta-analysis comparison of open versus percutaneous tracheostomy. Laryngoscope, 117：447-454, 2007

17) Oliver ER, et al：Percutaneous versus surgical tracheotomy：an updated meta-analysis. Laryngoscope, 117：1570-1575, 2007

Column ⑩

PaO_2 が改善したとき，F_IO_2 とPEEPのどちらを下げるのがよいか？

野本功一，讃井將満

「PaO_2 が改善したとき，F_IO_2 とPEEPのどちらを下げるのがよいか？」結論からいうと，一見して簡単そうな本命題への正解は現時点では見あたらない．しかし，明快な正解がないからといって闇雲に診療してよいわけではない．よって本稿では，酸素の毒性および適切なPEEPについて簡単に紹介したうえで，本命題への私見を文末に述べることとする．

1）酸素の毒性とは？

高濃度の酸素を吸入することで，肺内の右-左シャント率の増加，吸収性無気肺による肺容積の減少[1]，COPD症例における$PaCO_2$ 上昇，未熟児網膜症，そして気道や肺実質への傷害[2]をきたすことが知られている．いわゆる酸素の毒性とは，特に気管（支）や肺実質そのものへの傷害を意味する．よって，F_IO_2 や吸入時間の安全限界に関する数少ない研究を参考にし[2,3]，できるだけ早く F_IO_2 0.6以下へ設定できるよう尽力すべきである．

2）適切なPEEPとは？

F_IO_2 とPEEPの設定によって PaO_2 を調整できるものの，最適なPEEPを求める方法は未だ1つに定まっていない．そこで，従来の標準的PEEP（対照群）と高めのPEEP（高PEEP群）のどちらがよいかを探るべく，3つのRCTが施行された（p.233 付録9-cを参照）[4][LRCT]．それら2,299症例を集約したメタ解析によると，open lung approachはARDS症例に対してのみ院内死亡率を改善させたという[5]．これはすなわち，過剰のPEEPによる医原性の気胸や昇圧薬投与を防ぐ意味で，ARDSの診断基準に満たない軽症例には従来の標準的PEEPの適用がむしろ適切であることを示唆している[5]．

3）実際の診療ではどうするか？

"open up the lung and keep the lung open" というように，open lung strategyはARDSの診療において重要な位置を占めている[6]．よって筆者らは PaO_2 が改善しつつある場合にも PaO_2 55～80 Torrまたは SpO_2 88～95％を目標とし，それまで必要としたPEEPをできるだけ維持しながら F_IO_2 を0.6以下とすることを心がけている．一方で軽症例には医原性合併症を防ぐためにも，従来の標準的PEEPを参考に F_IO_2 とPEEPを漸減するようにしている．

しかしながら筆者らの勤務するICUでは心臓手術後の症例が多く，心機能もさまざまで血管内容量も刻一刻と変化し，PEEPが血行動態へ与える影響は心機能によって異なるので[7]，症例に応じて対応せざるを得ないのが実情である．一般的には，脱水状態，右心不全や大量の昇圧薬投与中で循環動態の不安定な症例では10 cmH$_2$Oを超えるhigh PEEPに耐えられず，5～10 cmH$_2$Oのmoderate PEEP＋high F_IO_2 とならざるを得ないことが多い[7]．病態が少し

でも改善傾向にあれば，気道内圧（プラトー圧）や循環動態を見ながら10 cmH$_2$Oを超える high PEEP ＋ low F$_i$O$_2$ へと徐々に移行するよう献身している．

◆ 文献

1) Rothen HU, et al：Prevention of atelectasis during general anaesthesia. Lancet, 345：1387-1391, 1995
    → 全身麻酔＋F$_i$O$_2$ 1.0で無気肺の増加になることを示した小規模研究

2) Sackner MA, et al：Pulmonary effects of oxygen breathing. A 6-hour study in normal men. Ann Intern Med, 82：40-43, 1975
    → F$_i$O$_2$ ＞0.9 ＋ 6時間で気管支炎になることを示した小規模研究

3) Elliott CG, et al：Prediction of pulmonary function abnormalities after adult respiratory distress syndrome（ARDS）. Am Rev Respir Dis, 135：634-638, 1987
    → F$_i$O$_2$ ＞0.6 ＋ 24時間以上でARDS完治1年後にDLCOの低下を示した小規模研究

4) Meade MO, et al：Lung Open Ventilation Study Investigators：Ventilation strategy using low tidal volumes, recruitment maneuvers, and high positive end-expiratory pressure for acute lung injury and acute respiratory distress syndrome：a randomized controlled trial. JAMA, 299：637-645, 2008 ★★★
    → LOV trial；標準的PEEP群 vs. 高PEEP群に関する3大RCTの1つ

5) Briel M, et al：Higher vs lower positive end-expiratory pressure in patients with acute lung injury and acute respiratory distress syndrome：systematic review and meta-analysis. JAMA, 303：865-873, 2010
    → ALVEOLI, LOV, EXPRESSという3大RCTのメタ解析

6) Lachmann B：Open up the lung and keep the lung open. Intensive Care Med, 18：319-321, 1992
    → 21年前の論説．ARDS診療の名言となりうるか

7) Wiesen J, et al：State of the evidence：mechanical ventilation with PEEP in patients with cardiogenic shock. Heart,［Epub ahead of print］
    → PEEPによる心拍出量への影響についての最新のReview

第3章 治療

2. 人工呼吸と体外式肺補助

5) 人工呼吸中の鎮静，鎮痛，筋弛緩

山崎正記，天谷文昌

Point

- 鎮静と鎮痛の状態を常にアセスメントし，十分な鎮痛と軽い鎮静をめざすことで人工呼吸期間を短縮できる
- 人工呼吸による圧損傷はARDSの予後を悪化させる．バッキングが生じた場合や呼吸器との同調が困難な場合，筋弛緩薬で圧損傷を予防できる

はじめに

人工呼吸中の鎮静，鎮痛，筋弛緩について，日本呼吸療法医学会「人工呼吸中の鎮静のためのガイドライン」[1]，米国集中治療学会の「pain, agitation, delirium治療（PAD）ガイドライン2013」[2]，「Surviving Sepsis Campaign ガイドライン（SSCG）2012」[3]を参考に，現時点における鎮静，鎮痛，筋弛緩のベストエビデンスを紹介したい．

1 鎮静，鎮痛の目的

人工呼吸管理開始直後には，チューブの刺激や呼吸器との同調などの問題で，何らかの鎮静が必要となるケースがほとんどである．しかしながら，このような状態は経過とともに変化し，最小限の鎮静でも安楽に人工呼吸を行うことが可能となることも多い．漫然と鎮静を続けるのではなく，鎮静，鎮痛の目的（表1）を明確にしたうえで，それらが本当に必要なのかを判断することが重要である．

2 鎮静・鎮痛を行う前に考慮すべきこと

人工呼吸患者が「そわそわと口元や輸液ラインを触ったりしている」光景を思い浮かべてほしい．一歩間違えば医療事故につながる危険な状態で，何らかの手段を講じなければならないと思うのでないだろうか．

表1 ● 鎮静，鎮痛の目的

1. 患者の快適性・安全の確保
   ① 不安を和らげる
   ② 気管チューブ留置の不快感の減少
   ③ 動揺・興奮を抑え安静を促進する
   ④ 睡眠の促進
   ⑤ 自己抜去の防止
   ⑥ 気管内吸引の苦痛を緩和
   ⑦ 処置・治療の際の意識消失（麻酔）
   ⑧ 筋弛緩薬投与中の記憶消失
2. 酸素消費量・基礎代謝量の減少
3. 換気の改善と圧外傷の減少
   ① 人工呼吸器との同調性の改善
   ② 呼吸ドライブの抑制

（文献4より引用）

表2 ● 鎮静，鎮痛を深くする前に考慮すべきこと

1. 患者とのコミュニケーションを確立する
2. 患者のおかれた状況の詳しい説明を行う
3. 安静による苦痛を取り除くため，体位交換，除圧マット類などを用いることによって体位を調節する
4. 気管チューブによる疼痛や術後疼痛など，疼痛はスケールによる評価を行ない，積極的に取り除く
5. ベッド周辺の環境を整える
6. 日常生活のリズムと睡眠の確保を行なう
7. 患者家族の面会を延長し，家族とともにいる時間を多くする

（文献1を参考に作製）

　鎮静薬の増量は，この状態を解決する最も容易な方法だが，「なぜその状態になったのか」についてのアセスメントが不可能で，根本的な解決に至らない．痛みや不安など介入可能な問題を発見し解決することだけで患者の苦痛が取り除かれる場合もあり，結果として鎮静薬の使用量を減らすことができる．鎮静，鎮痛を深くする前に考慮すべきことを表2に挙げる．

3 鎮静と鎮痛について

　「PADガイドライン2013」では，まず痛みをコントロールすることが強調されている．現時点で推奨される鎮静・鎮痛法は次の通りである．

1）痛みの評価

　痛みの強さをスコアリングで客観的に評価する．具体的にはbehavior pain score（BPS，表3），critical care pain observation tool（CPOT，表4）で定期的にアセスメントを行う．日本呼吸療法学会ガイドラインではBPSによる評価を推奨しており，CPOTとBPSは内容に大差はない．

2）鎮痛薬を中心とした鎮静

　痛みの評価を1日数回くり返し，痛みがあると判断される場合は鎮痛薬を投与して痛みを取り除く．使用される鎮痛薬は，麻薬（モルヒネ塩酸塩，フェンタニル，ケタミン塩酸塩），NSAIDs，アセトアミノフェンなどがある．使用する薬剤は施設間で異なるが，一般的にはフェンタニルを中心に非麻薬製剤を補助的に使用するのが望ましい．

　鎮痛薬中心の鎮静プロトコールを導入し，鎮静レベルの目標を「患者自身が疼痛を表現できる状態」，鎮痛レベルの目標を「痛みなしと表現する」に設定することで，鎮静薬は減量され，人工呼吸期間も短縮される[7]．鎮静薬を減量することで痛みについての訴えに十分対応すれば，少

表3 ● behavioral pain scale（BPS）

項目	説明	点数
表情	穏やかな	1
	一部かたい（眉が下がっているなど）	2
	かたい（まぶたを閉じている，など）	3
	しかめ面	4
上肢	全く動かない	1
	一部曲げている	2
	指を曲げて完全に曲げている	3
	ずっとひっこめている	4
呼吸器との同調性	同調している	1
	ときに咳嗽	2
	呼吸器とファイティング	3
	呼吸器の調節がきかない	4

（文献5より引用）

表4 ● critical care pain observation tool（CPOT）

項目	説明		点数（0-8）
表情	穏やかで，表情に緊張がない	穏やか	0
	しかめ面，眉を寄せる，目をかたくつぶる，口角挙筋の収縮	緊張した	1
	上記すべてを認める	険しい表情	2
体動	まったく体動がない（必ずしも痛みがないことを意味しなくてもよい）	体動なし	0
	ゆっくり持続的な動き，痛む場所に触れる，さする，動いて注意を引こうとする	かばっている	1
	チューブ類を引っ張る，座ろうとする，手足をばたばたさせる，従命不能，医療従事者を攻撃する，ベッドをおりようとする	落ち着かない	2
筋緊張 上肢を受動的に屈伸させて評価	動かしても抵抗がない	緊張がない	0
	動かしたときに抵抗を感じる	緊張している	1
	強い抵抗を感じ，完全に屈伸させられない	非常に緊張	2
人工呼吸器との同調（挿管時）	アラームがならず，容易に同調できている	呼吸器に耐えられる	0
	アラームがときどき鳴る	咳が出る	1
	同調できず，アラームが頻回に鳴る	ファイティング	2
または話し声の様子（非挿管時）	普通の話し声	普通の話し声	0
	ため息をつく，うめき声をあげる	ため息をつく，うめき声をあげる	1
	泣く，泣きわめく	泣く，泣きわめく	2
合計（範囲）			0〜8

（文献6より引用）

量の薬剤で良好な鎮静状態を実現することは不可能ではない．

　レミフェンタニル塩酸塩を使用したanalgo-sedation（鎮痛薬をしっかり使用して，鎮静薬を補助的に使用）が人工呼吸期間やICU滞在期間を短縮させるという報告[8]がある．集中治療領域でのレミフェンタニルの使用は日本では保険上認められていないが，レミフェンタニルとフェンタニルを比較したランダム化比較試験（RCT）[8]では目標とした鎮痛レベルへの到達度，人工呼吸期間，死亡率，病院滞在期間に有意な差は認められず，フェンタニルによるanalgo-sedationも不可能ではない．ただし，フェンタニルは長期間，大量投与によりcontext-sensitive half life timeが延長するので，定期的な痛みの評価により投与量を調節することが必要となる．

3）軽い鎮静をめざす

　鎮静の深度は，Richmond agitation sedation scale（RASS，表5），またはRiker sedation agitation scale（SAS）を用いて評価する．わが国の日本呼吸療法医学会ガイドラインではRASSを推奨している．鎮静の深度も定期的に評価し，できれば目標となる鎮静深度を設定するのがよい．可能であれば軽度の鎮静を目標にするが，体動やバッキングが激しい，人工呼吸器との同調が悪く気道内圧が上昇するなどの理由により，深くせざるを得ない場合もある．軽度の鎮静を目標とする場合，RASSは0〜−2程度となる．軽度の鎮静を推奨する理由として，人工呼吸管理の開始初期に深い鎮静を行うと死亡率が上がるという報告[10,11]がある．Shehabiらによれば[11]，

表5　Richmond agitation sedation scale（RASS）

点数	用語	説明	
4	好戦的な	明らかに好戦的な，暴力的な，スタッフに対するさし迫った危険	
3	非常に興奮した	チューブ類またはカテーテル類を自己抜去	
2	興奮した	頻繁な非意図的な運動，人工呼吸器ファイティング	
1	落ち着きのない	不安で絶えずそわそわしている，しかし動きは攻撃的でも活発でもない	
0	意識清明・落ち着いている		
−1	傾眠状態	完全に清明ではないが，呼びかけに10秒以上の開眼およびアイコンタクトで応答する	呼びかけ刺激
−2	軽い鎮静状態	呼びかけに10秒未満のアイコンタクトで応答	
−3	中等度鎮静	呼びかけに動きまたは開眼で応答するがアイコンタクトなし	
−4	深い鎮静状態	呼びかけに無反応，しかし身体刺激で動きまたは開眼する	身体刺激
−5	昏睡	呼びかけにも身体刺激にも無反応	

＜方法＞
1．患者を観察する．患者は覚醒し落ち着いているか（スコア0をつける）？
　　患者は落ち着きがないまたは興奮したような行動をしているか？
　　（上記の表の説明からスコア＋1〜＋4をつける）
2．患者が覚醒していない場合，大きな声で患者の名前を呼び，観察者を見るよう指示する
　　必要なら再度くり返す．患者はすぐに観察者を見て，見続けられるか？
　　患者は開眼し，アイコンタクトをとれ，10秒以上続く（スコア−1をつける）
　　患者は開眼し，アイコンタクトをとれるが，10秒以上は続かない（スコア−2をつける）
　　患者は声に対して反応するが，アイコンタクトはとれない（スコア−3をつける）
3．患者が声に反応しない場合，肩をゆすって刺激をする．それで反応がなければ胸骨部をこする
　　患者は身体刺激で体動をおこす（スコア−4をつける）
　　患者は声，身体刺激にも反応を示さない（スコア−5をつける）
（文献9より引用）

ICU入室から48時間，RASS－3～－5で管理されていた群では有意に抜管までの期間が長く〔HR 0.90（0.87-0.94），p＜0.001〕，180日死亡率が高い〔HR 1.08（1.01-1.16），p＝0.027〕．

4）鎮静プロトコールとdaily sedation interruption（DSI）

深い鎮静レベルが持続することを避ける方策には鎮静プロトコールとdaily sedation interruption（DSI）がある．鎮静プロトコールは目標鎮静深度にあわせ薬剤を増減する方法で，DSIは鎮静薬を1日1回中断する方法である．

Kressら[12]はミダゾラムまたはプロポフォールとモルヒネで鎮静し，1日1回鎮静を中断した群としなかった群で人工呼吸期間〔中央値4.9日（2.5-8.6）vs. 7.3日（3.4-16.1），p＝0.004〕とICU入室期間〔中央値6.4日（3.9-12.0）vs. 9.9（4.7-17.9），p＝0.02〕に有意な差を認めたと報告している．プロポフォール投与群とミダゾラム投与群を分けてサブグループ解析したところ，ミダゾラム群のみに効果を認めた．DSIは冠動脈イベント発生を上げず[13]，退室後のPTSDや精神症状も増加しなかった[14]．一方，鎮静プロトコールにDSIを加えても差がないという報告[15][LRCT]も存在する．この研究ではSAS 3～4，RASS－3～0を目標に鎮静薬の投与量を調整しつつDSIを施行したが，抜管までの期間，ICU滞在期間，入院期間に有意差はなく，DSI群で鎮静薬，鎮痛薬ともに使用量が多かった．

DSIとプロトコールの優劣は現時点では不明だが，ミダゾラムやモルヒネなどの代謝産物に薬物活性があるような薬剤を使用する場合，強制的に薬剤を中断するDSIにメリットがあるかもしれない．

● 薬物の選択

プロポフォール（ディプリバン®），ミダゾラム（ドルミカム®），デクスメデトミジン塩酸塩（プレセデックス®）などがわが国で使用できる．

メタ解析の結果[2]では，ベンゾジアゼピン系鎮静薬は非ベンゾジアゼピン系鎮静薬よりもICU滞在期間を0.5日（p＝0.04）延長させるため，PADガイドラインはプロポフォールやデクスメデトミジンの使用を推奨しており，ベンゾジアゼピン系薬剤（ミダゾラム）の使用は可能なら避けるべきとしている．

プロポフォールとベンゾジアゼピン系薬剤を比較したメタ解析[16]では，死亡率には差がなかった（OR：1.05，CI：0.8-1.38，p＝0.74）が，ICU滞在期間はプロポフォール使用で短縮〔－0.99日（CI：－1.5～－0.47，p＝0.0002）〕していた．

デクスメデトミジンとそのほかの薬剤を比較したメタ解析[17]では，ICU滞在期間が減少〔－0.48日（CI：－0.18～－0.78，p＝0.002〕したが人工呼吸期間に差は認められず，初期投与時のローディングや0.7 μg/kg/時を上回る投与量で除脈の頻度が上昇した〔RR 7.30（CI：1.73-30.81），p＝0.007〕．

デクスメデトミジンとミダゾラム，プロポフォールそれぞれを比較したRCT[18][LRCT]では，デクスメデトミジンはミダゾラムと比較すると人工呼吸期間が短いが〔123時間（IQR 67-337）vs. 164時間（IQR 92-380），p＝0.03〕，除脈や低血圧が有意に増加した．プロポフォールとの比較では，人工呼吸期間は変わらなかった．いずれとの比較でも，ICU滞在期間，病院滞在期間，死亡率に有意な差は認められなかった．

4 筋弛緩薬の使用

人工呼吸中の筋弛緩薬の使用については異論がある．これまでは，筋弛緩薬の使用を推奨しない理由として[19]，長時間投与で筋弛緩が遷延すること[19]，人工呼吸期間や自発呼吸テスト成功までの期間が延長すること[20]，ICU acquired weakness（ICUAW），critical illness myoneuropathy（CINM）のリスクとなること[21] などがある．

一方，SSCGやPADガイドラインなど，最新のガイドラインでは，ARDSで人工呼吸中の患者について，初期48時間に限定し筋弛緩薬の使用を推奨している．

1）賛成論

これまでのRCT[22〜24] [22：LRCT] およびこれらのメタ解析[25] の結果では，ARDS患者の人工呼吸器開始48時間に筋弛緩薬を使用することでICU死亡率，28日死亡率，圧損傷が低下し，critical illness neuromyopathyの発症には差がない，という結果が得られている．339症例（介入群177例，プラセボ群162例）のRCT[22] において，28日死亡率は42例〔23.7 %（95 % CI：18.1-30.5）〕対54例〔33.3 %（95 % CI：26.5-40.9）〕（$p = 0.05$），28日間の人工呼吸フリー生存日数は10.6 ± 9.7日対8.5 ± 9.4日（$p = 0.04$），圧損傷9例〔5.1 %（95 % CI：2.7-9.4）〕対19例〔11.7 %（95 % CI：7.6-17.6）〕（$p = 0.03$），気胸7例〔4.0 %（95 % CI：2.0-8.0）〕対19例〔11.7 %（95 % CI：7.6-17.6）〕（$p = 0.01$）という結果であり，合併症を減少させ予後も改善している．

また，人工呼吸管理を要したALI，ARDS患者を後ろ向きに解析した報告[20] では，多重解析の結果，人工呼吸離脱や死亡率に関連したのは鎮静薬の使用や麻薬の使用であり，筋弛緩薬使用ではないという結果であった．

ARDS発症初期で人工呼吸開始直後には頻呼吸やせん妄などで人工呼吸との同調が悪く，気道内圧や一回換気量の上昇，低酸素が持続しやすい．これらが肺損傷を悪化させ，結果として人工呼吸離脱の遷延，死亡率の上昇などにつながると考えられる．**この時期に筋弛緩薬を使用することは，人工呼吸器との同調性を改善するという点において理にかなっている．また，初期の短期間に使用を限定することで，筋弛緩薬使用に伴う合併症を最小限にとどめることもできる**．

2）反対論

人工呼吸器中に筋弛緩薬を使用することで，咳嗽反射の抑制による無気肺の増加，横隔膜が頭側へ変位し換気量が増やせず炭酸ガスが蓄積しやすい，などのデメリットが発症すると考えられる．ベクロニウム，ロクロニウム，cisatracuriumを使用して麻酔を行った場合，抜管後に経皮的酸素飽和度が90 %以下となる事象の発生率や再挿管率が有意に上昇し，筋弛緩モニターやネオスチグミンによる筋弛緩作用の拮抗では予防できないという報告がある[26]．そのため，筋弛緩作用の残存にも注意が必要である．

また，筋弛緩薬の有効性が示されたRCT[22] [LRCT] は従量式換気を採用しているが，従圧式な

ど換気設定の工夫により筋弛緩薬を使用しなくても人工呼吸との同調性を改善することは可能かもしれない．

　筋弛緩薬の種類にも留意したい．ガイドラインで推奨されている薬剤はcisatracuriumであり，構造式にステロイド環をもたない特性がある．この薬剤はわが国では発売されていないため代替としてロクロニウム（エスラックス®）の使用が考えられるが，ロクロニウムを使用する場合，厳密にはcisatracuriumを用いたRCTやメタ解析の結果をあてはめることはできない．ロクロニウムは構造式にステロイド環を有しており，このステロイド環がCINMに関連する可能性が示唆されている．

　このような議論をふまえると，cisatracuriumを使用できないわが国において，筋弛緩薬の使用を前提とした人工呼吸管理を行うことは消極的とならざるを得ないのではないだろうか．一方で，人工呼吸器との同調やバッキングに起因する気道内圧の上昇がARDS患者の予後を左右しかねないという事実は軽視できるものではなく，鎮静，鎮痛薬の適切な使用も含め積極的な対応が求められている．

論点のまとめ

人工呼吸中の筋弛緩薬使用の賛成論・反対論

【賛成論】
- ARDS患者の人工呼吸開始48時間に筋弛緩薬を使用することはCINMのリスクを上昇させることなく死亡率を低下させる可能性が示唆されている
- 人工呼吸開始直後は呼吸器との同調が不良で，過度の気道内圧上昇が肺損傷を引き起こし，予後を悪化させる．この期間に筋弛緩薬を使用することは，不要なバッキングや気道内圧上昇を防ぎ肺保護的に働く可能性がある

【反対論】
- ガイドラインで推奨されている筋弛緩薬はステロイド環を含まないcisatracuriumであり，わが国では使用できない．わが国で使用できる筋弛緩薬はステロイド環を含み，CINMのリスクはcisatracuriumよりも高い
- 人工呼吸開始後の人工呼吸との同調は鎮静薬や鎮痛薬で対処すべきであり，筋弛緩薬を使用することは理にかなっていない

文献

1) 日本呼吸療法医学会・人工呼吸中の鎮静ガイドライン作成委員会：人工呼吸中の鎮静のためのガイドライン．人工呼吸，24(2)：146-147, 2007
2) Barr J, et al：Clinical practice guidelines for the management of pain, agitation, and delirium in adult patients in the intensive care unit. Crit Care Med, 41(1)：263-306, 2013
3) Dellinger RP, et al：Surviving Sepsis Campaign 2012. Crit Care Med, 41(2)：580-637, 2013
4) 日本呼吸療法医学会多施設共同研究委員会：ARDSに対するClinical Prectice Guideline第2版．人工呼吸，21：44-61, 2004

5) Payen JF, et al：Assessing pain in critically ill sedated patients by using a behavioral pain scale. Crit Care Med, 29：2258-2263, 2001.

6) Gelinas C, et al：Validation of the critical-care pain observation tool in adult patients. Am J Crit Care, 15：420-427, 2006.

7) 野口綾子 他：鎮痛に主眼をおいた鎮静プロトコールの開発. 日集中医誌 18：411-412, 2011

8) Spies C, et al：A prospective, randomized, double-blind, multicenter study comparing remifentanil with fentanyl in mechanically ventilated patients. Intensive Care Med, 37(3)：469-476, 2011 ★★

9) Sessler CN, et al：The Richmond Agitation-Sedation Scale: validity and reliability in adult intensive care unit patients. Am J Respir Crit Care Med, 166：1338-1344, 2002.

10) Shehabi Y, et al：Sedation depth and long-term mortality in mechanically ventilated critically ill adults：a prospective longitudinal multicentre cohort study. Intensive Care Med, 39(5)：910-918, 2013 ★

11) Shehabi Y, et al：Early intensive care sedation predicts long-term mortality in ventilated critically ill patients. Am J Respir Crit Care Med, 186(8)：724-731, 2012 ★

12) Kress JP, et al：Daily interruption of sedative infusions in critically ill patients undergoing mechanical ventilation. N Engl J Med, 342 (20)：1471-1477, 2000 ★★

13) Kress JP, et al：Daily sedative interruption in mechanically ventilated patients at risk for coronary artery disease. Crit Care Med, 35(2)：365-371, 2007

14) Kress JP, et al：The long-term psychological effects of daily sedative interruption on critically ill patients. Am J Respir Crit Care Med, 168(12)：1457-1461, 2003

15) Mehta S, et al：Daily sedation interruption in mechanically ventilated critically ill patients cared for with a sedation protocol：a randomized controlled trial. JAMA, 308(19)：1985-1992, 2012 ★★★

16) Ho KM, & Ng JY：The use of propofol for medium and long-term sedation in critically ill adult patients：a meta-analysis. Intensive Care Med, 34(11)：1969-1979, 2008

17) Tan JA, & Ho KM：Use of dexmedetomidine as a sedative and analgesic agent in critically ill adult patients：a meta-analysis. Intensive Care Med, 36(6)：926-939, 2010

18) Jakob SM, et al：Dexmedetomidine vs midazolam or propofol for sedation during prolonged mechanical ventilation：two randomized controlled trials. JAMA, 307(11)：1151-1160, 2012 ★★★

19) Murray MJ, et al：Clinical practice guidelines for sustained neuromuscular blockade in the adult critically ill patient. Critical Care Med, 30(1)：142-156, 2002

20) Arroliga AC, et al：Use of sedatives, opioids, and neuromuscular blocking agents in patients with acute lung injury and acute respiratory distress syndrome. Crit Care Med, 36(4)：1083-1088, 2008 ★

21) Garnacho-Montero J, et al：Critical illness polyneuropathy：risk factors and clinical consequences. A cohort study in septic patients. Intensive Care Med, 27(8)：1288-1296, 2001

22) Papazian L, et al：Neuromuscular blockers in early acute respiratory distress syndrome. The New England journal of medicine, 363 (12)：1107-1116, 2010 ★★★

23) Forel J-M, et al：Neuromuscular blocking agents decrease inflammatory response in patients presenting with acute respiratory distress syndrome. Crit Care Med, 34(11)：2749-2757, 2006 ★★

24) Gainnier M, et al：Effect of neuromuscular blocking agents on gas exchange in patients presenting with acute respiratory distress syndrome. Crit Care Med, 32(1)：113-119, 2004 ★★

25) Neto AS, et al：Neuromuscular blocking agents in patients with acute respiratory distress syndrome：a summary of the current evidence from three randomized controlled trials. Ann of Intensive Care, 2 (1)：33, 2012

26) Grosse-Sundrup M, et al：Intermediate acting non-depolarizing neuromuscular blocking agents and risk of postoperative respiratory complications：prospective propensity score matched cohort study. BMJ, 345：e6329, 2012 ★

第3章 治療

2. 人工呼吸と体外式肺補助
6）特殊モード（IRV, PAV, NAVA, APRV）

古川力丸

Point
- 人工呼吸器の性能向上により，特殊換気モードの臨床使用が可能となった
- 特殊モードは，開発・管理のコンセプトなど個別の理解が必要である
- 酸素化の改善やプラトー圧制限，良好な自発呼吸温存などの有用性がある
- 特殊モードに関するエビデンスは少なく，今後の研究が待たれる

はじめに

　従来，ARDSに対する人工呼吸管理では，プラトー圧制限ための低一回換気量戦略が標準的治療として行われ，その有効性が示されている[1]．近年，人工呼吸器の性能向上・高度化により新たな換気モードが出現し，また重症呼吸不全急性期であっても自発呼吸に追随した呼吸管理が行えるようになってきた．本稿では，オープンラング戦略としての逆比換気（inverse ratio ventilation：IRV），リクルートメント手技（recruitment maneuvor：RM），自発呼吸温存のための換気法としてのproportional assist ventilation（PAV），neurally adjusted ventilatory assist（NAVA），自発呼吸管理とオープンラング戦略の両立を成し得るairway pressure ventilation（APRV）について述べる．本来オープンラング戦略に含まれるhigh-frequency oscillatory ventilation（HFOV）に関しては他稿に譲る（第3章2-7．特殊換気法（HFOV）」参照）．

症例
　75歳，男性．前立腺肥大症に対して自己導尿管理中．尿路感染に伴う重症敗血症のため入院となった．入院12時間後頃から，酸素化障害が進行し，現在のP/F比は100．プラトー圧が高く，現在は低一回換気量にて管理をしている．

1 特殊モードを使うための基礎知識

1）オープンラング戦略とは

　重症急性呼吸不全，特にARDS症例では，背側肺損傷により換気血流不均などが助長され，呼吸状態が悪化する．胸郭・肺による自重や心臓，腹腔内臓器からの圧迫により背側の肺が虚脱し（肺胞虚脱），また血管透過性亢進により肺間質に漏出した水分は重力に従い背側に移動し，肺胞に浸潤する（肺水腫による肺胞浸潤）．背側肺損傷と健常肺との混在が人工呼吸管理による肺損傷（ventilator associated lung injury：VALI）を進行させ，高い酸素濃度による肺損傷を惹起すると考えられている．この虚脱肺胞や浸潤肺胞に対して圧をかけることにより肺胞を開存させる手法がリクルートメント手技（RM）であり，RMで肺胞を開存させ，主にPEEPを高く維持することによってその後も肺胞開存を持続させる戦略がオープンラング戦略である．オープンラング戦略では酸素化の著しい改善を認めることが多いが，その目的は肺胞虚脱を改善させることによって肺内環境を均一化し，VALIを軽減することに重点がおかれる．

2）permissive hypercapnia（PHC）

　PHCとは，意図的に呼吸性アシドーシスになるように$PaCO_2$を貯留させる人工呼吸管理法を指す．ARDS症例に対するプラトー圧制限や，閉塞性肺疾患症例に対するオートPEEP抑制を目的に行われることが多い．ARDSのようなコンプライアンスの低下した肺では通常の一回換気量ではプラトー圧が上昇してしまい，ひいては死亡率の上昇につながる．そのため一回換気量を小さくし，呼吸数の調節で$PaCO_2$管理を行うが，しばしば分時換気量の確保が困難で換気障害が生じ，呼吸性アシドーシスになってしまうことがある．また，重度の閉塞性肺疾患では，呼気の延長により呼出が未終了のまま次の吸気が開始されることがある．これにより，エアートラッピングが生じ，オートPEEPが発生する．オートPEEPにより胸腔内圧は上昇し，循環抑制が生じ，ときに心停止に至ることもある．このような，人工呼吸管理による有害性を最小限に抑えるために分時換気量を少なく保つ（高二酸化炭素血症を許容する）手法がPHCである[2]．PHCでは酸素解離曲線の右方移動による酸素代謝の効率的利用や臓器保護効果などが指摘されており[3,4]，重症呼吸不全症例での全身管理として有用な治療手段となる．

> **一口メモ　自発呼吸の重要性**
>
> 　近年，自発呼吸を温存した呼吸管理の有用性が指摘されている．鎮静，鎮痛管理に対する新しい概念[5]の普及，人工呼吸器の性能向上による新しい換気モードの開発などにより，重症急性呼吸不全症例でも自発呼吸を温存した呼吸管理が行えるようになってきた．自発呼吸を温存した呼吸管理法によって，鎮静薬必要量の減少，呼吸による代償機能の維持（代謝性アシドーシスの呼吸性代償など），平均気道内圧の低下，横隔膜の自発的運動による背側肺損傷の軽減などの有用性が期待される．強制換気では横隔膜腹側が，自発呼吸では横隔膜背側が主に動くという特徴があり，自発呼吸温存によって背側肺損傷の軽減が得られることがある．背側肺損傷を認めることの多い重症急性呼吸不全患者での自発呼吸温存の有用性が期待されている．

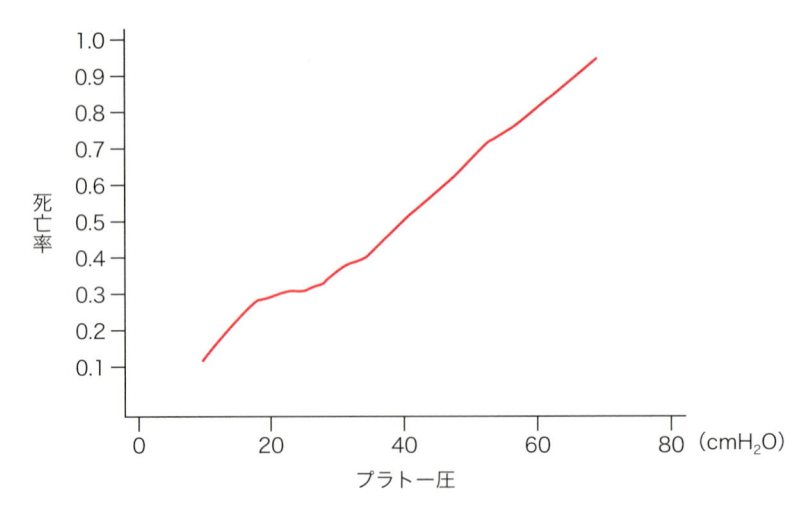

図1 ● プラトー圧と死亡率
治療介入時のプラトー圧と死亡率が相関することが示されている．プラトー圧の上昇に伴い死亡率は上昇するが，特にプラトー圧30 cmH$_2$O以上での死亡率上昇が著しいことがわかる．通常の人工呼吸管理ではプラトー圧30 cmH$_2$O未満を目標とする．
（文献6より引用）

3）ドライビングプレッシャー

プラトー圧とPEEPの間の差圧をドライビングプレッシャー（ΔPと表現することもある）と呼ぶ．換気量を得るために実質的に要した換気圧を指し，ΔPと換気量は肺のコンプライアンスに依存する．

$$C = \Delta V / \Delta P$$

VALIは換気時のずり応力により生じることが示されており，このずり応力を最小に抑えることが重要となる．ドライビングプレッシャーはこのずり応力の指標となるもので，できる限り小さいドライビングプレッシャーで換気管理を行うことが好ましいと考えられる．酸素化障害の著しいARDSでは，酸素化の維持に高いPEEPを要することが多く，また死亡率と相関するプラトー圧を制限する（図1）[6]，という観点からも小さいドライビングプレッシャーでの人工呼吸管理が有用と考えられる．

※PCVでは，吸気流速がゼロになった時点での吸気圧をプラトー圧とする（吸気流速がゼロになっていない状態ではプラトー圧かどうかは判断がつかない）．

一口メモ　平均気道内圧

人工呼吸管理中の酸素化の評価では，PaO$_2$やSpO$_2$の値のみではなく，酸素投与条件，F$_I$O$_2$吸入酸素濃度を加味して評価を行う必要があり，一般的にはP/F比を用いることが多い．P/F比はARDS診断基準などにも用いられる有用な指標であるが，気道内圧の要素が欠けていることに注意を払う必要がある．本稿で述べるAPRVやIRVでは高い気道内圧を要することも多く，従来の換気法に比べて，同じP/F比でもより重篤な酸素化障害が存在することになる．そのため，臨床研究ではOI（OI = MAP ÷ P/F比 × 100）を用いることが多い．OIで用いる平均気道内圧はF$_I$O$_2$とともに酸素化の規定因子とされ，また循環抑制の指標としても知られる．PEEPレベルからの振幅の少ない自発呼吸管理では，従来の換気法に比べて同じ平

均気道内圧を維持するために高いPEEPレベルを要することも多く，循環障害の評価において
PEEPレベルでの評価は適切ではない．異なる換気モード間での酸素化，循環抑制の評価には
平均気道内圧を用いる必要がある．

2 IRV

1) IRVとは

　人工呼吸管理中の肺胞は，より高い圧である吸気で開きやすく，より低い圧である呼気で虚脱しやすい．そのため肺胞を虚脱させないように，吸気の時間を長く呼気を短くすると酸素化が改善する傾向がある[7]．**肺胞が虚脱する可能性が高い呼気をできる限り短くすることがIRVの基本コンセプトである**．通常の吸気時間：呼気時間（I：E比）を逆転させた管理法がIRVであり，肺胞開存による酸素化改善を重視した管理法となる．厳密な定義などはなく，通常I：E比が1：1以上のものを指す．詳細な設定方法もさまざまであるが，I：E比は1.5：1～4：1とし，換気回数は最大35回/分とする方法が報告されている[8]．PCVによるIRVでは，呼出終了前に吸気に転じるように呼気時間を調節し，意図的にオートPEEPを発生させることがある．通常の呼吸管理では循環抑制や換気障害の懸念からオートPEEPを発生させないようにすることが原則的ではあるが，肺胞虚脱の改善や平均気道内圧の上昇による酸素化の改善，ドライビングプレッシャーの減少によるずり応力の軽減（肺胞にかかるずり応力はオートPEEP分軽減される）などの利点が期待される．

2) 注意すべきこと

　IRVにおける換気障害については一定の見解が得られていないが，オートPEEPによる肺胞虚脱により有効肺容積が拡大し換気障害が改善することもある．後述するAPRVも広義のIRVには属するが，APRVはCPAPの発展系であり自発呼吸温存を重視している点でIRVとは基本的なコンセプトが異なる．狭義のIRVは肺胞開存を重視したPCVとなる．IRVは非生理的な呼吸管理となるため，**自発呼吸を抑制する十分な鎮静と，循環障害に備えたモニタリング環境が必要である**．

3 PAV＋®

　proportional assist ventilation（PAV）はYounesらにより発表された換気法であり，呼吸仕事量を指標に換気サポートを行う[9]．呼吸仕事量は気道抵抗（resistance）とコンプライアンス（compliance）に依存し，患者仕事量と人工呼吸器仕事量を合わせたものが総呼吸仕事量となる．PAV＋®では，患者・人工気道の気道抵抗とコンプライアンスを自動計算し，呼吸仕事量の一部（PAV％で設定）を換気サポートで補う（図2）．**完全に自発呼吸での管理となるため，浅めの鎮静レベルで管理をする必要がある**．

　自発呼吸管理中の患者コンプライアンス，気道抵抗をモニタリングできるというメリットがあり，病態変化の把握が容易となる．患者呼吸仕事量に応じてサポート割合（PAV％）を決定す

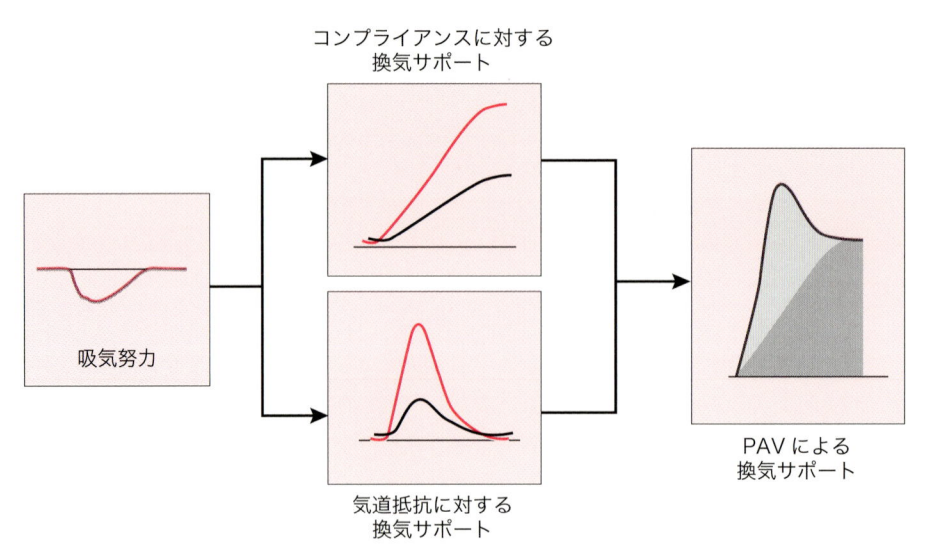

図2 ● PAV＋® の換気サポート

図の中央の赤線（━），黒線（━）はともに吸気努力に対する換気サポートを表す．赤線が呼吸仕事量を十分に打ち消した換気サポートを，黒線は呼吸仕事量の一部を打ち消したことを表す．PAV＋® では，気道抵抗に対する換気サポートとコンプライアンスに対する換気サポートを組み合わせて総合的な換気サポートを行っている．右側図の薄い部分が気道抵抗に対するサポート，濃い部分がコンプライアンスに対する換気サポートを示す．PAV＋® では，患者コンプライアンス，気道抵抗を継時的に自動計測している．気道抵抗上昇に対しては吸気初期に，コンプライアンス低下に対しては吸気終末に強く換気サポートが必要となるため，それぞれの測定値に応じた換気サポート調整が行われる．
PAV：proportional assist ventilation

るが，通常PAVサポートを50〜75％で開始し，次第にサポートを減少させる．自発呼吸管理として頻用されるPSVでは，ARDSのようなコンプライアンスが低下している肺に対して，吸気終末の換気サポートが不足する傾向となるが，**PAV＋® では患者肺コンプライアンスに応じて吸気終末の圧サポートを調整するためARDS患者での自発呼吸に有用な可能性がある**．

4 NAVA

人工呼吸器にとって自発呼吸とは，人工呼吸回路内に設定された自発呼吸トリガーを満たすような患者方向への陰圧もしくは気流の変化が生じることである．つまり，患者が自発呼吸をはじめてから，患者気道，気管チューブ，人工呼吸器回路の気道抵抗を超える陰圧が生じてはじめて，患者自発呼吸と認識して換気サポートを行うことになる．つまり，従来の換気サポートは常に自発的な横隔膜運動から時間差をおいて換気サポートがされるようになっていた．大抵の患者 ‐ 人工呼吸器非同調はこのタイムラグにより生じると考えられている．特に，気道抵抗上昇やコンプライアンス低下，呼吸筋疲労などの重度の呼吸障害を抱える患者では，このタイムラグが自発呼吸を温存した呼吸管理を行うことを困難にさせる．

NAVAは横隔膜の電気的興奮（信号）をモニタリングし，横隔膜の自発的運動が生じると同時に換気サポートを行うというものである[10]．これにより従来の方法よりも同調性の向上した自発呼吸管理を行える可能性がある（図3）．**浅く早い呼吸を特徴とするARDS症例での自発呼**

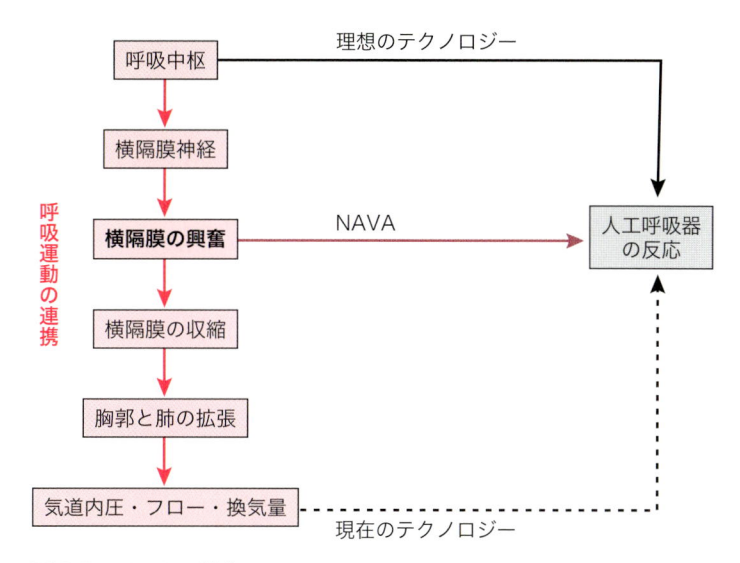

図3 ● NAVAの概念

従来の人工呼吸管理では，人工呼吸器が気道内圧や呼吸流速をモニタリングし，換気サポートを行っていた．そのため，患者吸気努力開始と換気サポート開始の間にタイムラグが存在した．NAVAは食道内に留置した電極（電極付きの特殊胃管を用いる）により横隔膜の電気的興奮を感知し，換気サポートを行う．そのため，同調性の向上した換気サポートを行うことが可能となった．
NAVA：neural adjusted ventilatory assist

吸管理には人工呼吸器の性能限界から，**自発呼吸トリガーおよび換気サポート開始の遅れ，吸気の早期終了という特徴があり，NAVAによる同調性向上が期待される**．カフなしの気管チューブを用いることの多い小児の重症呼吸不全症例でも，同様に自発呼吸のトリガー，呼気サイクルへの適切な変更が困難な場合が多く，NAVAが有用な可能性がある．

5 APRV

1987年，Downs，Stockらにより報告された換気法であり[11, 12]，高い気道内圧での自発呼吸（CPAP）と短時間の気道内圧解除（リリース）で構成される換気法である．人工呼吸器の性能向上に伴い普及し，近年Habashiらによりその管理法が刷新された[13]．Habashiらの手法によると，通常CPAP相は4〜6秒（T-high），リリース時間は0.4〜0.6秒程度（T-low），リリース圧（P-low）は0 cmH$_2$Oで設定を開始する．高圧相のCPAP（P-high）はARDSであれば20〜30 cmH$_2$Oで開始されることが多い．ウィーニングは「Strech & drop」と表現されるように，換気障害が改善すれば，リリース回数を減らし（＝T-highを伸ばす），酸素化の改善に伴いF$_1$O$_2$を下げ，ついでP-highを下げる．**APRVは自発呼吸を尊重した呼吸管理となるため，過鎮静ではその有用性が低下してしまう**．SCCMの新ガイドラインを参考に[5]，オピオイドによる十分な鎮痛と，浅めの鎮静レベルを目標とするとよい．

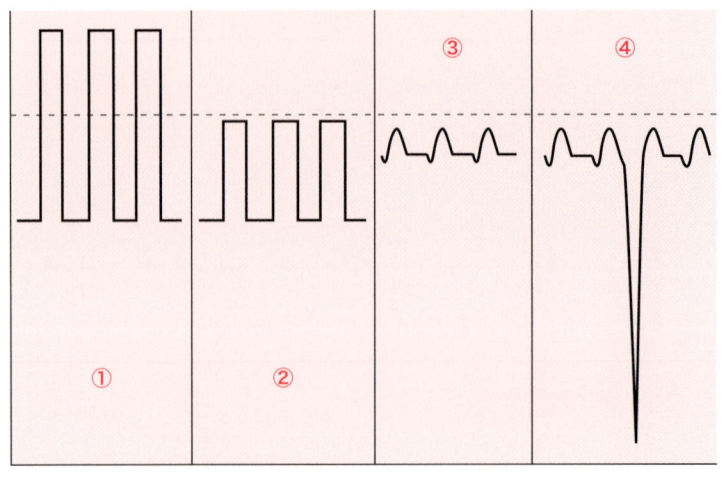

図4 ● プラトー圧と換気モード

プラトー圧は可能な限り低く，一般的には30 cmH$_2$O以下を目標とする．酸素化のために高いPEEPが必要な状態での各種換気モードとプラトー圧の関係を示す．通常の一回換気量を用いたSIMV，A/Cではプラトー圧が高くなってしまうため（①），換気量制限が推奨される（②）．しかし，酸素化のために高いPEEPが必要な場合，十分な換気量確保が困難となる．PSVなどの自発呼吸管理の場合，SIMVやA/Cに比べて小さなドライビングプレッシャーで大きな一回換気量を得られることが多い（③）．高いPEEPレベルでの自発呼吸は，機能的残気量の増加した状態であり，換気障害が出現しうる．APRVでは，自発呼吸での換気量と，気道内圧の解除による換気量補助があり，高いPEEPレベルでのプラトー圧制限に有用性が高い（④）．

SIMV：synchronized intermittent mandatory ventilation
A/C：assist control ventilation
APRV：airway pressure ventilation
PSV：pressure support ventilation

6 症例への対応

　冒頭の症例では，すでに一般的管理法としての換気量戦略が行われており，プラトー圧も高いことから，コンプライアンスの低下した肺となっていることがうかがえる．発症早期ということもあり，オープンラング戦略による酸素化の改善およびコンプライアンスの改善を期待し，RMは有用な手段かもしれない．RMが効果的であり，その後も良好な酸素化，コンプライアンスが維持できるのであれば，通常の一回換気量での管理が可能となることもある．

　ARDS発症から数日以上の経過がある場合，肺局所の線維化に伴いbarotraumaや肺損傷のリスクが上昇することが予想され，RMは避けた方がよいと考えられる．酸素化の改善を期待し，IRVを行うことも可能ではあるが，十分な鎮静管理が必要となるため循環管理への配慮が必要である．

　循環抑制のため鎮静深度を浅く保ちたい状態であれば，自発呼吸の温存が好ましい可能性がある．横隔膜の自発運動により背側肺損傷が改善されれば，良好な酸素化が得られることがある．PAV＋®を用いる場合，PSVに比べてコンプライアンス低下の把握が容易となり，また換気サポートも改善する．

　コンプライアンスの低下のため著しい非同調があれば，NAVAによる同調性の改善が期待できる．自発呼吸を温存した管理法ではドライビングプレッシャーを小さく抑えられることが多く，プラトー圧制限を維持したまま，酸素化のために高いPEEPレベルを付加することができ

る．換気量制限中は比較的深い鎮静深度となることが多いが，自発呼吸を温存した管理法へ変更するのであれば，鎮静深度を浅く変更する必要が出てくる．酸素化の維持のために高いPEEPを必要とし，換気量制限をしたにもかかわらず，プラトー圧が高い状態であれば，APRVが効果的かもしれない．APRVでは，気道内圧解除により換気量確保が可能となるため，高いPEEPレベルを維持したうえでの換気量確保に優れている（図4）．

文献

1) The Acute Respiratory Distress Syndrome Network：Ventilation with lower tidal volume as compared with traditional tidal volumes for acute lung injury and acute respiratory distress syndrome. N Engl J Med, 342：1301-1308, 2000 ★★
2) Kreqenow DA, et al：Hypercapnic acidosis and mortality in acute lung injury. Crit Care Med, 34：1-7, 2006
3) Chonqhaile MN, et al：Hypercapnic acidosis attenuates lung injury induced by established bacterial pneumonia. Anesthesiology, 109：837-848, 2008
4) Wanq Z, et al：Acute hypercapnia improves indices of tissue oxygenation more than dobutamine in septic shock. Am J respir Crit Care Med, 177：178-183, 2008
5) Barr J, et al：Clinical practice guidelines for the management of pain, agitation, and delirium in adult patients in the intensive care unit. Crit Care Med, 41：263-306, 2013
6) Hager DN, et al：Tidal volume reduction in patients with acute lung injury when plateau pressure are not high. Am J Respir Crit Care Med, 172：1241-1245, 2005 ★★
7) Marcy TW, et al：Inverse ratio ventilation in ARDS. Rational and implementation. Chest, 100：494-504, 1991
8) Putensen C：Inverse ratio ventilation.「Mechanical ventilation：Clinical applications and pathophysiology」(Papadakos PJ, & Lachmann B eds.), pp. 256-265, Elsevier Saunders, 2008
9) Younes M：Proportional assist ventilation, a new approach to ventilatory support. Theory. Am Rev Respir Dis, 145：114-120, 1992
10) Sinderby C, et al：Neural control of mechanical ventilation in respiratory failure. Nature Medicine, 5：1433-1436, 1999
11) Downs JB, et al：Airway pressure release ventilation：a new concept in ventilatory support. Crit Care Med, 15：459-461, 1987
12) Stock MC, et al：Airway pressure release ventilation. Crit Care Med, 15：462-466, 1987
13) Habashi NM：Other approaches to open-lung ventilation：airway pressure release ventilation. Crit Care Med, 33：s228-240, 2005

第3章 治療

2. 人工呼吸と体外式肺補助

7）特殊換気法（HFOV）

檜垣　聡

Point

- HFOVは新生児領域で一般的な人工呼吸法として使用されてきたが，換気能力の高い人工呼吸器が開発され小児から成人まで実施できるようになった
- HFOVの目的は安全なopen lung approachを達成することで，酸素化の改善と肺損傷の減少を図ることである
- HFOVの一回換気量は，解剖学的死腔より小さく，究極の肺保護戦略である

はじめに

　ARDSに対する肺保護戦略（lung protective ventilation strategy and open lung concept）の重要性が広く認知されるようになり死亡率が減少しているものの，依然としてARDSの死亡率は高い．集中治療を要する重症呼吸不全に対する人工呼吸に際しては，肺に対して侵襲的な換気設定により人工呼吸器関連肺損傷（ventilator induced lung injury：VILI）が生ずることも指摘されてきた．特に，大きな一回換気量を用いた人工呼吸では，容量による損傷（barotrauma）が生じ，さらにサイトカインに関連して肺胞内での炎症が生じ（biotrauma），全身の多臓器不全にまで進展していく可能性がある．

　高い平均気道内圧によって虚脱肺胞を効率よく開放し，最低限の肺胞内圧変動により低侵襲性に換気を行う高頻度振動換気（high frequency oscillatory ventilation：HFOV）は，ARDSをはじめとした重症呼吸不全に適応があり患者予後を改善する可能性を秘めている．

1　HFOVとは

　HFOVは解剖学的死腔量（2～3 mL/kg）よりも少ない一回換気量（stroke volume：SV）を用い，5～15Hz（300～900回/分）という高頻度で換気する特殊な人工呼吸法である[1]．肺胞レベルでの圧変動が最小限におさえられているため究極の肺保護戦略であると考えられている．

　従来型換気法（conventional ventilation：CV）に比べて肺胞での圧変動を最小限に留めることで，肺胞を過進展させることなく，平均気道内圧を高い値に設定することができる（図）．多くの肺胞を開存させたまま最小限の圧変動で換気し，その状態を保ち続けることにより，VILIの主原因である過剰な吸気陽圧による肺胞の過伸展および呼気時の肺胞虚脱と再拡張の2つを

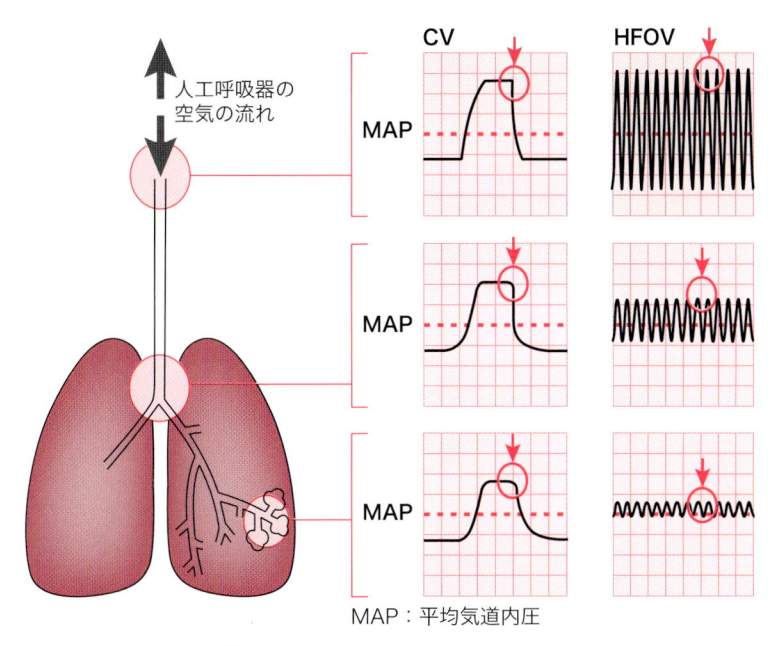

図 CVとHFOVでの気道内圧の比較
同じ平均気道内圧でもHFOVでは肺胞レベルでの圧変化は小さく，最大吸気圧は低い．HFOVの圧波形は下気道に進むにつれて圧振幅は小さくなっていくが，平均気道内圧（MAP）は肺胞でも等しい．

最小限におさえることができる．

もう1つのポイントはSVや振動数（frequency：f）といった換気に影響するパラメーターと，酸素化に影響を与える平均気道内圧（mean airway pressure：MAP）とを別々に設定できるため，酸素化能と換気能を独立して管理できるということが挙げられる．

2 HFOVの歴史

HFOVは歴史的に新生児領域においては1980年代から臨床応用され，小児領域では1990年代前半から積極的に使用されるようになった[2]．成人に対してHFOVが可能となったのは世界的にもごく最近であり歴史的には浅い．日本では2002年にR100（Metran社，Japan）2008年からは3100B（Sensor Medics社，USA）が使用可能になった．換気能力の高い呼吸器が開発され小児から成人へとHFOVの使用は徐々に広まりつつある．

3 HFOVにおけるクリニカルエビデンス：proとcon

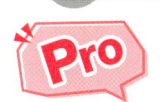

Pro
1）賛成論

成人のHFOVでは，2002年に報告された北米でのMOAT study[3]があり，HFOVが成人

ARDSに対して有用性があり安全に臨床使用可能で，HFOV使用前の人工呼吸器期間が2日以上の症例や導入後に酸素化の改善が思わしくない症例では予後が悪いことが示された．またSudら[4]は小児と成人の領域でのHFOVと通常の人工呼吸を比較した臨床研究をメタ解析した．これによるとHFOV群の方が通常の人工呼吸器よりも30日死亡率の低下が示され，また酸素化の指標としてのPaO_2/F_1O_2（P/F）比も，開始1日目と3日目でHFOV群の方が通常の人工呼吸器に比べて高いことが示された．重症呼吸不全において，小児や成人患者でもHFOVが有用である可能性が提示された．

しかし，このメタ解析で対象となった研究は7つでそれぞれが小規模であり，対照群が肺保護戦略でないランダム化比較試験（RCT）も含まれていた．

ほかにはリクルートメントを主目的に間歇的なHFOVを行ったMentzelopoulosら[5]のRCT（n = 125）では生存退院率が有意に改善を示したと報告している（HFOV群62％，対照群36％，$p = 0.004$）．

2）反対論

2012年に2つのRCTが発表された．802症例の呼吸不全患者がエントリーされた英国の大規模RCT（OSCAR trial：Metran R100，振動数10Hz）[6] [LRCT]やカナダを中心として行われた大規模RCT（OSCILLATE trial：Sensor Medics 3100B，同5Hz）[7] [LRCT]ではどちらもHFOVの有用性は示せなかった．

OSCAR trialではHFOV群とコントロール群との比較で酸素化は両群とも改善したものの30日死亡率では有意差は認めなかった．しかし，29施設中20施設はHFOVの使用経験がなかった．OSCILLATE trialではARDSへの早い段階でのHFOV使用（肺リクルートメントを目的とした）は，CVと比較して死亡率を下げるどころか危害を加える可能性がある結果となった．しかしAPACHE IIスコアが29と高く重症症例であり，プロトコールで比較的高い平均気道内圧（≧30 cmH_2O）を用いていた．

ただし，これらの研究では，HFOVプロトコールがまだ確立できておらず効率的でない，または実際に効果を出しているHFOV治療法に比べて今回用いられたプロトコールが劣っているなどの問題点も指摘される．また，対象疾患なども見極める必要がある．この2つのRCTの結果のみからHFOVが通常の人工呼吸と比べて有用性がないと結論するのは早計かもしれない．

4 HFOVの適応と導入基準

HFOVは肺保護戦略の適応となる急性期ARDSには適応があると言える．例えば重症熱傷や気道熱傷後の呼吸不全，肺出血・肺挫傷，多発外傷後のARDSなどの症例報告も散見される．高い気道内圧を使用するために，脳圧亢進症例には使いにくい印象であるが，頭部外傷後のARDSに対して頭蓋内圧を測定しながらHFOVを行った報告によると，頭蓋内圧の上昇はそれほどでもなく頭部外傷後でも比較的安全に使用できるという報告もある[8]．

今現在，成人に対して使用可能なHFOVは前述の通りR100と3100Bであり，各人工呼吸器の

詳細は他書に譲るとして，ここでは一般的なHFOVの設定について説明する．

酸素化不全の適応としてoxygenation index（OI = MAP ÷ P/F比 × 100）が簡便で有用な指標である．日本呼吸療法医学会が計画したRCTのプロトコール案は，$F_IO_2 ≧ 0.8$で24時間以上経過したものを対象外として早期導入を促し，OI ≧ 12を導入基準とした[9]．さまざまなRCT，報告があり，**現時点では，早期導入の考え方から各施設でOI ≧ 10〜15で導入基準を設定する**かはそれぞれの症例ごとの判断になる．

換気不全の適応としてHFOVは換気能力が高いために，CVの肺保護戦略で換気不足（pH＜7.25〜7.3）をきたす症例や高二酸化炭素血症を避けたい症例は適応である[9]．

5 HFOVの設定方法

1）酸素化の設定

酸素化を規定するパラメーターにはF_IO_2とMAPがある．通常換気からHFOVに切り替えるときは低酸素血症に陥らないためにもF_IO_2の設定を1.0とすることが多く，リアルタイムにSpO_2や血液ガス分析により酸素化の変化を評価する必要がある．MAPの初期設定は，以前はCVのMAPより3〜5 cmH$_2$O高い圧が使われてきた[1]が，最近では5〜8 cmH$_2$Oとより高い圧が用いられることがある．導入直後から高い平均気道内圧とさらに高い圧での肺胞リクルートメント手技を用いて積極的に肺胞を再開放し，その後に徐々に下げてくるプロトコールが報告されている[10]．

2）換気の設定

換気を規定するパラメーターはSV（R100）またはamplitude（3100B）の設定と振動数がある．SVやamplitudeを低めに設定してHFOVを開始し，SpO_2や循環動態と胸壁振動を観察しながらSVやamplitudeを増加させる．血液ガス分析を施行し，pHに余裕があれば振動数を高めてSVやamplitudeを最大まで増加させる．CO_2を排泄するために必要なSVやamplitudeは，軽症例ほど少なく，重症ほど多くなるが，**単に高二酸化炭素血症改善の理由でSVやamplitudeを増加させることはHFOVのもつ肺保護的な効果を減弱させてしまう可能性があり，注意が必要である**．SVはARDSでは2.5 mL/kg理想体重くらいは必要であり，下腹部まで十分振動するようなSV量を設定する．R100の場合振動数は5〜15Hzまで設定可能であり，成人では10Hzを用いているが，最近では8 Hzを推奨する意見もある．

3）ウィーニング時期の設定

HFOVのウィーニングは肺胞開存が得られたうえで，開存を維持しながら行うのが重要であり，虚脱していた肺胞を効率よくリクルートメントすれば数時間から24時間以内には酸素化が改善してくる．呼吸状態が改善しウィーニング時期がきたら，F_IO_2を0.6以下まで徐々に下げ，その後，MAPを少しずつ下げていく[11]．**高濃度酸素使用時には酸素吸収により肺胞虚脱が発生するためにF_IO_2を低値にしてからMAPを減らすことが重要であると考えられている**．F_IO_2が

下がればMAPを少しずつ下げMAP = 18～24 cmH$_2$O，F$_I$O$_2$ = 0.4～0.5を満たし，12時間以上呼吸条件が安定していれば従来型人工呼吸器に移行可能である．

6 合併症と注意点

HFOV使用中の合併症は通常の人工呼吸器に比べて多いわけではないが代表的な合併症を3つ提示する．

1）循環動態悪化

HFOV中は，高いMAPによる胸腔内圧の上昇から，静脈環流の低下による血圧低下を生じる可能性がある．そのためにHFOV前に輸液負荷によって循環血液量が確保されれば多くの場合低血圧は容易に改善する．低血圧が生じた際は，直ちに輸液負荷と昇圧薬を投与することが推奨されている[10]．

2）barotrauma

HFOV中は，高いMAPによるbarotraumaを生じる可能性があり，気胸，縦隔気腫，皮下気腫にも注意が必要である．

3）気道狭窄

HFOVの振動による換気効率は気道抵抗の影響を最も受けやすく，気管チューブの屈曲，痰や血液による内腔の狭窄などで，換気状態が悪化するために，気道管理はとても重要である．

HFOV使用時は鎮静・鎮痛の管理が重要であり，これらが適切に行われないと，酸素化の悪化，barotraumaの発生，HFOVの中断につながる[3]．自発呼吸，人工呼吸器とのファイティング，咳の発生などによる平均気道内圧変動をおさえるため，高用量の鎮痛・鎮静薬が必要である．筋弛緩薬は必ずしも必要ではないが，場合によって必要となることも多い[10, 12]．

7 まとめ

臨床的には成人に対してのHFOVの歴史は浅く，HOFVのもつ肺保護性という観点から考えると成人の呼吸不全においてHFOVでなければ救命できない症例や病態が存在するのは言うまでもない．従来型人工呼吸にて管理困難な重症呼吸不全では，HFOVを早期に導入すれば，虚脱した肺胞を効率よくリクルーメントすることで，酸素化の改善と肺損傷の減少が図れることが期待される．

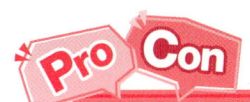

論点のまとめ

HFOVによる呼吸管理の賛成論・反対論

【賛成論】
- HFOVのもつ肺保護性という観点から臨床的にHFOVでなければ救命できない症例や病態がある
- 従来型の人工呼吸器やAPRVでは管理できない症例でECMOにて管理が必要される症例に対してもHFOVにて救命できた症例を経験している
- ARDS以外に肺胞出血症例や外傷による肺挫傷症例にも有効であるという報告がある

【反対論】
- 2013年にOSCILLATE study, OSCAR studyという2つの大規模RCTが相次いで報告され, OSCILLATE studyは, 中間解析でHFOV群の死亡率が有意に高まったため, 早期中止されている. OSCAR試験では30日死亡率に有意差を認めなかった. 以上より低一回換気療法と比較した成人におけるHFOVの予後改善効果は現時点では否定的でありHFOVも推奨されない結果となっている

文献

1) Derdak S：High-frequency oscillatory ventilation for acute respiratory distress syndrome in adult patients. Crit Care Med, 31：S317-323, 2003

2) Arnold JH, et al：High-frequency oscillatory ventilation in pediatric respirqtory failure. Crit Care Med, 21：272-278, 1993

3) Derdak S, et al：High-frequency oscillatory ventilation for acute respiratory distress syndrome in adults：A randomized controlled trial. Am J respire Crit Care Med, 166：801-808, 2002 ★★

4) Sud S, et al：High frequency oscillation in patients with acute lung injury and acute respiratory distress syndrome（ARDS）. a systematic review and meta-analysis. BMJ, 340：c2327, 2010 ★★

5) Mentzelopoulos SD, et al：Inter mittnt recruitment with high-frecuency oscillation/tracheal gas insufflations in acute respiratory distress syndrome. EurRespir J, 39：635-647, 2012 ★★

6) Young D, et al：High-frequency oscillation for acute respiratory distress syndrome. OSCAR Study Group. N Engl J Med, 368（9）：806-813, 2013 ★★★

7) Ferguson ND, et al：High-frequency oscillation in early acute respiratory distress syndrome. OSCILLATE Trial Investigators；Canadian Critical Care Trials Group.N Engl J Med, 368：795-805, 2013 ★★★

8) Bennett SS, et al：Use of High frequency oscillatory ventilation（HFOV）in neurocritical care parionts.Neurocrit Care, 221-226, 2007

9) 日本呼吸療法医学会 多施設共同研究委員会：HFO trial プロトコール（案）；高頻度振動型人工呼吸器による重症呼吸不全の呼吸管理. 人工呼吸, 17：92-96, 2000

10) Fessler HE, et al：A protocol for High-frequency oscillatory ventilation in adult：Results from a roundtable discussion.Crit Care Med, 35：1649-1654, 2007 ★

11) 中根正樹：成人に対する高頻度振動換気（HFO）. ICUとCCU, 33：625-630, 2009

12) Higgins J, et al：High-frequency oscillatory ventilation in adults：respiratory therapy issues. Crit Care Med, 33：S196-203, 2005

第3章 治療

2. 人工呼吸と体外式肺補助

8）腹臥位人工呼吸管理

升田好樹，今泉 均

Point
- 腹臥位人工呼吸管理により，急性呼吸不全の酸素化は改善し，severe ARDSでは予後が改善する
- 適応決定にはCT画像による診断が重要
- 腹臥位施行時間は16時間以上の長時間が有効
- 腹臥位人工呼吸による致命的な合併症は少ない

はじめに

　人工呼吸管理中の腹臥位への体位変換が，障害された酸素化能の改善と関連するという症例報告が1970年代にされるようになり，腹臥位人工呼吸は急性呼吸不全の治療法として古くから行われてきた[1]．しかし，重症呼吸不全に対する腹臥位人工呼吸の有効性についての大規模なランダム化比較試験（RCT）の実施は2001年まで待たざるをえなかった．腹臥位人工呼吸管理を選択するうえでの最大の問題点は有効性を発揮する病態が明らかではないことと酸素化の改善のみではなく予後の改善が得られるのか否かという点である．

症例

　54歳，女性．左腎がんに対する腹腔鏡下腎臓摘出後に呼吸苦が出現し，ICU入室．入室時の胸部単純X線および肺CTを図1に示す．左右胸水と背側無気肺があり，手術部位である左側に強く認められる．肺野にびまん性陰影は認められない．リザーバーマスク12 L/分にてPaO_2 60 Torrであり呼吸回数30回/分，呼吸苦を強く訴えたため，気管挿管し人工呼吸管理とした．腹臥位人工呼吸管理施行前の人工呼吸器の条件はF_IO_2 0.6，PEEP 8 cmH_2O にてPaO_2 89 Torr，$PaCO_2$ 35 Torr，呼吸回数22回/分であった．腹臥位人工呼吸を16時間施行した．腹臥位への体位変換は1回のみで，腹臥位から仰臥位後4時間目の動脈血ガス分析ではF_IO_2：0.4，PEEP：5 cmH_2O，PSV：5 cmH_2O にて呼吸数24回/分，pH 7.42，$PaCO_2$ 44 Torr，PaO_2 89 Torrであった．改善した酸素化はそのまま維持され，翌日には抜管し，一般病棟へと退室した．抜管後3日目の胸部単純X線および肺CTを図2に示す．

a）胸部単純X線画像　　　　b）胸部CT画像

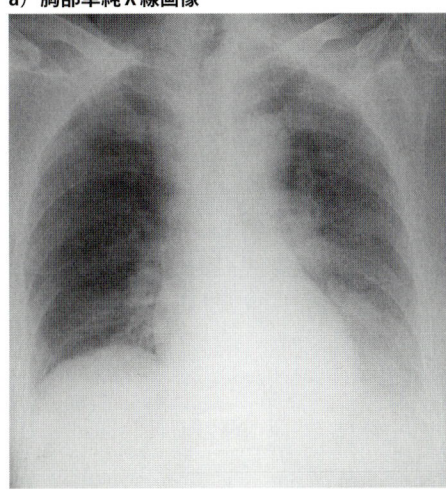

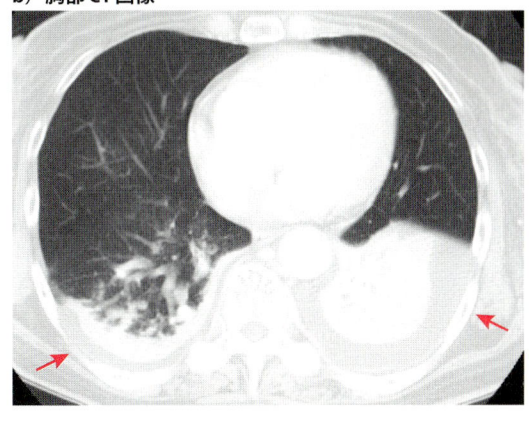

図1● 入室時の画像所見
胸部CT（b）では左右両側（左＞右）に背側無気肺がみられる（→）．胸部CTでの肺野にはすりガラス様所見などの異常陰影がみられないが，胸部単純X線（a）では両側に浸潤影が認められる．

a）胸部単純X線画像　　　　b）胸部CT画像

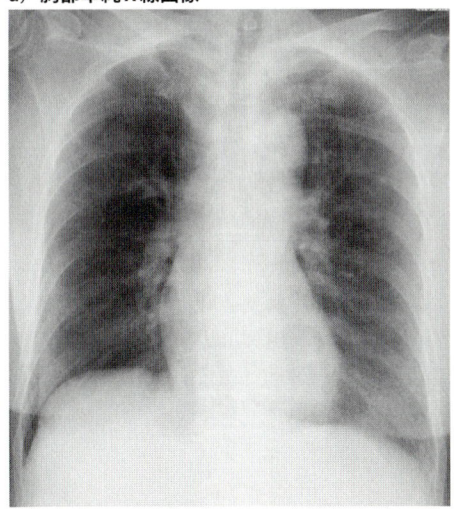

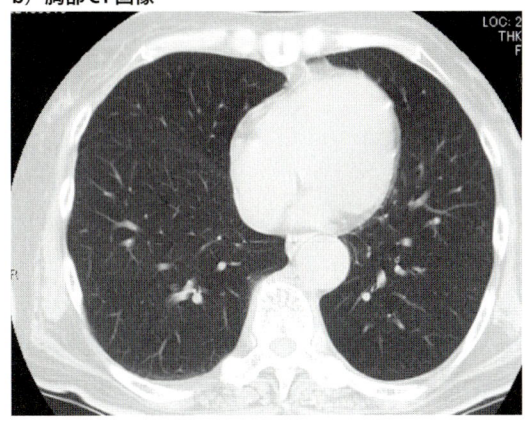

図2● 抜管後3日目の画像所見
胸部単純X線（a）では両側浸潤影は消失し，胸部CT（b）でも背側無気肺が消失している．

1　腹臥位人工呼吸の理論とその意義

腹臥位人工呼吸に関する有効性についてはさまざまな研究結果が報告されている（表）

1）腹臥位人工呼吸は障害された酸素化能を改善するのか？

近年の大規模なRCTでは障害された酸素化能の改善には有効であることが報告されている[2〜4]　[2, 3：LRCT]．

腹臥位人工呼吸が酸素化を改善する機序は未だ明らかとなっていないが，以下のことが推測されている．①腹臥位による横隔膜運動の改善[5]，②換気血流比不均等分布の改善[6]，③背側無

表 ● ARDSにおける腹臥位人工呼吸に関する研究

	症例数（人）	腹臥位時間（時間）	回数（期間）	ICU死亡率	28 or 30日死亡率	90日死亡率
Gattinoni（2001）[2]	304	7	7日	PP＝SP	PP＝SP	PP＝SP
Guerin（2004）[3]	791	8.6	4日	—	PP＝SP	PP＝SP
Voggenreiter（2005）[15]	40	11	7回	—	—	PP＝SP
Papazian（2005）[16]	39	12	1回	PP＝SP	—	—
Mancebo（2006）[13]	136	20	10.3日	PP＝SP	PP＝SP	PP＝SP
Guerin（2013）[14]	466	16	4回	PP＜SP	PP＜SP	PP＜SP

	重症患者死亡率	早期の酸素化改善	晩期の酸素化改善	褥瘡の発生頻度	カテーテル・チューブ異常	特記事項
Gattinoni（2001）[2]	PP＜SP	—	PP＞SP	PP＞SP	0.5%	
Guerin（2004）[3]	—	PP＞SP	PP＞SP	PP＞SP	PP＞SP	
Voggenreiter（2005）	—	PP＞SP	PP＞SP	PP＝SP	PP＝SP	
Papazian（2005）	—	PP＞SP	—	—	PP＝SP	
Mancebo（2006）[13]	PP＝SP	PP＞SP	PP＞SP	—	PP＞SP	
Guerin（2013）[14]	PP＜SP	PP＞SP	PP＞SP	—	PP＝SP	心停止症例がSP群に多かった

PP: prone position（腹臥位）
SP: supine position（仰臥位）

気肺に貯留する分泌物のドレナージ[7]，④重力性に増加していた血管静水圧の軽減[8]，⑤腹圧や増加した肺重量により低下していたtrans pulmonary pressureの改善[9]，である．呈示した症例では酸素化の改善効果は腹臥位への体位変換後早期にみられ換気血流比の不均等分布が改善したことによると考えられる．さらに**腹臥位人工呼吸における最大の目的は，腹臥位から仰臥位へ体位を戻した後も改善された酸素化が維持されることである**．したがって，呈示症例のようにさらにドレナージ効果を期待して長時間の腹臥位人工呼吸を施行することにより仰臥位後の改善した酸素化の維持が可能となると考えられる（「Column ❶ 腹臥位療法によるARDS生命予後改善」参照）．

2）腹臥位人工呼吸の適応となる病態は？

1994年に規定されたAmerican-European Consensus Conference（AECC）の診断基準[10]によるALI/ARDSの診断では胸部X線写真による両側浸潤影の存在が必要である．ALI/ARDS症例のCT画像を検討したところさまざまな病態が含まれていることが明らかとなっている[11]．CT画像を用いたGainnierら[12]の報告では，びまん性浸潤影を有する場合よりも背側浸潤影を有する症例では腹臥位が有効である．ARDSのCT画像でしばしば認められる淡い肺野濃度が上昇したいわゆるすりガラス状の陰影（ground glass opacification：GGO）が主体の場合には腹臥位人工呼吸の効果は小さい．一方，症例で呈示したような下側・背側に有意な無気肺を主体とする症例では腹臥位人工呼吸により著明に酸素化が改善する．CT画像と腹臥位人工呼吸の有効性に関

する大規模なRCTは未だ行われていないことからエビデンスレベルは低いがCT画像を根拠に腹臥位への体位変換を考慮することが重要である．

3）適切な腹臥位施行時間は？

Gattinoniら[2]をはじめとするいくつかのRCTでは腹臥位施行時間は7～20時間と幅広く行われている．障害された酸素化能の改善にはGattinoniらの報告のように7時間を7日間行う施行方法で十分である．しかし，予後の改善を腹臥位人工呼吸に求める場合にはさらに長時間必要であることをManceboら[13]は主張している（20時間の腹臥位施行時間）．2013年のGuerinら[14] [LRCT]のRCTでは16時間と長く回数も4回程度と腹臥位施行時間を延長させ，酸素化の改善のみならず予後も改善している．腹臥位施行時間を延長させることで腹臥位–仰臥位への体位変換回数を減少させることが可能である．これは体位変換に伴うカテーテルなどの位置異常や事故抜去などの頻度を減らすことができる可能性があるからである（「Column⓫腹臥位療法によるARDS生命予後改善」参照）．

4）腹臥位人工呼吸は予後を改善するのか？

症例数が100以上のRCTはGattinoni（2001）[2] [LRCT]，Guerin（2004）[3] [LRCT]，Guerin（2013）[14] [LRCT]の3つがある．Gattinoniや2004年のGuerinの報告では腹臥位人工呼吸による予後の改善は認められない．ただし，GattinoniらのRCTでは重症患者での死亡率は軽減するがあくまでサブグループ解析であり1次アウトカムには設定していない．一方，2013年のGuerinの報告では腹臥位人工呼吸により1次アウトカムである28日および90日死亡率の改善が認められた．Gattinoni[2] [LRCT]とGuerin[14] [LRCT]の報告の違いは，重症度（P/F比 300以下 vs. 150以下），腹臥位施行時間（7時間 vs 16時間）と腹臥位体位変換開始までの時間（24時間以内 vs. 設定なし）である．またManceboらの報告では症例数が76例と少ないものの腹臥位施行時間が予後と関連する可能性と多変量解析では腹臥位への体位変換が予後と関連する独立した因子であることを示している．Sudら[4]のメタ解析でもP/F比は腹臥位人工呼吸の有効性を規定する因子であり，予後改善のための腹臥位人工呼吸施行条件として140以下を適応基準の1つとしている．したがって，2013年のGuerin[14] [LRCT]の報告から考慮すると，P/F比が140～150の重症ARDS患者に対する腹臥位人工呼吸は生命予後を改善すると考えられる．

❷ 具体的な施行方法

気管挿管され人工呼吸管理中の患者を腹臥位へと体位変換する手順や注意点を具体的に示す．

1）ベッドの選択と腹臥位方法

通常のベッドを用いて腹臥位を行う場合には，図3aにあるようにベッドのどちらかに上半身を寄せて，寄せた側に椅子の座面にクッションや枕を置いて，そこに手をのせ，腋窩部の圧迫を防ぐようにする（反対側の上肢は特に制限はない）．その際，ベッドの対角線に腹臥位で患者が

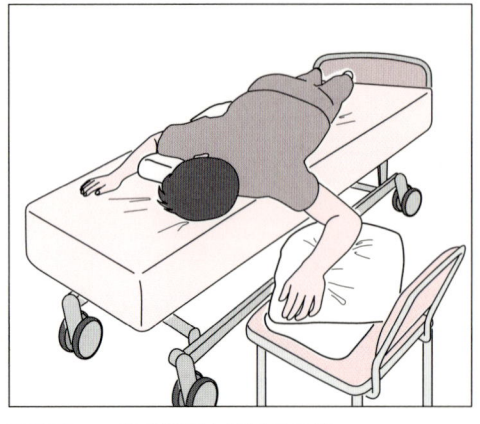

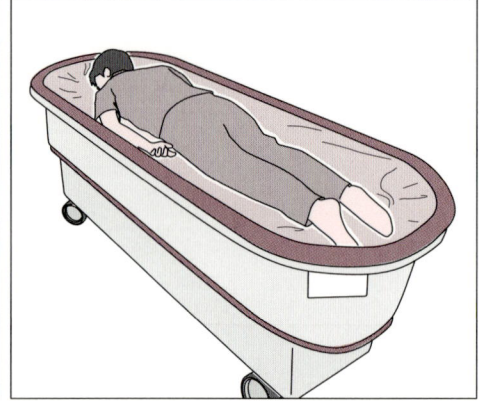

図3 ● ヘッドの選択と腹臥位方法
a) 通常のベッド
b) air-floating ベッド

a) 上半身をベッドの片側に寄せ，寄せた側の手を椅子の上のクッションや枕の上にのせる．反対側の上半身に枕を入れ，150°くらいの腹臥位にする．
b) 完全に180°の腹臥位にする．

寝るような体位となる．手を下ろした側と反対の上半身（胸郭），腸骨部にはやわらかい枕を入れやや高くなるようにする．したがって完全な180°の腹臥位ではなく150°くらいになる．これを数時間行った後に再度反対側への体位変換を行う．

一方，熱傷患者管理用のair-floatingベッドを用いる場合には，体圧が分散されるため図3bにあるように完全に180°の腹臥位とする．通常のベッドを用いる場合には腸骨部に入れた枕やまとめたタオルがずれて腹部を圧迫しないように気をつけなければならないが，air-floatingベッドの場合には必要ない．

2) 各種カテーテル・チューブの監視

体位変換時に生じる合併症としては留置されているカテーテル類の位置異常や事故抜去などの可能性が最も高い．**中心静脈カテーテル回路は通常の長さに加え約1ｍ延長し，体位変換時に引っ張られないよう余裕をつくる．胸腔ドレーンや腹部のドレーンに関してはいったんクランプを行い，排液が逆流しないように気をつける**．

3) 人員の確保

腹臥位へ安全に体位変換するためには5〜6名の医療従事者（医師，看護師，臨床工学士，理学療法士など）を必要とする．体位変換する場合には各勤務帯の間は両勤務の看護師がいるため，その時間帯で行うことも人数を集める方法として考えられる．

4) 褥瘡の予防

頰骨，肋骨，腸骨稜，膝などの解剖学的な骨突出部に体重がかかるためあらかじめ皮膚保護材（フィルムタイプやクッションタイプ）を貼付し，さらにやわらかいクッションを充て褥瘡を予防する．実際には多少の皮膚発赤や表皮の剝離は避けられない．一方，air-floatingベッドを用いる場合には解剖学的骨突出部の圧迫も少なく褥瘡が問題となることは少ない．

5）注意点

腹臥位への体位変換時に生じる合併症の多くはチューブやカテーテルに関連したものである．十分な人数とチューブ・カテーテルを監視することにより事故抜去や閉塞，位置異常を防ぐことができる．体圧による褥瘡は使用するベッドにより異なるが，表（p.142）にもあるように**解剖学的骨突出部に生じる軽度の発赤や表皮剥離の危険性は腹臥位への体位変換により明らかに増加する．施行前に本人および家族に正確に伝えておくことも重要である**．

まとめ

ARDSに対する腹臥位人工呼吸は酸素化を改善することは明らかである．一方，腹臥位人工呼吸による予後の改善効果は否定的であったが，最新のRCTでは重症ARDSで，長時間の腹臥位施行時間にて予後が改善する可能性が示された．さらに，CT画像を用いて背側浸潤影を主体とした症例を選択することにより腹臥位人工呼吸による臨床効果が期待できる．

文献

1) Douglas WW, et al：Improved oxygenation in patients with acute respiratory failure：The prone position. Am Rev Respir Dis, 115：559-566, 1977
2) Gattinoni L, et al：Effect of prone positioning on the survival of patients with acute respiratory failure. N Engl J Med, 345：568-573, 2001 ★★★
3) Guerin C, et al：Effects of Systematic Prone Positioning in Hypoxemic Acute Respiratory Failure A Randomized Controlled Trial. JAMA, 292：2379-2387, 2004 ★★★
4) 必読 Sud S, et al：Prone ventilation reduces mortality in patients with acute respiratory failure and severe hypoxemia：systematic review and meta-analysis. Intensive Care Med, 36：585-599, 2010
5) Krayer S, et al：Position and motion of the human diaphragm during anesthesia paralysis. Anesthesiology, 70：891-898 1989
6) Pappert D, et al：Influence of positioning on ventilation-perfusion relationships in severe adult respiratory distress syndrome. Chest, 106：1511-1516, 1994
7) Piehl MA, & Brown RS：Use of extreme position changes on acute respiratory failure. Crit Care Med, 4：13-16, 1976
8) Langer M, et al：The prone position in ARDS patients. A clinical study. Chest, 94：103-107, 1988
9) Gattinoni L, et al：Body position changes redistribute lung computed tomographic density in patients with acute respiratory failure. Anesthesiology 74：15-23, 1991
10) Bernard GR, et al：The American-European Consensus Conference on acute respiratory distress syndrome：Definitions, mechanisms, relevant outcomes, and clinical trial coordination. Am J Res Crit Care Med, 149：818-824, 1994
11) Gattinoni L, et al：Morphological response to positive and expiratory pressure in acute respiratory failure. Computerized tomography study. Intensive Care Med, 12：137-142, 1986
12) Gainnier M, et al：Prone position and positive end-expiratory pressure in acute respiratory distress syndrome Crit Care Med, 31：2719-2726, 2003 ★★
13) Mancebo J, et al：A multicenter trial of prolonged prone ventilation in severe acute respiratory distress syndrome. Am J Res Crit Care Med, 173：1233-1239, 2006 ★★
14) 必読 Guerin C, et al：Prone positioning in severe acute respiratory distress syndrome. N Eng J Med, 368：2159-2168, 2013 ★★★
15) Voggenreiter G, et al：Prone positioning improves oxygenation in post-traumatic lung injury - a prospective randomized trial. J Trauma, 59：333-341, 2005 ★★
16) Papazian L, et al：Comparison of prone positioning and high-frequency oscillatory ventilation in patients with acute respiratory distress syndrome. Crit Care Med, 33：2162-2171, 2005 ★★

Column ⑪

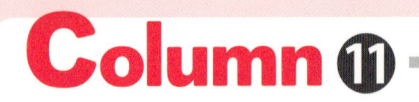

腹臥位療法によるARDS生命予後改善
～13年ぶりの快挙（?）は，研究計画の勝利か？

志馬伸朗，細川康二

1) 13年ぶりの快挙

2013年5月のNew England Journal of Medicineに報告された，Guerinらの論文は，ARDS診療に携わる医師に大きなインパクトを与えるものであった[1] [LRCT]。フランス26とスペイン1，計27のICUで重症ARDS患者（$F_iO_2＞0.6$でP/F比<150）1,434名がスクリーニングされ，1/3強の576名がランダム化され，腹臥位療法群と腹臥位療法を受けない群に割りつけられた。結果として，**腹臥位療法群の死亡率は16.0％で，腹臥位療法を受けない（半仰臥位）群の32.8％に比べ有意に低かった**。これは，患者の重症度調整後においても同様に有意であった。本研究は，ARMAトライアル[2] [LRCT]（6 mL/kgの低容量換気が12 mL/kgの高容量換気に比較して有意に生存率を低下させたとする2000年のRCT）以来，13年ぶりにARDS患者において**生存率をエンドポイントとして有効性を示した論文**である。

2) 研究計画の勝利？

このコラムでは，本論文を題材に，ARDSにかかわる臨床研究の勘所を考察してみたい。この論文において，筆者が最も着目する点は，参加施設すべてが，5年以上にわたって腹臥位療法をルーチンに使っていることである。これらの施設では，おそらく腹臥位療法が安全に行える。ここは有害事象を最小限にする点で重要だろう。逆に，腹臥位療法を行ったことがない施設ばかりを集めて，同RCTを行ったら，自己抜管などの有害事象がさらに多く発生し，ランダム化比較試験（RCT）は途中打ち切りになるとは考えられないか。一方で，「腹臥位療法を受けない」，すなわち特に体位変換をとり入れた呼吸療法を積極的に行わないで半仰臥位に患者をおくことは，背側無気肺が増え，低い酸素化が持続するやや有害性の高い療法と考えるのが一般的だろう。つまり，本研究における生命予後の有意な改善効果の裏には，**介入の欠点を最低限にし，効果がより際立つデザインを組んだ**戦略的な研究計画の勝利があるとも見てとれる。

さらに，腹臥位療法を受けない群の28日死亡率が32.8％とやや高いことは，半仰臥位患者に対する十分な肺胞拡張戦略の欠如が患者の予後を悪くしたという推測も可能である。この介入研究に参加した腹臥位療法をルーチンに行っている施設では，「腹臥位療法をしない」というRCTの指示があるがために体位変換は最小限にしただろうし，それまで腹臥位療法をしているが故に必要でなかった高めのPEEPやリクルートメントなど，患者の状態に合わせて低酸素血症を予防する対応が適切には行えなかった可能性がある。これは，ARMAトライアルでの低一回換気戦略（6 mL/kg）がよいという介入結果が，実はコントロール群の12 mL/kgというある意味過剰な一回換気量が患者予後を悪くしていたのではないかという議論に似ている[3]。

Guerinらの研究データからは，腹臥位療法を受けない患者で，ECMO，NO吸入，気管切開などが増えている．十分な肺胞拡張が得られない故，低酸素に陥り，これらより副作用の多い介入が増えざるをえなかったことも不良な予後に関連しているかもしれない．

3）本研究の教訓

本論文のみにより，ARDS患者のプラクティスは急速かつ劇的には変わらないだろう．奇しくもGuerinらが明かしてくれたように，腹臥位療法に施設が慣れるまで，年単位の時間が必要なようだ．たしかに，**腹臥位療法を害少なく行うには，人員と技術と慣れが必要である**．これは，人工呼吸器の一回換気量やPEEPを調節することに比べ，大きな努力を要する診療行為である．本研究の結果を受けて，腹臥位療法を患者に適応するには，ある程度のハードルがあるかもしれない．

本論文は，この腹臥位療法というきわめて単純，安価かつローテクではあるが手のかかる行為により，ARDSの酸素化や生命予後を変えうる可能性を示唆した．臨床においては，科学的なようで科学的でない，**安価だが手のかかる行為や"手当て"が依然として大事である**．そのようなことをもう一度考え直すきっかけになった．

◆ 文献

1) Guerin C, et al.; the PROSEVA Study Group.: Prone Positioning in Severe Acute Respiratory Distress Syndrome. N Engl J Med, 368:2159-2168, 2013 ★★★

2) Ventilation with lower tidal volumes as compared with traditional tidal volumes for acute lung injury and the acute respiratory distress syndrome. The Acute Respiratory Distress Syndrome Network. N Engl J Med, 342:1301-1308, 2000 ★★★

3) Eichacker PQ, et al: Meta-analysis of acute lung injury and acute respiratory distress syndrome trials testing low tidal volumes. Am J Respir Crit Care Med, 166:1510-1514, 2002

第3章 治療

2. 人工呼吸と体外式肺補助

9）NPPV

脇本麻由子，藤野裕士

Point
- ARDSにルーチンにNPPVを使用することは議論の余地がある
- その使用においては，病勢の推移に注意を払うべきであり，継続の是非を早期に見極め，重症化する症例においては気管挿管を躊躇しないことが肝要である

はじめに

　NPPVとは，non-invasive positive pressure ventilationの略であり，日本語では非侵襲的陽圧換気と訳される．気管挿管をせずに患者の気道に陽圧をかけることができ，わが国には1990年代前半に導入された人工呼吸法である．気管チューブの代わりに種々のマスクを用い，現在ではネーザルタイプ，フェイスマスクタイプ，トータルフェイスマスクタイプなどが発売されており，患者の状態，侵襲性，またマスクのフィットなどを加味して最も適当なタイプを選ぶ．NPPVの基本的な原理はCPAPと同じで，患者の自発呼吸にあわせて，吸気時により高い陽圧（inspiratory positive airway pressure：IPAP），呼気時により低い陽圧（expiratory positive airway pressure：EPAP）をかけることで圧差をつくり出して補助換気を行う．

　NPPVの適応についてのエビデンスは疾患によって異なり，Cochrane Collaborationのシステマティックレビューによると2012年の時点で，COPD急性増悪，喘息発作による呼吸不全，心原性肺水腫に対するNPPVの使用は推奨されている．NPPVを使用する意義としては，気管挿管による合併症を減らし，ひいては入院日数あるいは死亡率を減らすことができるなど，挿管に変わるfirst interventionとして非常に有用であると結論づけられている．しかし，ARDSに対するNPPVの使用に確立したエビデンスはないため記載はない．今回は症例呈示をふまえて，その使用の是非を検討してみたい．

症例

　50代女性．肝門部胆管がんに対して，拡大肝右葉摘出術を施行した．術後，創部感染を契機にARDSとなりICUに入室となった．入室時の血液ガスデータは，リザーバーマスク O_2 10 L/分で PaO_2 65 Torrであり，呼吸困難はあるものの，意識は清明であったため，F_IO_2 0.5，CPAP 5 cmH_2O でNPPV（BiPAP Vision®）を開始した．開始直後は SpO_2 の改善を認めたが，徐々に低下傾向を示し，4時間後には F_IO_2 0.6，CPAP 15 cmH_2O で PaO_2 が52

Torrとなったため，これ以上のNPPVの継続は困難と判断し，気管挿管を施行した．挿管は比較的すみやかに行われたものの操作中にSpO₂は60％台まで低下を認めた．挿管後の血液ガスデータはF$_I$O$_2$ 1.0, PEEP 10 cmH$_2$O でPaO$_2$ 82 Torrであった．

Pro

1 NPPV使用の賛成論

以前より急性呼吸不全（acute respiratory failure：ARF）に対するNPPVの有効性は示唆されており，1998年のAntonelliらの報告[1]によるとNPPVは，気管挿管と比較してガス交換の改善に関しては同等の効果があり，気管挿管に伴う合併症を減少させICU滞在日数を短縮させることができたとある．しかし，これはあくまでARFという一括りの病態に対してであって，そのなかには多彩な疾患が含まれ，ALI/ARDSに限っていえば心原性心不全やCOPDと比較してその効果は明らかではなかったために，ALI/ARDSのみを対象とした研究がいくつか行われた．

古くは，1999年にRocker[2]らが行ったコホート研究である．彼らは，2年間の研究期間の間にALI/ARDSと診断された10人の患者に対して12回のトライアルを行い，NPPVの成功率は50％程度であると報告した．より大規模な研究としては，AntonelliらがARDS患者を対象として行った前向き研究[3]があり，ここでもNPPVの成功率は54％となっており，先のRockerらの研究結果に矛盾しない．また，ICU死亡率，院内死亡率，合併症ともに非常に低い値であり，有意差ありとなっている（ICU死亡率 $p<0.001$，院内死亡率 $p<0.01$，合併症なし $p<0.001$，敗血症 $p=0.11$，重篤な敗血症あるいは敗血症性ショック $p=0.01$，人工呼吸器関連肺炎 $p=0.001$）．

またこの研究では，気管挿管になる独立因子として年齢，性別，SAPS Ⅱ※，ΔRR，1時間後のpH，1時間のP/F比を検討しており，それによると，SAPS Ⅱ≦34 vs.＞34（32％ vs 62％，オッズ比3.6, 95％CI：1.66-7.7, $p=0.001$），1時間後のP/F比＞175 vs. ≦175（35％ vs 59％，オッズ比2.34, 95％CI：1.1-5.5, $p=0.03$）となり，SAPS Ⅱスコアが34以上でNPPV開始1時間後のP/F比が175以下の場合がNPPVに失敗するリスクファクターとして挙げられている．

以上より，**対象となる症例を選べば，その成功率は50％と比較的高率であり，ARDSに対してNPPVは効果的な手法ということができよう**．また明らかなエビデンスに支持されてはいないものの，気管挿管を回避できた患者にとっては利点が大きいと考えられる．

※SAPS Ⅱ（simplifed acute physiology score Ⅱ）：ICU入室24時間までの結果を用いて以降の反対率を予測する．スコアに関与する変数は，年齢，入室形態，3つの基礎疾患の有無，血圧，体温などを含む12の生理学的変数．

Con

2 NPPV使用の反対論

Antonelliらが2001年に発表した論文[4]では，成人のARFに対するNPPVの有効性を研究した結果，ARDSそのものがNPPV失敗のリスクファクターであると報告している．このなかでは，ARDSに対するNPPVの成功率は50％程度となってはいるものの，pulmonary ARDSと

a）挿管率

研究	NPPV群 発症例数／症例数	コントロール群 発症例数／症例数	各研究の重み %	相対危険度 （95％信頼区間）
Antonelli ら	3/8	6/7	19.86	−0.48（−0.91〜−0.06）
Delclenx ら	15/40	18/41	48.57	−0.06（−0.28〜0.15）
Ferrer ら	6/7	8/8	31.57	−0.14（−0.45〜0.17）
全体（95％信頼区間）	55	56	100.00	−0.17（−0.38〜0.04）

総イベント数：24（NPPV群有意），32（コントロール群有意）
異質性　Chl^2＝3.02, df＝2（p＝0.22），I^2＝33.8％
全体の効果　Z＝1.59（p＝0.11）

b）死亡率

研究	NPPV群 発症例数／症例数	コントロール群 発症例数／症例数	各研究の重み %	相対危険度 （95％信頼区間）
Antonelli ら	3/8	4/7	9.97	−0.20（−0.69〜−0.30）
Delclenx ら	9/40	9/41	75.06	0.01（−0.18〜0.19）
Ferrer ら	5/7	7/8	14.97	−0.16（−0.57〜0.24）
全体（95％信頼区間）	55	56	100.00	−0.04（−0.20〜0.12）

総イベント数：17（NPPV群有意），20（コントロール群有意）
異質性　Chl^2＝0.97, df＝2（p＝0.62），I^2＝0％
全体の効果　Z＝0.49（p＝0.62）

NPPV群が優位　　コントロール群が優位

図　ARDS患者におけるNPPVによる挿管率，死亡率への影響
3研究のNPPVのARDSに対する効果を検討した結果，挿管に至る率も死亡率も大きく差がないという結果．
（文献5より引用）

extra-pulmonary ARDSではその成功率が異なり，ARDSという1つの病態のなかでも大きく結果が違うことがわかる．現在のところ，ARDSに対してNPPVを使用することに真っ向から反対する報告は見受けられないものの，ALI/ARDSは前項のところでも述べたようにその病態が多彩であるために，その効果は限定的と言わざるを得ない．

　最近のメタ解析[5]では，標準的な治療にNPPVを追加しても気管挿管率（risk reduction ［RR］ −0.17；95％ CI，−0.38 - 0.04）やICU生存率の上昇には寄与しない（RR −0.04；95％ CI，−0.2 - 0.12）という結果となっている（図）．

　しかしこのメタ解析では，研究を選別した結果，3研究，計111人という比較的小規模での検討となっており，研究間でのばらつきが大きく，より大規模のRCTの結果が待たれると結論づけられている．したがって，この結果から**ARDSに対してNPPVを用いないという根拠にはやや乏しい．ただしNPPVの使い方によっては，気管挿管への移行時に危険を伴い生命予後に影響を及ぼすこともありうる**[6]．

❸ NPPVの実際の設定

　ARDSに対してNPPVを適用するときに，世界的にコンセンサスの得られている設定というものはないが，過去の諸報告をもとに，より具体的な設定値を紹介したい．基本的には，圧設定，F_IO_2ともに低めが望ましい．過去の報告[5]からは，PEEPに関しては7.5〜10 cmH$_2$O，EPAP/IPAPは5〜12/10〜24 cmH$_2$Oと研究によって圧設定の幅かなり広い．モードに関しては，CPAPとPSVを併用しているものが多い．プレッシャーサポートに関しては，1回換気量が＞5〜6 mL/kgで呼吸回数が＜25〜30回/分となるように設定し，調節するときは2〜3 cmH$_2$Oずつ漸増しており，PEEPに関しては，上限は12 cmH$_2$Oとし，SpO$_2$が＞92％となるようにF_IO_2が設定されている[1, 3, 4]．中止基準に関しても決まった基準はないが，おおよそ開始から2時間以内に臨床所見から判断できるとされており，冒頭の症例のように**NPPVを無理に継続した場合には，挿管時の呼吸，循環動態の変動から生命に危険がおよぶ可能性があることを肝に銘じ，病勢の変化に注意を細心の注意を払うべきである**．

　当施設においては，原則としてはCPAPモードではじめ，SpO$_2$を維持できるようにPEEPの値を調節している．F_IO_2は，無理な継続をさけるために0.6を上限とし，それ以上が必要な場合は気管挿管するように管理をしている．CPAPモードを選択する理由としては，ARDSでは不同調を原因とする患者の不穏のため，BiPAPモードではうまくいかないことが経験上，多いことによる．

論点のまとめ

ARDSに対するNPPV使用の賛成論・反対論

[賛成論]
- 対象となる症例を選べば，NPPVのARDSに対する成功率は50％と比較的高率である
- 成功した場合には，ICU死亡率，院内死亡率，合併症ともに低い値となっている
- ただし，ARDSの病態は多彩であるため，症例の選択には十分注意を払うべきである

[反対論]
- ARDSそのものがNPPVの使用において，気管挿管のリスクファクターとする報告がある
- ARDSに対するNPPVの効果は証明されておらず，実際の診療では病勢の変化に注意して施行すべきである
- 重症ARDSにおいては気管挿管による管理が望ましいと考える

◆ 文献

1) Antonelli M, et al：A comparison of noninvasive positive-pressure ventilation and conventional mechanical ventilation in patients with acute respiratory failure. N Engl J Med, 339：429-435, 1998 ★★

2) Rocker GM, et al：Noninvasive positive pressure ventilation：Successful outcome in patients with acute lung injury/ARDS. Chest, 115：173-177, 1999

必読 3) Massimo Antonelli M, et al：A multiple-center survey on the use in clinical practice of noninvasive ventilation as a first-line intervention for acute respiratory distress syndrome. Crit Care Med, 35 (1)：18-25. 2007 ★★

4) Antonelli M, et al：Predictors of failure of noninvasive positive pressure ventilation in patients with acute hypoxemic respiratory failure：a multi-center study. Intensive Care Med, 27 (11)：1718-1728, 2001 ★★

必読 5) Aquawal R, et al：Is there a role for noninvasive ventilation in acute respiratory distress syndrome？ A meta-analysis. Respiratory medicine, 100 (2)：2235-2238, 2006

6) Wood KA, et al：The use of noninvasive positive pressure ventilation in the emergency department：results of a randomized clinical trial. Chest, 113 (5)：1339-1346, 1998

第3章 治療

2. 人工呼吸と体外式肺補助
10) 呼吸不全に対するECMO

小林克也, 竹田晋浩

Point
- 世界標準の機材・管理について知識を広げ、スタッフの教育を行う必要がある。例えばSpO_2 80％を各スタッフが許容できる体制が必要である
- 日本でのECMO管理の現状を把握し問題点を認識する必要がある

はじめに

呼吸不全に対する体外式膜型人工肺(extracorporeal membrane oxygenation：ECMO)療法が世界的に注目されつつある。ベルリン定義においてもsevere ARDSに対する治療の選択肢として加えられた。ECMOは侵襲性が高い治療であり適応は慎重に選ぶ必要がある。しかしECMOは人工呼吸による肺損傷を最小限にし、肺に回復する環境を提供しうる治療法である。ARDSに対するECMO使用に関しては、以下のような賛成論と反対論が依然として議論されている。

本稿では、世界標準のECMO治療について概説し、日本のECMO治療の現状と問題点についても述べる。

論点のまとめ

ARDSに対するECMO使用の賛成論・反対論

【賛成論】
- ECMOは重症呼吸不全患者で人工呼吸器関連肺炎から肺を休ませることのできる治療である
- 患者を覚醒させて管理することが可能である
- 人工呼吸に反応しない患者を治療できる可能性がある

【反対論】
- 侵襲が大きい
- 血栓・出血など凝固線溶系のリスクが高い
- どの施設でも行える治療法ではない

症例

64歳男性，硝酸系ガス吸引による化学性肺炎にて救急搬送．人工呼吸下にP/F比58で直ちに静脈脱血-静脈送血ECMOが開始されたが，脱血不良頻回にて連日容量負荷を要し，14日目に当院に転送されICU入室した．入院からの総水分バランス約＋25,000 mLであった．脱血カニューレを19Frから25Frに変更し脱血不良改善．人工呼吸はlung rest設定としSpO$_2$は75〜85％で経過．2日目に気管切開．利尿薬投与にて2日間で約10 L除水したところ入室3日目に一回換気量ほぼ0から200 mLに改善．その後は鎮静を減らし覚醒・自発呼吸下に管理．転院から約18,000 mLのマイナスバランスを達成し，入室8日目にECMO離脱．離脱後PEEP 10 cmH$_2$OにてP/F比約200．経過中の胸部X線画像を示す（図1）．

a）前医にてECMO開始直後

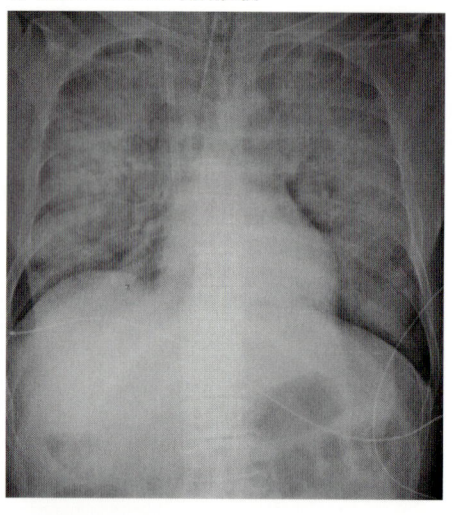

B）転院当日

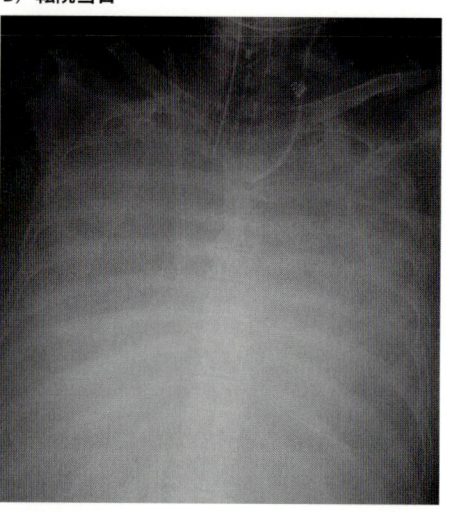

c）転院3日目約10L除水後

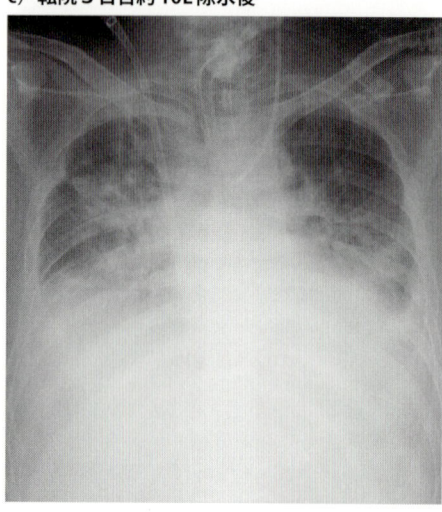

d）転院8日目ECMO離脱後

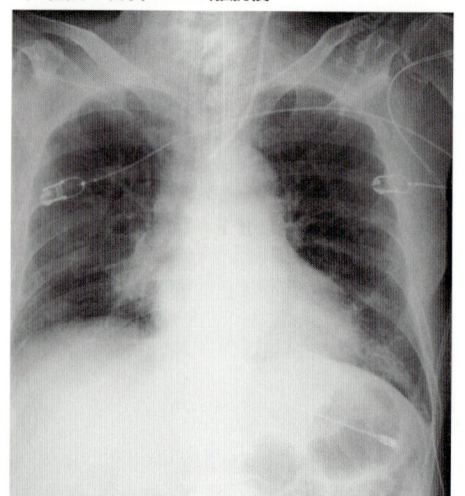

図1 ● 化学性肺炎によりECMOを開始した男性の胸部X線
a）両肺野にびまん性の湿潤影を認める
b）体液過剰により透過性低下増悪
c）両側に含気出現
d）透過性ほぼ正常に改善

1 呼吸不全に対するECMOの確立

1）ECMOの分類

　ECMOは，重症呼吸不全や心不全患者の呼吸・循環維持を目的とした機械的補助装置である．血管アクセス部位別に①静脈脱血−動脈送血（venoarterial：VA）ECMO，②静脈脱血−静脈送血（venovenous：VV）ECMOに分類される．前者は呼吸・心補助両方を行えるが，後者は呼吸補助のみを行う．心停止や心原性ショックにおいてはVA ECMOが用いられ，経皮的心肺補助（percutaneous cardiopulmonary support：PCPS）とほぼ同義だが，PCPSはわが国でのみ用いられる用語である．呼吸不全においてはわが国では未だ積極的に用いられていないのが現状である．

2）ECMOの歴史

　成人呼吸不全に対するECMOは，1971年に世界で最初の成功例が報告され[1]，1979年には人工呼吸管理と比較した最初のランダム化比較試験（RCT）が行われた[2]が当時有用性は証明できず，1980年代には成人呼吸不全に対してECMOはほとんど使用されなくなった．しかし，その後も欧州，米国のECMOセンターでは呼吸不全に対するECMOの使用を継続し成績を向上させた[3]．1994年にはCO_2除去を目的とした低流量VV-ECMO（extracorporeal CO_2 removal：ECCO2R）を用いRCTを行ったが有効性は証明できなかった[4]．問題点としてECMO流量が低流量で酸素供給が不十分であるため，呼吸器設定を十分に下げられなかった点が指摘され，以降ECMOは高流量で肺機能を完全に補助し，かつECMO中は人工呼吸設定を低圧・低F_1O_2とする"lung rest設定（肺にガス交換を期待せず休ませる設定）"の流れとなった．

　その後，良好な生存率を示した報告が続き[5]成人呼吸不全に対するECMOが再評価され，2001〜2006年にかけ成人呼吸不全を対象とした多施設共同RCT，CESAR studyが英国で行われた[6]．その結果"重篤な機能不全のない6カ月後の生存率"で有意差を認め，CESAR studyは成人呼吸不全の治療におけるECMOの有用性をはじめて証明した．そのようななか，2009年にH1N1インフルエンザのパンデミックで重症肺炎患者に対してECMOが使用され，高い救命率が注目を集めた．

2 成人呼吸不全におけるECMOの適応

　ECMOは侵襲性の高い治療である．よって呼吸不全に対するECMOは，従来の人工呼吸治療によっても反応がなく，高い死亡率が想定される場合に考慮される．もう一点大事なのは肺損傷が回復可能かどうかである．ECMOは疾患そのものを治す治療行為ではない．あくまで心肺補助により十分な酸素供給を行って全身状態を安定させ，生体の回復を待つ治療である．extracorporeal life support organization（ELSO）のガイドライン[7]では以下のように適応基準について述べている．**ECMO自体の死亡リスクを50％と考え，死亡率が50％以上と想定される場合にはECMO導入を考慮し，死亡率が80％以上と想定される場合にはその時点で適応とする．**具体的な適応基準と除外基準は表1に示す．除外基準は絶対的なものはないが，人工呼吸が高

表1 ● 成人呼吸不全に対するECMOの導入基準

a）導入基準

人工呼吸器による治療に反応しない可逆性の急性呼吸不全．詳細は以下に示す
1．低酸素性呼吸不全
ECMOを導入しない場合の死亡率が50％以上で導入を考慮する．具体的には，(a)の場合に導入を考慮し，(b)の場合にはその時点で適応とする． 　(a) $F_IO_2 > 0.9$ にてP/F比＜150 またはlung injury score※ 2〜3 であれば，死亡率は50％以上と想定される． 　(b) $F_IO_2 > 0.9$ にてP/F比＜80 かつlung injury score※ 3〜4 であれば，死亡率は80％以上と想定される．
2．非代償性高二酸化炭素血症
吸気圧を30 cmH$_2$O 以上としても$PaCO_2 > 80$ Torr が持続する
3．重度のair leak syndrome

b）除外基準

ECMOの絶対的除外基準はなく，個々の患者においてリスクと利点との観点から客観的に評価する．しかし，以下に示すような状況では，ECMOを行っても予後改善が乏しいと想定され，相対的な除外基準となる
1．人工呼吸器が高い設定（$F_IO_2 > 0.9$，吸気圧＞30 cmH$_2$O）で7日間以上行われている場合 2．薬剤による重度の免疫不全（好中球数＜400/μL） 3．最近起きた中枢神経の出血または増悪傾向の中枢神経系の出血

（文献7より改変して転載）
※lung injury score：p.229 付録3参照

い設定で7日間以上行われている場合，不可逆的な肺損傷が進んでいる可能性があり相対的な除外基準となる．H1N1インフルエンザでは，気管挿管後6日以内にECMOを確立した場合生存率は72％であるのに対し，7日以降の場合31％であった[8]．

3 呼吸不全に対するECMO管理の実際

呼吸不全に対するECMOでは長期の管理が必要となる場合が多い．期間は平均2週間であり1カ月を超える場合も少なくない．よってデバイスは耐久性・抗血栓性に優れ，長期管理可能なものでなければならない．管理も回路が長持ちするよう血栓形成の予防などが重要となる（表2）．

1）血管アクセス

血管アクセスは通常VV-ECMOとする．心機能異常を伴う場合はVA-ECMOを考慮する．経過中に肺高血圧による右心不全をきたすことがあり，この場合はVVからVAへの移行を考慮する．VV-ECMOでは通常右内頸静脈と大腿静脈にカニュレーションし下大静脈脱血-右房送血とすることが多いが，当院ではカロリンスカ大学ECMOセンターと同じく右房脱血-下大静脈

表2 ● ECMO管理の要点

流量は60 mL/kg/分が目安
脱血側静脈酸素飽和度などから酸素需給バランスを評価し流量を増減
VV-ECMOではSaO_2 70〜80％を許容
酸素供給に必要なHbを維持（SaO_2低ければHb値12 g/dL以上）
人工呼吸器はlung rest設定 　例）F_IO_2＜0.4，PEEP＜10 cmH$_2$O，PIP＜25 cmH$_2$O　RR10-12※
厳密な抗凝固療法（ACT，APTTによる頻回のチェック）
回路圧モニタリング
安定したらできるだけ覚醒させて管理
利尿薬や持続的血液ろ過装置により積極的に除水

※lung rest設定は施設により異なる
ACT：activated coagulation time（活性凝固時間）
APTT：activated partial thromboplastin time（活性化部分トロンボプラスチン時間）
PEEP：positive end-expiratory pressure（呼気終末陽圧）
PIP：peak inspiratory pressure（最高気道内圧）
RR：respirarory rate（呼吸数）

送血としている．これは，脱血カニューレ先端が右房内にある方がリサーキュレーション（酸素化された血液が脱血され再循環すること）は多くなるが，脱血不良を起こしにくいからである．

2）ECMO流量と人工呼吸器設定

　ECMO流量は60 mL/kg/分を目安とするが，動脈血酸素飽和度（SaO_2）や脱血側静脈酸素飽和度（$S\bar{v}O_2$）から酸素需給バランスを評価し調整する．VV-ECMOでは，肺酸素化能が失われている場合SaO_2は70〜80％となる．しかし，血清Hb値および心拍出量が正常であれば，SaO_2が70％でも酸素供給量は十分であり許容される．これは，正常時は酸素消費量に対して酸素供給量は5倍と余力があり，酸素供給量が3倍程度まで低下しても酸素摂取率を上げることで適応できるからである．逆に血清Hb値は正常に保つ必要があるため，12〜14g/dLを維持するように赤血球輸血を行う．SvO_2はVA-ECMOの場合は酸素運搬の指標となり70％以上であれば適切と考えられる．VV-ECMOの場合はリサーキュレーションがあるため乳酸値やアシドーシスの有無とあわせて評価する必要がある．SvO_2が75％以上ある場合はむしろリサーキュレーションの増加を考える．ECMO中の人工呼吸器設定は人工呼吸器関連肺炎を予防するため"lung rest設定"とする．施設により異なるがF_IO_2＜0.4，PEEP＜10 cmH$_2$O，PIP＜25 cmH$_2$O，RR10〜12のような設定が一般的とされる．

3）出血コントロールと凝固線溶障害の予防

　出血コントロールと凝固線溶障害の予防は重要である．ヘパリンの使用は必須であり，カテーテル刺入部などの出血を最小限とするために厳密な抗凝固療法を行う．当院では活性凝固時間（actirated coagulation time：ACT）は180〜200秒，活性化部分トロンボプラスチン時間（activated partial thromboplastin time：APTT）は60〜80秒を目標とし，それぞれ2時間ご

と，1〜2回/日測定している．血清フィブリノーゲン値は250 mg/dL，血小板数は8万/mL以上を目安として新鮮凍血血漿（fresh frozen plasma：FFP），濃厚血小板をそれぞれ補充する．

4）回路異常の早期発見

血栓形成などによる回路異常を早期発見するために回路圧のモニタリングをする必要がある．また，脱血圧が過度の陰圧もしくは送血圧が400 mmHg以上の陽圧になると，溶血や回路損傷の危険性が高まる．当院では①脱血圧，②肺前圧，③肺後圧，④ガス送気圧の4カ所の回路圧を全例モニタリングしている．これらの変動を観察することで回路異常の早期発見，異常箇所の特定が可能となり，不要な容量負荷を回避することができる．特に①脱血圧の過度の陰圧は脱血不良，肺前後圧格差（②−③）の増大は人工肺の凝血を疑う必要があり注意が必要である．

5）覚醒

呼吸不全に対するECMOの利点として，患者を覚醒させて管理できることが挙げられる．導入直後は深い鎮静とするが，血漿漏出が治まり酸素需給バランスが安定すればできるだけ鎮静剤の量を少なくし，覚醒させる．患者を覚醒させることで一回換気量，心拍出量，肺のリンパドレナージを増加させ，肺の回復を促すことができる[9]．

6）水分バランス

水分バランスの管理は重要である．重症患者では水分過剰状態になっていることが多い．ARDSの治療において輸液を制限する戦略が推奨されている[10]のと同様，ECMO管理においても平常時体重を維持するよう積極的な利尿や除水を行うことが推奨されている[11]．ECMOにより循環動態・呼吸状態を安定させることにより，除水を開始し水分バランスを是正することが可能となる．利尿薬の反応が不十分なら持続的血液ろ過装置を取り付け，除水を開始する．浮腫の程度や体重を指標に正常の細胞外液量が達成されるまで除水する．

4 日本におけるECMO管理の問題点

2009年のH1N1インフルエンザ重症肺炎に対するECMOでは，欧米各国から約60〜90％という高い生存率の報告がなされた[8,12,13]．一方，わが国での2010年度の生存率は36％と低く，日本のECMO管理は遅れていると言わざるを得ない結果であった[14]．わが国での問題点として，ECMOの適応・機材・管理上の問題が指摘されている[14]．

1）適応上の問題点

適応については，ECMO開始前の人工呼吸日数が長いことが挙げられる．14例中5例で7日以上であり，2週〜3週間に及ぶ症例もあった．

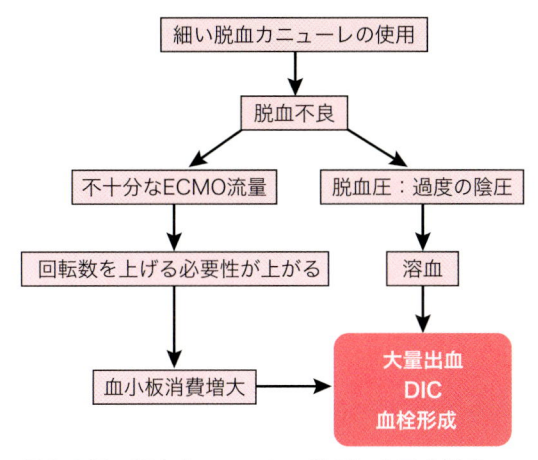

図2 ● 細い脱血カニューレの使用による合併症

2）機材上の問題点

　　機材については，使用しているポンプや人工肺の耐久性・抗血栓性が低いことと，脱血カニューレの径が小さい点が，挙げられる．回路や人工肺の血栓形成は凝固異常をきたし播種性血管内凝固症候群（disseminated intravascular coagulation：DIC）や出血傾向の原因となるうえ，頻回の回路交換は不要な輸液・輸血負荷を増やし，水分バランス是正の妨げとなる．細い脱血カニューレの使用は脱血不良から高い回転数を要し，溶血や血小板消費増大を招く．同様に凝固線溶系異常から大量出血・DIC・血栓形成などの合併症を引き起こす（図2）．日本で1回路あたりの寿命が4.0日と非常に短かった[14]のは，これらの結果であると考えられる．わが国で用いられた脱血カニューレの70％は20Fr未満であり[14]，カロリンスカ大学ECMOセンターで使用される23-29Fr[5]と比べて体格差を考えても非常に小さい．脱血カニューレの抵抗はそのECMOの最大流量を決定する因子であり，十分な流量を確保するためにはできるだけ大きいサイズの脱血カニューレを入れる必要がある[15]．当院では成人では23-27Frの脱血カニューレを使用している．

3）管理上の問題

　　管理については，回路寿命が短いために回路交換が頻回であることと，ECMO中の人工呼吸がlung restにされていないことが挙げられる．14例中13例でAPRVが使用されており，ECMO中も高い圧がかけられていた可能性がある．当院ではカロリンスカ大学での研修をもとに，現在これらの問題点について改善したECMO管理を行っている．今後日本のECMO管理向上のためには各施設での見直しも重要だが，ECMOの適応となるような重症呼吸不全は多くないため，少数の専門的な施設に患者を集約するためのECMOセンター化と搬送システムの設立も必要と考えられる．

文献

1) Kolobow T, et al：Extended term (to 16 days) partial extracorporeal blood gas exchange with the spiral membrane lung in unanesthetized lambs. Trans Am Soc Artif Intern Organs, 17：350-354, 1971
2) Zapol WM, et al：Extracorporeal membrane oxygenation in severe acute respiratory failure. A randomized prospective study. JAMA, 242：2193-2196, 1979 ★★
3) Gattinoni L, et al：Low-frequency positive-pressure ventilation with extracorporeal CO_2 removal in severe acute respiratory failure. JAMA, 256：881-886, 1986
4) Morris AH, et al：Randomized clinical trial of pressure-controlled inverse ratio ventilation and extracorporeal CO_2 removal for adult respiratory distress syndrome. Am J Respir Crit Care Med, 149：295-305, 1994 ★★
5) Kolla S, et al：Extracorporeal life support for 100 adult patients with severe respiratory failure. Ann Surg, 226：544-564, 1997
6) Peek GJ, et al：CESAR trial collaboration. Efficacy and economic assessment of conventional ventilatory support versus extracorporeal membrane oxygenation for severe adult respiratory failure (CESAR)：a multicentre randomised controlled trial. Lancet, 374：1351-1363, 2009 ★★
7) Extracorporeal Life Support Organization：ELSO Patient Specific Supplements to the ELSO General Guidelines, 2009
http://www.elso.med.umich.edu/WordForms/ELSO Pt Specific Guidelines.pdf
8) Extracorporeal Life Support Organization (2011) H1N1 ECMO Registry.
http://www.elsonet.org/index.pup/registry/
9) Lindén V, et al：High survival in adult patients with acute respiratory distress syndrome treated by extracorporeal membrane oxygenation, minimal sedation, and pressure supported ventilation. Intensive Care Med, 26：1630-1637, 2000
10) The National Heart, Lung, and Blood Institute Acute Respiratory Distress Syndrome (ARDS) Clinical Trials Network：Comparison of two fluid-management strategies in acute lung injury. N Engl J Med, 354：2564-2575, 2006
11) Brodie D & Bacchetta M：Extracorporeal membrane oxygenation for ARDS in adults. N Engl J Med, 365：1905-1914, 2011
12) Davies A, et al：Extracorporeal Membrane Oxygenation for 2009 Influenza A (H1N1) Acute Respiratory Distress Syndrome. Australia and New Zealand Extracorporeal Membrane Oxygenation (ANZ ECMO). JAMA, 302：1888-1895, 2009
13) Holzgraefe B, et al：Extracorporeal membrane oxygenation for pandemic H1N1 2009 respiratory failure. Minerva Anestesiol, 76：1043-1051, 2010
14) Takeda S, et al：Extracorporeal membrane oxygenation for 2009 influenza A (H1N1) severe respiratory failure in Japan. J Anesth, 26 (5)：650-657, 2012
15) 「Extracorporeal Cardiopulmonary Support in Critical Care, 4th Edition」(Gail, A et al, ed), pp.133-147, Extracorporeal life Support Organizatin, 2012

第3章 治療

3. 薬物療法
1) シベレスタット

脇本麻由子，藤野裕士

Point
- ARDSに対してシベレスタットは予後の改善効果は認められず，悪化させる可能性がある
- 現時点で，ルーチンでの使用は推奨されないが，コストも考慮したうえでその使用を検討すべきである

はじめに

シベレスタットはわが国において開発された好中球エラスターゼ阻害薬であり，ARDSにおける肺損傷を改善する可能性がある薬剤として注目された．本薬剤は開発国である日本を中心に広く用いられているが，有用性に関するエビデンスは十分でなく，海外においては有害な可能性があるという報告もなされている．日常の臨床現場，特に重篤な肺損傷の患者の呼吸管理を必要とするICUにおいて，その名前を聞くことは少なくないだろうが，果たして確固としたエビデンスをもとに使用されているだろうか？

症例

74歳，男性．胸部食道がんに対して，胸腔鏡補助下食道亜全摘，後縦隔胃管再建術が施行された．術翌日に抜管され，経過は良好であったが，食事開始を契機に熱発し，ショック状態となった．急激に呼吸状態が悪化したため病棟で挿管され，ICUへの入室依頼があった．入室時の血液ガスデータはF_IO_2 1.0でpH 7.28，PaO_2 77 Torr，$PaCO_2$ 65 Torr，胸部単純X線では，右下肺野の浸潤影および両側のすりガラス状陰影を認めた．誤嚥を契機とした肺炎，敗血症およびARDSと考え，EGDT（early goal directed therapy）および抗菌薬加療を開始したが，それに加えて外科主治医はシベレスタットの開始を強く希望している．さて，この場合，シベレスタットの使用は考慮すべきであろうか？

1 特徴と使用方法

好中球エラスターゼは，肺結合組織の分解，好中球遊走因子の惹起などの作用をもつ，好中球由来の活性酵素である．ARDSでは病態と好中球エラスターゼの推移が相関していること，また*in vivo* あるいは *in vitro* において好中球エラスターゼで処理するとARDSに特徴的な病態が

再現できることから，この物質がARDSに関与していると考えられてきた．シベレスタットナトリウム（エラスポール®）は好中球エラスターゼ阻害薬であり，ARDSにおける肺損傷の進展の抑制を期待して開発された薬剤である．

シベレスタットナトリウムは全身性炎症反応症候群（systemic inflammatory response syndrome：SIRS）に伴う急性肺損傷の改善目的で使用が認可されている．添付文書上は，「本剤を生理食塩液に溶解した後，1日量（シベレスタットナトリウム水和物として4.8 mg/kg）を250〜500 mLの輸液で希釈し，24時間（1時間あたり0.2 mg/kg）かけて静脈内に持続投与し，投与期間は14日以内とする」とある．薬価は100 mg，5,435円で50 kgの人に投与した場合1日あたり13,044円の計算となる．**薬剤の調整時にはアミノ酸製剤との混注を避ける必要があり，またやカルシウムを含む輸液の場合には沈殿をする可能性があるため注意が必要である．また，妊婦・小児に対する安全性は確率されていない．**

Pro
② シベレスタット投与に対する賛成論

シベレスタットがARDSに有効であることはいくつかの動物の急性肺損傷モデルで明らかにされている[1]が，日本におけるその評価を決定的なものとしたのは，1995年10月から18カ月にわたって行われた第Ⅲ相試験である[2][LRCT]．全国70施設，230例が参加したこの臨床試験では，対象患者を無作為に至適用量群（H群）と低用量群（L群）に分け，盲検下で14日間の投与を行い，主要評価項目を肺機能改善度として解析を行った．結果は，生存率には差を認めなかったものの，肺機能改善度（著明改善がH群53.1 %，L群38.0 %，中等度改善以上がH群69 %，L群60.2 %，$p = 0.0297$），人工呼吸離脱率（$p = 0.0636$）およびICUからの退室率（$p = 0.0495$）はいずれも低用量群よりも至適用量群の方が良好であり，シベレスタットによってSIRSに伴う肺損傷患者に対する肺機能の改善効果が認められたと結論づけられた（表，図1）．

表 ARDS患者におけるシベレスタットによる肺機能改善度

a）肺機能改善度（PP）

投与群	著明改善	中等度改善	軽度改善	不変	悪化	計	「著明改善」(%)	「中等度改善」以上（%）	Wilcoxom 順位和検定（片側）
L	41	24	11	15	17	108	38.0	60.2	* $p = 0.0297$
H	60	18	7	13	15	113	53.1	69.0	

＊：$p < 0.05$

b）肺機能改善度（ITT）

投与群	著明改善	中等度改善	軽度改善	不変	悪化	判定不能	計	「著明改善」(%)	「中等度改善」以上（%）	Wilcoxom 順位和検定（片側）
L	44	24	11	16	17	2	114	38.6	59.6	N.S. $p = 0.0661$
H	60	18	7	16	15	0	116	51.7	67.2	

N.S.：not significant

PP：per protocol
ITT：intention to treat
L：至適用量群
H：底用量群
（文献2, p.301より引用）

この結果を受け，わが国においてはARDSに対して広くシベレスタットが投与されるようになった．しかし，この臨床試験には，いくつかの問題が指摘される．
　この臨床試験の結果以降，症例報告レベルでのシベレスタットの有効性は示唆されているものの，ランダム化比較試験（RCT）レベルでシベレスタットのARDSに対する効果の有用性を示した報告は認められない．したがって，この結果には疑問の残るところがあった．2011年に，後に述べるSTRIVE Studyの結果を受け，非盲検化非ランダム化での追試[3]が行われ，人工呼吸フリー生存日数と180日時点での生存率はシベレスタット群の方が有意に高く，大きな合併症もなかったと報告された．しかし，本研究は，非盲検，非ランダム化での試験であり，また，治療群とコントロール群の患者のベースラインの呼吸機能などに差がみられることから，これをもって**シベレスタットのARDSに対する効果を肯定することはできないが，症例を選べば有用な可能性はあるかもしれない**．

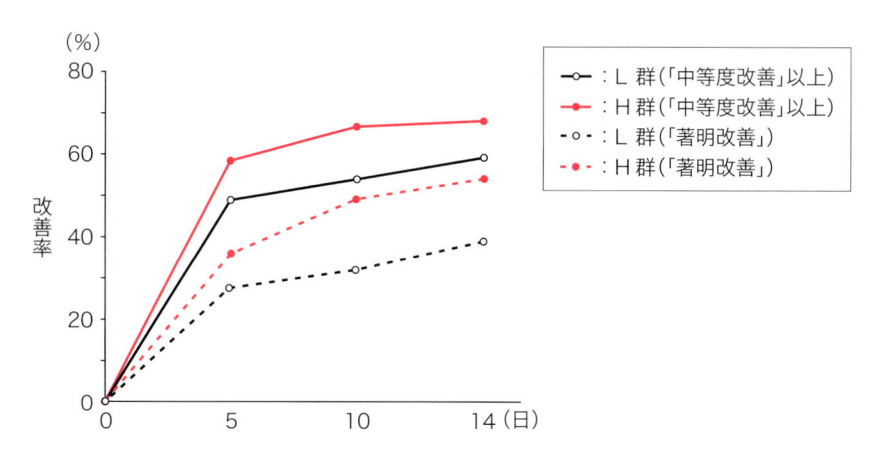

測定時期 （日）	投与群	著明 改善	中等度 改善	軽度 改善	不変	悪化	計	「著明改善」 以上（%）	「中等度改善」 以上（%）	Wilcoxom 順位和検定（片側）
5	L H	29 40	23 25	15 13	27 24	12 9	106 111	27.4 36.0	49.1 58.6	N.S. $p=0.0635$
10	L H	34 35	23 19	12 5	20 17	16 14	105 109	32.4 49.5	54.3 67.0	* $p=0.0165$
14	L H	40 59	21 15	11 6	14 13	16 15	102 108	39.2 54.6	59.8 68.5	* $p=0.0381$

＊：$p=0.05$，N.S.：not significant

図1　ARDS患者におけるシベレスタットによる肺機能改善度の推移
（文献2，p.302より引用）

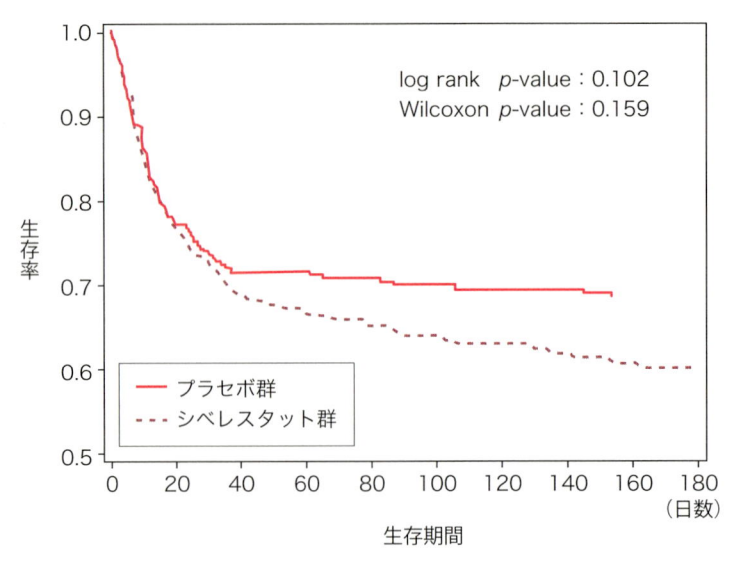

図2 ● ARDSにおけるシベレスタットによる生存率への影響
180日の時点で治療効果は認められない．
（文献4より引用）

Con 3 シベレスタット投与に対する反対論

　現在，世界的にはARDSに対するシベレスタットの使用は予後を改善させないばかりか，有害である可能性があると考えられており，その使用が推奨されることはほとんどない．その根拠となったのが，欧米で行われたSTRIVE試験[4] [LRCT] である．これは，2001年8月から18カ月間にわたり，世界6カ国105の施設が参加した大規模RCTであり，対象患者をプラセボ群と治療群に分け，主要評価項目を28日間の人工呼吸フリー生存日数として解析が行われた．その結果，28日時点での人工呼吸フリー生存日数および死亡率には差がないばかりか，28日以降の時点においては，プラセボよりも治療群の方が死亡率は有意に高い結果となった．また，当初の予定症例に達する前に，治療群において，死亡率が高い傾向を示したことから研究は途中で中止となった．

　この結果は，日本における第Ⅲ相試験の結果とは大きく異なるものの，**少なくとも海外ではARDS患者においてシベレスタットは有効ではないと結論づけられた**．これに対しては，反論もある．例えば，欧米の症例の方が重症度が高いとか，肺損傷のスコアが高いとか，さらには，シベレスタットは日本で開発された薬であり，第Ⅲ相試験も日本人を対象に行われたので海外でのSTRIVE試験の結果がそのまま日本人に適合するかは不確かであるといった内容である．

　しかし，この論争にある程度終止符を打つことになったのは，2010年にわが国のIwataら[5] がまとめた，システマティックレビューとメタ解析の結果による．本研究で，1996年以降に行われたRCTのうち8件の臨床試験を検討したところ，シベレスタットはARDSの患者に関して死亡率の低下には寄与しないという結果が得られた．Iwataらは先のSTRIVE試験の結果に対する反論を加味し，臨床試験（8件中7件は日本における試験）を含み解析を行ったが（また日本に

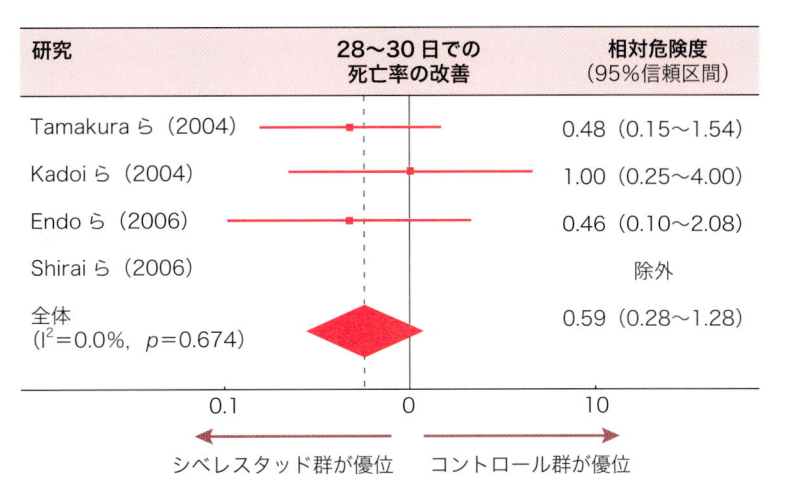

研究	28〜30日での 死亡率の改善	相対危険度 （95％信頼区間）
Tamakura ら（2004）		0.48（0.15〜1.54）
Kadoi ら（2004）		1.00（0.25〜4.00）
Endo ら（2006）		0.46（0.10〜2.08）
Shirai ら（2006）		除外
全体 （I^2=0.0％, p=0.674）		0.59（0.28〜1.28）

0.1　　0　　10
シベレスタッド群が優位　コントロール群が優位

図3 ● 日本における臨床試験の解析
シベレスタットとコントロール群の28〜30日での死亡率に関するサブグループ解析．日本人のみを対象とした研究でも有意差はでていない．
（文献5より改変して転載）

おける試験のみでサブグループ解析も行っている），**シベレスタットは短期的（無作為化から3日目）には酸素化の改善は得られるものの，28〜30日時点での死亡率および人工呼吸フリー生存日数の改善は得られずARDSの患者に対する効果は限定的であると結論づけた**（図3）．

4 症例への対応

　さて，冒頭の症例を思い出してほしい．あなたなら外科医に対して，どう答えるであろうか？臨床におけるシチュエーションとしてはめずらしいものではない．手術部位感染（surgical site infection：SSI），肺炎そして敗血症などの感染症，あるいは手術侵襲から引き起こされるARDSはSurgical ICUにおいては遭遇する疾患の1つである．重症度も高く，急激な改善もなかなかみられないことが多いため，外科医からの要望も熱の入ったものとなりがちである．
　知っておいてほしいことは，
- シベレスタットのARDSに対する有用性を証明した報告はほとんどないということ
- 世界的には，使われないというよりも使ってはいけない薬のなかに分類されている可能性があること

であり，以上に述べた知識をもったうえで，議論を重ね，適応を検討して欲しい．

Pro Con

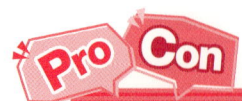

論点のまとめ

ARDS患者に対するシベレスタット投与の賛成論・反対論

【賛成論】
- 急性肺損傷動物モデルでは，シベレスタットの効果は証明されている
- 日本における第Ⅲ相試験の結果，肺機能改善度，人工呼吸離脱率，およびICUからの退室率はいずれも低用量群よりも至適用量群の方が良好であり，シベレスタットは急性肺損傷患者に対する肺機能の改善に有用であると考えられる
- しかし，その結果は，試験の設定，解析方法，検定方法の問題から限定的と言わざるをえず，ARDSの有用性の証明にはさらなる追試が必要であるかもしれない

【反対論】
- ARDSに対するシベレスタットの効果は証明されておらず，死亡率が上昇したとする報告もある
- 現時点で，ルーチンでの使用は推奨されないが，コストも考慮したうえでその適応を検討すべきである

文献

1) Sakamaki F, et al：Effect of a specific neutrophil elastase inhibitor, ONO-5046, on endotoxin-induced acute lung injury. Am J Respir Crit Care Med, 153：391-397, 1998

2) 玉熊正悦：好中球エラスターゼ阻害剤；ONO-5046・Naの全身性炎症反応症候群に伴う肺障害に対する有効性と安全性の検討―前期第Ⅲ相二重盲検比較試験―．臨床医薬，14 (2)：289-318, 1998 ★★★

3) Aikawa N, et al：Reevaluation of the efficacy and safety of the neutrophil elastase inhibitor, Sivelestat, for the treatment of acute lung injury associated with systemic inflammatory response syndrome; a phase Ⅳ study. Pulm Pharmacol Ther. 24 (5)：549-554, 2011 ★

必読 4) Zeiher BG, et al：STRIVE study group. Neutrophil elastase inhibition in acute lung injury：results of the STRIVE study. Crit Care Med, 32：1695-1702, 2004 ★★★

必読 5) Iwata K, et al：Effect of Neutrophil Elastase Inhibitor (Sivelestat Sodium) in the Treatment of Acute Lung Injury (ALI) and Acute Respiratory Distress Syndrome (ARDS)：A Systematic Review and Meta-Analysis. Intern Med, 49 (22)：2423-2432, 2010

第3章 治療

3. 薬物療法
2) ステロイド

有井貴子, 内野滋彦

Point

- 現段階においてARDSに対するステロイド投与の有効性に関して, 確固たるエビデンスは存在しない
- ARDS発症予防として, または発症早期のARDSの治療としてのステロイド投与は無効である
- ARDS発症から7〜13日の症例に関しては, ステロイドは考慮の余地がある. 人工呼吸器期間, ICU滞在日数を短縮させる可能性はあるものの, 死亡率に関しては影響しない
- ARDS発症14日以降におけるステロイド投与は明らかに有害であり, 死亡率を高める恐れがある

はじめに

　結論から言うと, ARDSに対するステロイド投与の是非に関して確固たるエビデンスは得られていない. ただし, その歴史は長い. ステロイド自体は1930年頃にHenchらによって発見され, 1940年に肺炎を含む感染症に臨床使用されたことが報告されており, そのほか, 広く炎症を伴う疾患や病態に対して使用されている. ARDSへのステロイドの使用に関しては, 1970年代頃より検討が行われはじめて以降, その投与開始の時期, 投与量, 投与期間といった議論がなされており, これまでに多くの臨床試験が行われている. ステロイドはARDSの病態に対し毛細血管からの血漿成分の漏出を減少させ, 毛細血管壁からの多核白血球の遊走や血管内皮の固着を抑制するといった作用[1]が考えられるため, 理屈でいうと効果があるように思われる. では実際の臨床使用した場合の効果はどうであろうか. 本稿ではARDSに対するステロイドについての歴史的な流れと最近の知見についてまとめたうえで, 現段階での位置づけを確認したいと思う.

症例

　82歳男性, 閉塞性動脈硬化症の既往のある維持透析患者. 第1趾の壊疽による重症敗血症性ショックにてICU入室. その後ARDSを併発し挿管管理がなされている. 手術にて感染部位の切除を行い抗菌薬治療が続けられている. 1週間の治療にて循環動態は改善傾向にあるものの酸素化の改善がみられない.

1 ARDSの病期

　ARDSの急性期である滲出期の反応として，肺の過剰炎症が起こることで肺間質において血管透過性が亢進し，血漿成分の漏出や多核白血球の浸潤が起こる．この反応が約1週間続いた後，その終盤より増殖期へと移行する．Ⅱ型肺胞上皮細胞が増殖し，滲出期に形成された肺胞の水腫や細胞残屑を除去することで，臨床的にはガス交換能が改善し，この時期に人工呼吸器離脱が可能になる．しかし，発症から2〜3週間後に線維化期に入る患者もいる．線維化期になると，肺水腫は軽度しかみられないものの，線維芽細胞や筋線維芽細胞が増え，間質や肺胞の線維化が進んでしまう．この時期に入った患者では人工呼吸器離脱困難となる患者もおり，予後が悪い．

　これまで，それぞれのARDSの病期におけるステロイド投与の有効性について，多くの臨床試験がなされた．ここではそれらの研究を否定的であったもの（反対論）と肯定的であったもの（賛成論）とに分けて示していきたいと思う．

2 ARDSに対する臨床試験

　ARDSに対するステロイド投与に関して，その投与開始時期，投与量，投与期間，減量期間というのが検討項目として挙げられる．そして，これまでの臨床研究は，**①急性期の大量投与**，**②発症後期（1週間以上経過）に対する投与**，**③急性期からの少量〜中等量長期投与**，と大きく3つに分類して考えることができる．

Con

1）急性期におけるARDSに対する大量ステロイド投与

　急性期でのステロイド大量療法に関する研究の多くが1980年代に行われており，それぞれの臨床試験において否定的な見解が示されている（表1）．

　WeigeltらはARDS発症リスクの高い81人の人工呼吸器患者を対象に"ステロイドの急性期大量投与はARDS発症予防に有効か"を検討するランダム化比較試験（RCT）を報告している[2]．ステロイド投与群はメチルプレドニゾロン30 mg/kgを6時間ごと，48時間（計8回）投与され，結果としてはARDS発症率64％ vs. 33％，早期感染症の合併率は77％ vs. 43％と，急性期のステロイド大量投与はARDSを予防するどころか発症率を増加させ，感染症をも引き起こすという結果になった．

　また，Boneらはさらに大規模な19施設での多施設のRCTを行っている[3][LRCT]．382人の重症敗血症患者を対象にメチルプレドニゾロン30 mg/kgを6時間ごと，24時間（計4回）を投与し，そのARDSの発症率，14日死亡率を検討した．ARDS発症率は32％ vs. 25％，$p = 0.10$と有意差は認めなかったもののステロイド群で高い傾向にあり，ステロイドによるARDS予防効果はみられなかった．さらには，ARDSを発症した患者のうちARDS改善率は31％ vs. 61％，$p = 0.005$と有意にステロイド群で低く，14日死亡率に関しても52％ vs. 22％，$p = 0.004$とステロイド群で有意に高い結果となった．

表1 ● 急性期におけるARDSに対する大量ステロイド投与に関する主な研究

報告者，発表年	対象	患者数（人）	介入	主な結果
Weigelt JA, 単施設，1985[2]	ARDS未発症で，発症リスクの高い人工呼吸器患者	81	ステロイド群：メチルプレドニゾロン30 mg/kgを6時間ごと，48時間（計8回）	ARDS発症数，感染合併率，ともにステロイド群で上昇
Bone RC, 19施設，1987[3]	重症敗血症患者	382	ステロイド群：メチルプレドニゾロン30 mg/kgを6時間ごと，24時間（計4回）	ARDS発症数は有意差なし．ARDS改善率はステロイド群で低く，14日死亡率はステロイド群で上昇
Luce JM, 単施設，1988[4]	重症敗血症患者	87	ステロイド群：メチルプレドニゾロン30 mg/kgを6時間ごと，24時間（計4回）	ARDS発症に有意差なし
Bernard GR, 単施設，1987[5]	ARDS発症患者	99	ステロイド群：メチルプレドニゾロン30 mg/kgを6時間ごと，24時間（計4回）	45日死亡率，ARDS改善率に有意差なし

　さらにその翌年，87人の重症敗血症患者を対象にメチルプレドニゾロン30 mg/kgを6時間ごと，24時間（計4回）を投与し，そのARDS発症率を検討したRCTが報告された[4]．ステロイド投与群でARDS発症したのが13人であったのに対し，コントロール群では14人と有意差は認められず，やはり否定的な結果となった．

　これらの臨床研究により，急性期におけるARDS発症予防として大量ステロイド療法を行った場合，ARDS発症率を減らすことはなく，むしろ増加させる恐れがあること，早期感染症合併率も増加させ，さらには14日死亡率までも上昇させるかもしれないということがわかった．つまり，有用性は見出されず，むしろ有害であるということが言える．

　次に，ARDSの発症早期に大量ステロイド療法を行うことでARDSの改善につながるのではないかという仮定のもとにBernardらによりRCTが行われた[5]．ARDSを発症した99人の患者を対象に，ステロイド群ではメチルプレドニゾロン30 mg/kgを6時間ごと，24時間（計4回）を投与し，プラセボ群との比較をした．45日死亡率は60% vs. 63%，$p = 0.74$，またARDSの改善率は36% vs. 39%，$p = 0.77$とそれぞれ両群に有意差は認められなかった．同様に感染症合併率も16% vs. 10%，$p = 0.60$と有意差はみられなかった．この結果から，ARDS発症早期における大量ステロイド投与に関してもアウトカムの改善にはつながらないと言えよう．

　わが国で慣習的に行われているメチルプレドニゾロン（ソル・メドロール®）1回1 g，1日3回を基本とする"ステロイドパルス療法"に関してのRCTというのは存在しないが，ARDSの発症予防，またはARDS発症早期における予後改善の効果は期待できないどころか，有害である可能性も指摘される．

2）ARDS発症後期（1週間以上経過）に対するステロイド投与

　1990年代になると，ARDS患者のなかでも炎症が持続し，発症後1週間を経過しても改善がみられず線維化期に入る患者は予後が悪いという事実のもと，線維化予防としてのステロイドの有効性が検討されはじめた（表2）．

表2 ARDS発症後期（1週間以上経過）に対するステロイド投与に関する主な研究

報告者，発表年	対象	患者数(人)	介入	主な結果	その他
Meduri GU，4施設，1998[6]	ARDS発症1週間以上経過した患者	24	ステロイド群：メチルプレドニゾロンを2 mg/kg/日から開始し32日間での漸減投与	肺損傷リスク，MODSスコア，ICU死亡率，院内死亡率で有意にステロイド群で改善	
Steinberg KP（ARDS network），25施設，2006[7]	ARDS発症7〜28日経過した挿管管理下の患者	180	ステロイド群：メチルプレドニゾロン2 mg/kg単回投与の後，0.5 mg/kgを6時間ごとに14日間，0.5 mg/kgを12時間ごとに7日間投与し，その後2〜4日間かけて漸減投与	人工呼吸器離脱期間，循環不全期間はステロイド群で有意に短く，60日死亡率は有意差なし	重症筋合併症の発生がステロイド群で有意に上昇

Pro

a) 賛成論

　1998年にMeduriらにより，小規模のRCTながらも，発症1週間を経過したARDS患者を対象とし，ステロイドの中等量長期投与が死亡率を改善させるという報告がJAMAに掲載された[6]．アメリカの4つの総合病院におけるICUにて24人の後期ARDS患者を対象に，ステロイド群ではメチルプレドニゾロンを2 mg/kg/日からはじめて32日間という長期にわたり漸減投与するというプロトコールで行われた．結果としては肺損傷スコア（lung injury score：LIS）は1.7 vs. 3.0，$p < 0.001$，P/F比は262 vs. 148 mmHg，$p < 0.001$，MODSスコア（multiple organ dysfunction score）は0.7 vs. 1.8，$p < 0.001$とそれぞれ有意にステロイド群で改善が認められた．抜管の成功に関しても，7/16人（44％）vs. 0/8人（0％），$p = 0.5$と有意差こそ認めなかったがステロイド群に軍配が上がった．さらには，ICU死亡率においても0/16人（0％）vs. 5/8人（62％），$p = 0.002$，院内死亡率は2/16（12％）vs. 5/8（62％），$p = 0.03$と両者とも有意に改善を認めている．この結果により，発症1週間を経過しても改善しないARDS患者に対するステロイドの中等量長期投与は有効なのではないかという1つの可能性が示された．

　しかし，この研究における問題点も多く挙げられている．とりわけ，小規模研究であること，クロスオーバーが多いことは注目に値する．プラセボ群に割りつけられた8人のうち4人に対してステロイドが投与（クロスオーバー）されており，さらには，その4人のうち3人が死亡している．そのことをふまえると，プラセボ群では生存したのが2/4人（50％），ステロイド群で15/20人（75％）となり，院内死亡率で有意差が出ない結果となってしまう．また，プラセボ群で臨床試験登録時点での敗血症を含む臓器不全を合併した症例が多いといったこともステロイド群に有利な結果を導いた要因かもしれない．ただし，ARDS発症後期（1週間）でのステロイド中等量長期投与が有効かもしれないという布石となったことは確かである．

Con

b) 反対論

　多くの問題を指摘されたこの研究を検証する目的もあり，ARDS networkにより大規模RCTが行われ2006年に発表された[7] [LRCT]．この研究では，ARDS networkに登録された25の病院

において，ARDSと診断されて7〜28日経過した挿管管理下の患者180人が対象となった．患者は無作為にステロイド群とプラセボ群に割りつけられ，ステロイド群では初回にメチルプレドニゾロン2 mg/kgが単回投与された後，0.5 mg/kgを6時間ごとに14日間，0.5 mg/kgを12時間ごとに7日間投与し，その後2〜4日間かけて漸減していくというプロトコールで行われた．一次アウトカムは登録後60日死亡率，二次アウトカムは登録から28日間での人工呼吸フリー生存日数，臓器不全を認めない期間，新たな感染症の発生数といったものであった．対象となった180人のうち，91人がプラセボ群，89人がステロイド群に割りつけられた．結果としては，28日間での人工呼吸フリー生存日数が6.8日 vs. 11.2日，$p < 0.001$，ICUフリー生存日数が6.2日 vs. 8.9日，$p = 0.02$，循環不全のない期間が17.9日 vs. 20.7日，$p = 0.04$と，それぞれステロイド群で有利な結果はあるものの，60日死亡率に関しては，28.6％（95％ CI 20.3-38.6）vs. 29.2％（95％ CI 20.8-39.4），$p = 1.0$，と有意差は認められなかった．さらには重症合併症として，両足の筋力低下といった神経筋障害がステロイド群で9人にみられ，$p = 0.001$と有意に多かった．また，ARDS発症14日を経過した患者のみでの60日死亡率は8％ vs. 35％，$p = 0.02$と有意にステロイド群で上昇するという結果となった．

つまり，このARDS networkの検証によると，Meduriらの報告した有用性は確認することができなかったこととなる．また，少なくとも発症から14日が経過した患者に関しては，有効どころか死亡率を上昇させる結果であったため，投与すべきではないということがわかった．

c）両研究の検討

この2つの研究が違う結果を導いた要因は何だったのだろうか．Meduri自身がこの2つの研究を含めた5つの同様の研究を比較検討したレビューを報告しており，そのなかでこの2つの研究の比較を行っている[8]（表3）．

Meduriらの主張としては，抜管成功後のステロイドの漸減方法の違いを挙げている．Meduriらは12〜18日間と時間をかけて行っているのに対し，ARDS networkの研究では0〜2日間と極端に短い．ステロイドの急激な中止により炎症・線維化などが再燃するのは多くの研究で観察されており，ARDS networkの研究においてステロイド群での再挿管率が高い（28％ vs. 9％ $p = 0.006$）ことも，このステロイド漸減が早すぎることによりステロイドの有効性が失われてしまっているのではないかと考察している．また，筋弛緩薬の使用にも大きな違いがみられ，Meduriらは一切筋弛緩薬を使用していないのに対し，ARDS networkの研究においては42％で使用しており，これが神経筋障害の増えた要因ではないかと指摘している．ただし，重症の神経筋障害を発症した9名はすべてステロイド群であったことはやはり重大な点である．ICUで治療を受ける重症患者は神経筋障害を呈しやすいため，ステロイドが増悪させたのではないかという懸念は拭いきれない．また，この神経筋障害がARDS networkでの研究でステロイドが長期予後改善につながらなかった原因の1つとも考えられる．

また，ARDS networkの研究における神経筋合併症が本当にステロイド投与による影響であったのかを，再度二次解析を行って検討した研究が発表されている[9]．対象は60日目に生存していた128名とし，そのうちステロイド群が63人，プラセボ群が65人であった．全体の43人（34％）に神経筋合併症がみられ，その患者背景に違いはみられなかった．ただし，この43人のうち研究登録時点で筋神経疾患があった患者が6人存在し，実際に神経筋合併症が出現した患者は37人と考えられ，二次解析の結果，プラセボ群と比較してステロイド投与による神経筋合併症の発

表3● ARDS発症後期のステロイド投与に関する両研究のプロトコールの違い

		Meduri GU, 1998[6]	Steinberg KP, 2006[7]
全症例数（人）		24	180
エントリー時点でのARDSの重症度		LIS≧2.5 and <1point	P/F比<200
ARDS発症後14日経過後にエントリーされた症例		19（8％）	48（27％）
BAL液中のプロコラーゲンが上昇していた症例		24（100％）	108（60％）
治療内容	筋弛緩薬の使用	0％ （not allowed）	42％
	抜管成功後のステロイドの漸減期間	最短12日，最長18日間	最短0日，最長2日間
漸減方法	メチルプレドニゾロン2 mg/kg/日を投与された患者	1〜7日間　1 mg/kg/日 8〜14日間　0.5 mg/kg/日 14日〜18日　0.25〜0.125 mg/kg/日	1日目　1 mg/kg/日 2日目　0.5 mg/kg/日
	メチルプレドニゾロン1 mg/kg/日を投与された患者	1〜7日間　1 mg/kg/日 8〜14日間　0.5 mg/kg/日 14日〜18日　0.25〜0.125 mg/kg/日	1日目　0.5 mg/kg/日 2日目　0.25 mg/kg/日
	メチルプレドニゾロン0.5 mg/kg/日を投与された患者	1〜7日間　0.5 mg/kg/日 8〜12日間　0.25〜0.125 mg/kg/日	なし

LIS：lung injury score
BAL：bronchoalveolar lavage
（文献6〜8を参考に作製）

生に対するオッズ比は1.5（95％ CI 0.7-3.2）であり，ステロイドの影響は有意でないという結果となった．しかし，症例数を増やせば有意差がでる可能性はあり，また，筋神経合併症の診断基準は明確ではなく，電気生理学的評価を行っていないので正確な発症数を示せていない可能性も考えられる．

　これらの結果からは，まだ確かな結論は導き出されないことになるが，ARDS発症1週間程度の患者に対するステロイド中等量長期投与に関しては，まだ考慮の余地はあるように思える．しかし，**ARDS発症14日以降の患者に対するステロイド投与は避けるべきであろう．**

3）急性期からの少量〜中等量長期投与

　Annaneらは，敗血症性ショックにおける相対的副腎不全患者への少量ステロイド補充療法は有効であるかを検討した多施設RCTのデータを用い，ARDSに関してpost hoc解析を行った[10]（表4）．フランスの19施設のICUにおいて，十分な輸液をしたにもかかわらずショックが遷延し，昇圧薬や人工呼吸を必要とする重症敗血症患者に対し，ステロイド群は50 mgのヒドロコルチゾンを6時間ごと，およびミネラルコルチコイドであるフルドロコルチゾン50 μgの1日1回経口投与を計7日間行うというものである．ステロイド投与前に行われたACTH負荷試験の結果によって，不応群と反応群に分けてサブグループ解析を行っている．

　このpost hoc解析ではARDS患者177人が対象となり，内訳としては，不応群129人のうちス

表4 ● ARDS急性期からのステロイド少量〜中等量長期投与に関する主な研究

報告者，発表年	対象	患者数（人）	介入	主な結果	その他
Annane D, 19施設，2006[10]	重症敗血症患者	177	ステロイド群：50 mgのヒドロコルチゾンを6時間ごと，フルドロコルチゾン50μgの1日1回経口投与を計7日間	不応群ではステロイド群で死亡率は低い傾向にあり，反応群ではステロイド群で死亡率は高い傾向	敗血症性ショックに対するステロイドの効果をみた研究のpost hoc解析
Meduri GU, 5施設，2007[12]	ARDSを発症し，人工呼吸器を装着後72時間以内の患者	91	ステロイド群：メチルプレドニゾロン1 mg/kg 単回投与後，1 mg/kg/日を14日間，0.5 mg/kg/日を7日間，0.25 mg/kg/日を4日間，0.125 mg/kg/日を3日間と漸減投与	肺損傷スコア，人工呼吸器離脱，ICU生存率はステロイド群で有意に改善	

テロイド群が62人，プラセボ群が67人，反応群48人においてはステロイド群が23人，プラセボ群が25人であった．結果としては，不応群においては28日ICU・院内死亡率が33/62名（53％）vs. 59/67名（75％），$p = 0.21$と有意差はみられないもののステロイド群で死亡率が低い傾向にあった．また，反応群においては16/23名（70％）vs. 12/25（48％），$p = 0.360$と，やはり有意差はないものの逆にステロイド群で死亡率が高い傾向にあった．全患者での比較では両群で同等であった．この結果から，敗血症からのARDS患者の反応群における早期からのステロイド少量投与は予後を改善するのではないかと結論づけている．

この研究はあくまで敗血症性ショックに対するステロイドの効果をみた研究のpost hoc解析であり，ARDS患者に対する急性期からのステロイド少量投与の有効性をみた研究ではない．さらには，post hoc解析の結果をそのまま鵜呑みにするのは危険な行為であり，そのサブグループ解析ではさらに説得力に乏しい．また，相対的副腎不全の研究で反応群・不応群に区別することの有用性にも疑問があるとSurviving Sepsis Campaign Guidelines 2008[11]にもコメントされている．

その後，2007年にMeduriらが重症ARDSに対する早期からの低容量ステロイドが有効であるかを検証し報告した[12]．米国のメンフィスにある5つの病院のICUにて，ARDSを発症し，人工呼吸器を装着して72時間以内の患者91名を対象にRCTが行われた．無作為に2：1の比率で割りつけし，63名がステロイド群，28名がプラセボ群となった．ステロイド群ではメチルプレドニゾロン1 mg/kg 単回投与後，1 mg/kg/日を14日間，0.5 mg/kg/日を7日間，0.25 mg/kg/日を4日間，0.125 mg/kg/日を3日間と，十分な漸減投与の期間がとられたプロトコールで行われた．また，1〜14日の間に抜管された場合には0.5 mg/kg/日から漸減投与を開始した．一次アウトカムとして，投与開始7日目のLISが1点以上改善した患者の割合と人工呼吸器からの離脱率が検討された．その結果，抜管できたかLISが1点以上改善した患者は44/63人（69.8％）vs. 10/28人（35.7％），$p = 0.002$であり，人工呼吸器離脱した患者は34/63人（54.0％）vs. 7/28（25％），$p = 0.01$とそれぞれにおいて有意にステロイド群で改善を認めた．また，新たな感染症合併率，神経筋障害に関しては両群で有意差は認められなかった．さらに，MODSスコアは0.9 ± 1.1 vs. 1.9 ± 1.4，$p = 0.002$であり，7日目の生存率は56/63人（88.9％）vs. 22/27（78.6％），$p = 0.21$と両群で違いはみられなかったものの，最終的なICU生存率は79.4％ vs. 57.4％，$p = 0.03$，

病院生存率は76.2 % vs. 57.1 %，$p = 0.07$ とICU生存率では有意差をもってステロイド群で生存率も改善しており，病院生存率において有意差はみられなかったもののやはり改善傾向にあった．この研究からは，**早期少量ステロイド投与は，呼吸機能・MODSを改善し，人工呼吸器離脱を可能とし生存率を向上させるかもしれないことが示唆される**．

3 これまでの臨床研究による現在のARDSに対するステロイドの位置づけ

ステロイドの量と投与タイミングで3段階に分けて臨床研究の結果を示した．まだ結果が明らかであるとは言いがたい部分が多く，冒頭に示した症例に対して，われわれの施設では，ARDSに対するステロイドに関しての総論が明らかでない以上どのような方法であれ使用はしていない．今後の研究に期待される．

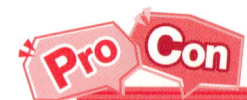

Pro Con 論点のまとめ

ARDSに対するステロイドの是非

【賛成論】
- ARDS発症後1週間でのステロイド中等量長期投与は酸素化能を改善し，臓器不全を改善し，生存率をも改善する可能性が示唆されている
- ARDS発症早期からのステロイド少量長期投与に関しても酸素化能の改善，MODSスコアの改善，人工呼吸器の離脱を可能とし生存率を上昇させるかもしれない

【反対論】
- ARDS発症早期のステロイド大量投与は患者の予後を改善しないばかりか，合併感染率を上昇させ，死亡率を上昇させる恐れがある
- ARDS発症14日以後の患者に関しては，ステロイド投与は死亡率の増加を招くので避けるべきである
- ARDS発症1週間の患者に対するステロイド中等量長期投与に関して，投与方法によっては酸素化能は改善させるものの，神経筋合併症を増やし，生存率の改善も認めない可能性がある

◆ 文献

1) Suter PM：Lung Inflammation in ARDS--friend or foe ? N Engl J Med, 354：1739-1742, 2006
   → ARDSに対するステロイドの作用機序を説明したうえでの，ステロイド臨床使用に対する見地を示している．文献7の論説

2) Weigelt JA, et al：Early steroid therapy for respiratory failure. Arch Surg, 120：536-540, 1985 ★★
   → ARDS発症予防として急性期のステロイド大量投与を検討

3) Bone RC, et al：Early methylprednisolone treatment for septic syndrome and the adult respiratory distress syndrome. Chest, 92：1032-1036, 1987 ★★★
   → 敗血症患者に対して，急性期にステロイド大量投与を行った多施設RCT

4) Luce JM, et al：Ineffectiveness of high-dose methylprednisolone in preventing parenchymal lung injury and improving mortality in patients with septic shock. Am Rev Respir Dis, 138：62-68, 1988 ★★
   → 重症敗血症患者の急性期におけるステロイド大量投与はARDS発症予防となるかを検討

5） Bernard GR, et al：High-dose corticosteroids in patients with the adult respiratory distress syndrome. N Engl J Med, 317：1565-1570, 1987 ★★
　　→ ARDS発症早期における大量ステロイド投与の有効性の検討

6） Meduri GU, et al：Effect of prolonged methylprednisolone therapy in unresolving acute respiratory distress syndrome：a randomized controlled trial. JAMA, 280：159-165, 1998 ★★
　　→ 後期ARDSに対するステロイドの中等量長期投与がはじめて検討された小規模RCT

必読 7） Steinberg KP, et al：Efficacy and safety of corticosteroids for persistent acute respiratory distress syndrome. N Engl J Med, 354：1671-1684, 2006 ★★★
　　→ ARDS networkにより行われた後期ARDSに対するステロイド中等量長期投与の大規模RCT

8） Meduri GU, et al：Steroid treatment in ARDS：a critical appraisal of the ARDS network trial and the recent literature. Intensive Care Med, 34：61-69, 2008
　　→ 文献6を発表したMeduriらによる，ARDS networkの大規模RCT，文献7を含めた5つのARDSステロイド投与の研究のレビュー

9） Hough CL, et al；Intensive care unit-acquired neuromyopathy and corticosteroids in survivors of persistent ARDS. Intensive Care Med, 35：63-68, 2009 ★★
　　→ 文献7の2次解析にて，筋神経合併症の発生がステロイド投与と本当に関連していたかを検討した

10） Annane D, et al：Effect of low doses of corticosteroids in septic shock patients with or without early acute respiratory distress syndrome. Crit Care Med, 34：22-30, 2006
　　→ 相対的副腎不全となった敗血症性ショック患者に対する少量ステロイド療法の他施設RCTをもとにした，ARDSに関するpost hoc解析

11） Dellinger RP, et al：Surviving Sepsis Campaign：international guidelines for management of severe sepsis and septic shock：2008. Crit Care Med. 36(1)：296-327, 2008
　　→ 2004年に出された敗血症に対するガイドラインがアップデートされ2008年に発表されたもの．2013年に再度アップデートされ発表された

12） Meduri GU, et al：Methylprednisolone infusion in early severe ARDS：results of a randomized controlled trial. Chest, 131：954-963, 2007 ★★
　　→ ARDS発症早期からのステロイド少量長期投与の有効性を示したRCT

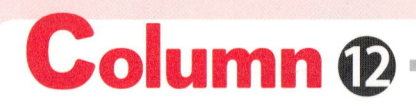

Column ⑫
ステロイドパルス療法とはいったい何者か？

内野滋彦

1）ステロイドパルス療法とは

　ステロイドパルス療法は自己免疫疾患，急性間質性肺炎，敗血症性ショック，ARDSなど，種々の疾患に対し行われる，もしくは行われていた治療法であり，一般的にはメチルプレドニゾロン1日1,000 mgが3日間連続で投与される．ここまではわかるのだが，正直に申し上げて，表題に対する答えを筆者はもっていない．集中治療を専門とするようになって久しいが，ステロイドパルス療法について一度もちゃんと勉強したことがなく，その有効性についての文献も読んだことがないからである．ただし，「ARDSに対して大量のステロイド投与は有効か」という質問なら回答は容易である．Bernardなどは，ARDS症例99例に対し，メチルプレドニゾロン30 mg/kgもしくはプラセボを6時間ごとに4回投与し，比較した[1]．その結果，45日死亡率（60％ vs. 63％，$p=0.74$），ARDSの改善率（36％ vs. 39％，$p=0.77$）に差を認めなかった．四半世紀前に行われた研究であるが，これが唯一のランダム化比較試験（RCT）であり，ARDSに対して大量のステロイド投与は無効である，というのが現在の一般常識である．

2）ステロイドパルス療法が有効なのは？

　しかしこれでは表題に対する答えにはなっていない．しかたがないので，まずメチルプレドニゾロン（ソル・メドロール®）の添付文書を確認したところ，1,000 mg製剤が適応となっている疾患は，急性循環不全（出血性ショック，感染性ショック），腎臓移植に伴う免疫反応の抑制，受傷後8時間以内の急性脊髄損傷，およびネフローゼ症候群であった．お気づきと思うが，ARDSは含まれていない．有効性は否定されているので当然である．次に，同薬剤のインタビューフォームを含め確認したところ，上記の適応疾患のうち急性循環不全と脊髄損傷についてはわが国においてRCTが行われていた[2,3]．しかし両疾患とも国際的には有効性が疑問視されているのは周知の通りである．また，保険適用でなくても有効とされている病態が存在することもまた周知の通りであり，表題に対する答えにたどり着くには，ちゃんと文献検索するしかなさそうである．

3）ステロイドパルス療法の正体は…

　そこで医学中央雑誌で"ステロイドパルス"を検索したところ，実に8,945の文献がヒットした．この単語をタイトルに含んだ症例報告も，2012年だけで63件報告されており（○○に対しステロイドパルス療法が著効した一例，など），対象疾患は非常に多岐に渡っている．しかし，この単語をタイトルに含んだ1,917文献のうち，RCTは皆無であった．
　次に，PubMedで"steroid pulse"もしくは"methylprednisolone pulse"のどちらかを

タイトルに含む英語文献を検索したところ，247件がヒットし，そのうちRCTは18件であった．対象疾患は，喘息重積，関節リウマチ，ネフローゼ，強直性脊椎炎，重症筋無力症など多岐に渡り，投与方法も千差万別であった．また，RCTのうち日本で行われたものは4件，"steroid pulse"で検索されたのは2件のみで，両方とも日本からの研究であった[4,5]．

以上が今回行った検索の結果である．大量ステロイド投与の有効性について，その根拠を1つ1つ評価することはこのコラムの意図ではなく，割愛する．しかし，ステロイドパルス療法とはいったい何者か，という表題の質問に対する答えはおぼろげにはわかってきた気がする．

- 大量ステロイド投与が対象となりうる疾患は非常に多岐にわたる．
- しかしその根拠は乏しいものが多い．
- ステロイドの大量投与の具体的な方法は千差万別であり，メチルプレドニゾロン1,000 mgの3日間連続投与とは限らない．
- そもそも"ステロイドパルス"という言葉は日本以外ではほとんど使用されない．
  "日本の常識"は"世界の非常識"，の一例であろうか．

文献

1) Bernard GR, et al：High-dose corticosteroids in patients with the adult respiratory distress syndrome. N Engl J Med, 317：1565-1570, 1987 ★★
   → ARDSに対する大量ステロイド投与の有効性について検討した唯一のRCT

2) 山村秀夫, 他：感染性ショックに対するコハク酸メチルプレドニゾロンナトリウムの効果. 医学のあゆみ, 163：857-871, 1992 ★★
   → 感染性ショックに対しメチルプレドニゾロン 1,000 mgを投与したところ，非投与群に比べ血圧が上昇したことを示したRCT

3) 大谷 清, 他：急性期脊髄損傷に対するコハク酸メチルプレドニゾロンナトリウムの臨床成績. 脊椎脊髄ジャーナル, 7：633-647, 1994 ★★
   → 海外でのRCTをもとに国内で行われた，受傷後8時間以内の脊髄損傷患者を対象としたRCT

4) Hashino K, et al：Re-treatment for immune globulin-resistant Kawasaki disease：a comparative study of additional immune globulin and steroid pulse therapy. Pediatr Int, 45：211-217, 2001 ★★
   → 免疫グロブリン療法に反応しない川崎病患者に対し，追加の免疫グロブリン投与とステロイドパルス療法を比較したRCT

5) Furuta T, et al：Lymphocytapheresis to treat rapidly progressive glomerulonephritis：a randomised comparison with steroid-pulse treatment. Lancet, 352：203-204, 1998 ★★
   → 急速糸球体腎炎に対し，ステロイドパルス療法とリンパ球除去を比較したRCT

第3章 治療

3. 薬物療法
3）ω-3脂肪酸製剤の投与

江木盛時

Point

- ω-3脂肪酸であるEPAとγ-リノレン酸を強化した経腸栄養剤を投与することでALI/ARDS患者の死亡率を含めた患者予後を改善できるとするランダム化比較試験とメタ解析が報告されている
- 敗血症あるいは成人患者を対象とした研究では，ω-3脂肪酸の投与による有意な予後改善効果は証明されていない
- ALI患者を対象にω-3脂肪酸であるEPA，DHAおよびγ-リノレン酸，抗酸化物質を間歇的に経腸的補充投与すると患者予後を悪化することを示したランダム化比較試験が報告されている
- ω-3脂肪酸投与の是非は，大規模ランダム化比較試験が行われるまでは確定的ではない

はじめに

　感染や手術など全身に強い侵襲が加わると全身性の炎症反応が惹起され，好中球が活性化される．好中球が過剰に活性化され肺に集積すると，急性肺損傷が惹起される可能性がある[1]．ロイコトリエン，プロスタグランジン，トロンボキサンなどのエイコサノイドは炎症反応の惹起に関与する．エイコサノイドは不飽和脂肪酸を基本骨格として形成される．

　不飽和脂肪酸の一系統であるω-6脂肪酸は必須脂肪酸であるが，過剰な摂取により炎症・凝固などの反応が亢進する[2]．もう1つの系統であるω-3脂肪酸も同様にエイコサノイドに変換されるが，ω-6脂肪酸を材料にしたものに比較して生理活性が低く，免疫凝固および炎症などにおいて過剰な反応を抑制する作用がある[3]．炎症期の重症患者に投与するω-3脂肪酸を多く投与することで肺損傷を軽減させることが期待されている．

症例

　78歳男性．誤嚥性肺炎で救急外来受診した．リザーバーマスク10LにてもSpO$_2$ 82％であった．直ちに気管挿管を行い，人工呼吸を開始した．ICU入室翌日，P/F比は140，循環動態は落ち着いておりカテコラミンは不要，経胃チューブからの胃液の逆流は少量で消化管蠕動音が聴取できる．さて，どの栄養剤を使用して経腸栄養剤を開始しようか？

1 ω-3脂肪酸投与に対する賛成論 (Pro)

ω-3脂肪酸の一種であるEPAを強化した経腸栄養剤の有効性を示したランダム化比較試験が現在までに3つ報告されている.

1) ランダム化比較試験1 – 1999年

Gadekらは,5施設のICUに入室した146名のARDS患者を対象に,同等のカロリーおよび同等の窒素量の経腸栄養製剤と比較してEPAとγ-リノレン酸を強化した栄養剤の経腸栄養の効果を検討した.EPAとγ-リノレン酸を強化した栄養剤を投与された患者群では有意に酸素化が改善し,人工呼吸期間は有意に短く(11 vs. 16日,$p = 0.11$),ICU入室期間も短く(13 vs. 18日,$p = 0.0016$),新たな臓器障害の発生も有意に少なかった(8% vs. 28%,$p = 0.015$)[4].

2) ランダム化比較試験2 – 2006年

Singersらは,1施設のICUに入室した100名のALI患者を対象に,同等のカロリーおよび同等の窒素量の経腸栄養製剤と比較してEPAとγ-リノレン酸を強化した栄養剤の経腸栄養の効果を検討した.EPAとγ-リノレン酸を強化した栄養剤を投与された患者群では有意に酸素化が改善し,肺コンプライアンスが有意に上昇した.両群間に死亡率に有意差はなかったものの,人工呼吸期間はEPAとγ-リノレン酸を強化した栄養剤を投与された患者群で有意に短縮した($p < 0.04$)[5].

3) ランダム化比較試験3 – 2006年

Pontes-Arrudaらが施行した,ALI/ARDSを伴う敗血症患者165例を対象とするランダム化比較試験では,脂質量が同等の栄養剤と比較して,EPAとγ-リノレン酸を強化した栄養剤の投与により,酸素化能が有意に改善し,死亡率,臓器障害発生率,人工呼吸管理日数およびICU入室期間が有意に減少した[6].

4) メタ解析 – 2008年

上記の3つの研究を統合したメタ解析でも,EPAとγ-リノレン酸を強化した栄養剤の投与は有意に28日死亡率を減少させ(オッズ比0.4,$p = 0.01$),ICUフリー生存日数・人工呼吸フリー生存日数間が延長し,新たな臓器障害の発生率が有意に減少した(オッズ比0.44,$p < 0.0001$)[7](図1).

EPAとγ-リノレン酸を強化した栄養剤はALI/ARDS患者にとって,人工呼吸期間・ICU入室期間・新たな臓器障害の発生および死亡率を下げる画期的な経腸栄養剤と考えられる.

研究者名					各研究の結果		オッズ比（95%信頼区間）	比重	EPA+GLA (n/N)	コントロール (n/N)
	オッズ比	下限値	上限値	Z値	P値					
Pontes-Arruda et al.	0.448	0.201	0.995	−1.973	0.049			42.01	18/55	25/48
Singer et al.	0.295	0.126	0.695	−2.793	0.005			36.61	13/46	28/49
Gadek et al.	0.563	0.184	1.725	−1.006	0.315			21.38	6/51	9/47
Fixed effects	0.404	0.241	0.678	−3.434	0.001					

EPAとγ-リノレン酸を強化した栄養剤で死亡率低下　／　コントロールの栄養剤で死亡率低下

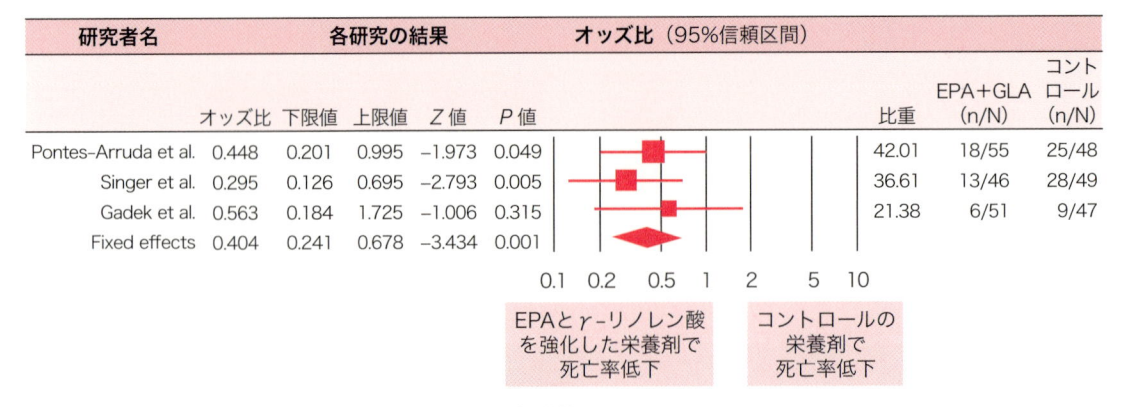

図1 ● ALI/ARDS患者に対するω-3脂肪酸の有効性
ALI/ARDS患者に対するEPAとγ-リノレン酸を強化した栄養剤が死亡率に与える影響を検討したメタ解析（2008年）
GLA：γ-リノレン酸
（文献7より引用）

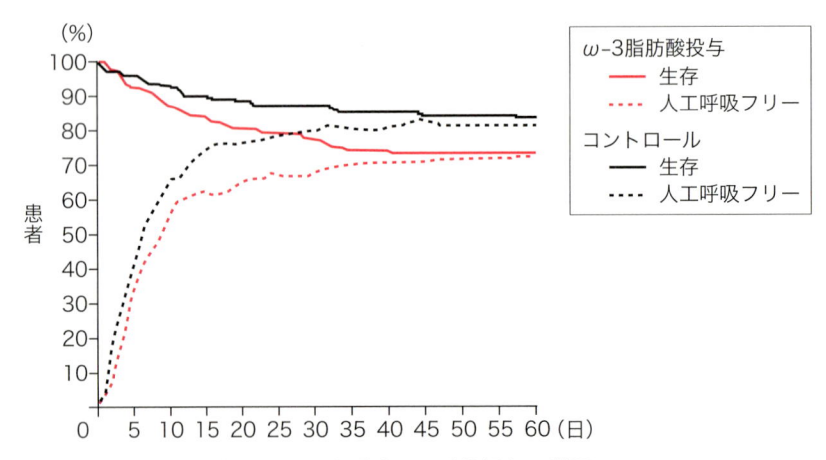

図2 ● ALI患者に対するω-3脂肪酸の間歇的投与の効果
ALI患者に対するEPA, DHA, γ-リノレン酸, 抗酸化物質の間歇的経腸補充の効果を検討したランダム化比較試験（2011年）
（文献10より引用）

Con 2　ω-3脂肪酸投与に対する反対論

　過去のランダム化比較試験には，intension to treatで解析されていないなどの解析方法の問題や，死亡率低下を観察するには小規模研究であるなどいくつかの問題を抱えている．近年，集中治療患者や成人患者を対象としたω-3脂肪酸投与効果を検討したメタ解析やEPA，DHA，γ-リノレン酸，抗酸化物質を間歇的に経腸的補充投与するランダム化比較試験が報告されている．

1）メタ解析：集中治療患者 − 2012年

　Palmerらは，集中治療患者を対象としω-3脂肪酸の静脈投与の効果を検討した9つのランダム化比較試験の結果を統合した結果を2012年に報告した．死亡率軽減効果（オッズ比0.83，$p = 0.32$），新たな感染症の発生（オッズ比0.78，$p = 0.41$），集中治療室入室期間（$p = 0.80$）のいず

れにおいても集中治療患者に対するω-3脂肪酸の静脈投与は有意な有効性がなかった[8]．

2）メタ解析：成人患者 - 2012年

　Rizosらは，成人患者を対象とし，ω-3脂肪酸投与の効果を検討した20個のランダム化比較試験の結果を統合した．ω-3脂肪酸投与は，全死亡率，心臓関連死亡率，心筋梗塞発生率および脳梗塞発生率を有意に軽減させなかった[9]．

3）ランダム化比較試験 - 2011年

　Riceらは，ALIの患者272例を対象としてEPA，DHA，γ-リノレン酸，抗酸化物質を間歇的に経腸的補充投与した群と投与しない群を比較した（EDEN-OMEGA study，図2）[10] [LRCT]．本研究ではEPA，DHA，γ-リノレン酸，抗酸化物質の間歇投与群では，人工呼吸フリー生存日数（14 vs. 17日，$p = 0.02$）および，ICUフリー生存日数（14 vs. 17日，$p = 0.04$），肺以外の臓器障害が存在しない期間（12 vs. 16日，$p = 0.02$）が有意に短く，60日死亡率が高い傾向にあった（26.6 % vs. 16.3 %，$p = 0.054$）．

　このように近年，ω-3脂肪酸の有効性に疑問を提唱し，有害である可能性を示唆する研究が報告されている．これらの結果を受けて，Surviving Sepsis Campaign Guidelinesの2012年度版では，ω-3脂肪酸投与を含め免疫栄養の使用を推奨していない．

Pro Con 論点のまとめ

ALI患者にω-3脂肪酸を投与するべきか

[賛成論]
- ω-3脂肪酸の投与量を増加させることで，全身炎症反応を軽減させ，ALI患者の予後を改善する試みが行われている
- 複数のランダム化比較試験によりEPAとγ-リノレン酸を強化した栄養剤の経腸投与の有効性を示されている

[反対論]
- ω-3脂肪酸投与の有効性は，集中治療患者や成人患者を対象とした研究では認められていない
- EPA，DHA，γ-リノレン酸，抗酸化物質を間歇的に経腸投与する方法は予後悪化することが示された
- ALI患者に対するω-3脂肪酸投与の是非は，大規模ランダム化比較試験が行われるまでは確定的ではないと考えるのが妥当である

文献

1) Ware LB & Matthay MA：The acute respiratory distress syndrome. N Engl J Med, 342：1334-1349, 2000
2) Caironi P, et al：5-Lipoxygenase deficiency prevents respiratory failure during ventilator-induced lung injury. Am J Respir Crit Care Med, 172：334-343, 2005
3) Calder PC：n-3 fatty acids, inflammation, and immunity--relevance to postsurgical and critically ill patients. Lipids, 39：1147-1161, 2004
4) Gadek JE, et al：Effect of enteral feeding with eicosapentaenoic acid, gamma-linolenic acid, and antioxidants in patients with acute respiratory distress syndrome. Enteral Nutrition in ARDS Study Group. Crit Care Med, 27：1409-1420, 1999 ★★
5) Singer P, et al：Benefit of an enteral diet enriched with eicosapentaenoic acid and gamma-linolenic acid in ventilated patients with acute lung injury. Crit Care Med, 34：1033-1038, 2006 ★★
6) Pontes-Arruda A, et al：Effects of enteral feeding with eicosapentaenoic acid, gamma-linolenic acid, and antioxidants in mechanically ventilated patients with severe sepsis and septic shock. Crit Care Med, 34：2325-2333, 2006 ★★
7) Pontes-Arruda A, et al：The use of an inflammation-modulating diet in patients with acute lung injury or acute respiratory distress syndrome：a meta-analysis of outcome data. JPEN J Parenter Enteral Nutr, 32：596-605, 2008
8) Palmer AJ, et al：The role of omega-3 fatty acid supplemented parenteral nutrition in critical illness in adults：a systematic review and meta-analysis. Crit Care Med, 41：307-316, 2012
9) Rizos EC, et al：Association between omega-3 fatty acid supplementation and risk of major cardiovascular disease events：a systematic review and meta-analysis. JAMA, 308：1024-1033, 2012
10) Rice TW, et al：Enteral omega-3 fatty acid, gamma-linolenic acid, and antioxidant supplementation in acute lung injury. JAMA, 306：1574-1581, 2011 ★★★

第3章 治療

3. 薬物療法
4）早期経腸栄養の是非

冨田麻衣子，祖父江和哉

Point
- 「早期」とは侵襲が加わってから24時間以内，遅くとも36〜48時間以内のことである
- 個々の症例に合った投与経路・方法を選択する

はじめに

　栄養療法は，生体に必要なエネルギーや栄養素を供給するために生理的に必要である．また，免疫能の調整，感染防御能の向上，炎症の軽減といった薬理学的効果を期待でき，重症患者の治療に影響を与える可能性がある．ARDSに代表されるような呼吸不全を呈する患者では，原疾患に対する根本的な治療を行いつつ，人工呼吸によりガス交換能の維持と呼吸仕事量の増加を抑制する．加えて，患者が回復するまでの間，適切な栄養療法を行うことが重要である．経腸栄養の重要性は広く知られているが，いったいいつからどのような栄養を投与すればよいかは，いまだ結論が出ていない．

症例

　72歳の男性．身長161.1cm，体重84.5 kg（BMI33.0）．
　前日からの構音障害，尿失禁を主訴に，救急車にて救急外来受診．来院時，低酸素血症と高二酸化炭素血症を認め，気管挿管されICU入室．精査にて，肺炎を契機としてARDSを発症と診断．
　人工呼吸により酸素化の改善，輸液療法とノルアドレナリン0.05μg/kg/分にて循環安定しており，ICU入室1日目より経腸栄養を開始した（図）．半消化態栄養剤の吸収はよく，ICU入室4日目に目標投与量に達成した．ICU入室13日目に抜管．経腸栄養も順調に行われていたが，ICU入室16日目に腹痛が出現，胆嚢炎の診断にて絶食，経静脈栄養が開始された．全身状態の改善に伴い，ICU入室19日目に一般病棟に転棟となった．

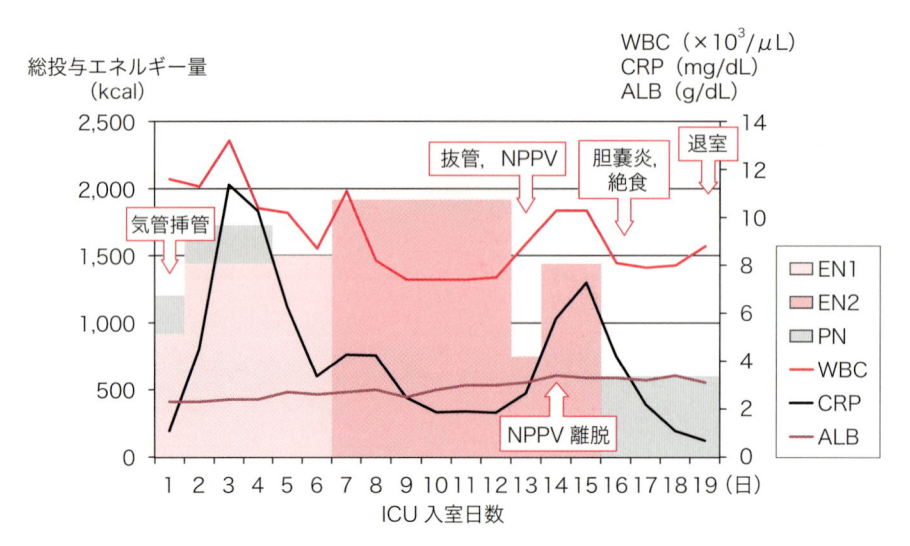

図 ● ICU入室後経過
EN1＝オキシーパ®, EN2＝テルミール®ミニ, PN＝フィジオ®35
EN：enteral nutrition（経腸栄養）
PN：parenteral nutrition（経静脈栄養）

1　経静脈栄養か？　経腸栄養か？

1）栄養療法の開始前

栄養療法を開始する前には，栄養評価を行うべきである[1]．病歴・栄養歴・投薬歴・理学的身体所見・身体計測・臨床データを利用し，栄養状態を総合的に判断する．栄養障害あるいはそのリスクを有する患者を特定し，栄養療法に反映させ，継続的に適切なモニターを行い，評価と栄養療法の改善を続ける．

2）経静脈栄養か？　経腸栄養か？

投与経路については議論の余地はほとんどない．**栄養療法を必要とする患者には，経静脈栄養（parenteral nutrition：PN）よりも経腸栄養（enteral nutrition：EN）が推奨される**[2][LRCT]．重症呼吸不全患者を含む重症例を対象とし，ENとPNの有効性を直接的に比較した複数のメタ解析では，ENの適用により感染性合併症（特に人工呼吸器関連肺炎やカテーテル感染）が有意に改善し，人工呼吸日数や在院日数が短縮するが，死亡率に差はないとされている[3]．

2　経腸栄養は早期に開始すべきか？

開始時期についても議論の余地は少ない．循環状態に応じて経腸栄養の開始を判断すべきと考えられる．

表1 早期経腸栄養の有用性
● 腸管粘膜上皮の形態と機能を維持する
● 生体防御機構を維持する
● 侵襲後のストレスホルモンの分泌亢進を抑制する
● 侵襲後の代謝亢進を抑制する
● 侵襲後の筋タンパクの崩壊を抑制する
● 静脈栄養に比べ，合併症が少ない
● 静脈栄養に比べ，医療費が安価

(文献5を参考に作製)

表2 経腸栄養の合併症
1．消化器合併症
腹部膨満・腹痛・嘔気・嘔吐・下痢・便秘など
2．栄養チューブによる機械的合併症
鼻粘膜損傷・咽頭炎・食道炎など
3．感染症
栄養剤の逆流と誤嚥性肺炎など
4．代謝性合併症
必須脂肪酸欠乏症・微量元素欠乏症など

Pro

1）循環状態が安定していれば早期ENを

　適切な呼吸管理が実施され，循環状態が安定している症例では，腸蠕動音や排便排ガスが確認できなくても，侵襲後24～48時間以内の早期にENを少量から開始することを考慮すべきである．これにより感染性合併症の罹患率の有意な減少，死亡率の減少傾向が示されている．これは24～48時間以内の早期EN実施は，72時間以降の開始に比べ，腸管透過性の減少・炎症性サイトカインの活性化と放出が抑制されるためとされている[4]（表1）．ただし，目標投与量の決定方法や増量の方法については，いまだ結論が出ていない．

Con

2）循環状態が不安定な時期の早期ENは慎重に

　最も多い経腸栄養の合併症は，腹部膨満感，腹痛，嘔気，下痢といった腹部症状である（表2）．胃の機能が保たれている場合には，その貯留能により腹部膨満感や下痢は減少するが，機能が障害されている場合には，嘔吐や逆流による誤嚥性肺炎を発症する可能性がある．さらに重篤な合併症として腸管壊死があり，頻度は文献によって0.14～5％とさまざまである[6]．原因は多岐にわたるが，**循環状態が不安定な時期は，腸管も虚血に陥りやすいと考えられ，この時期の早期ENは慎重に適応を判断すべきである**．

3 経胃か？ 経小腸（幽門後）か？

　経胃と経小腸のいずれを選択するかは胃内排出障害の有無で決定するとよい．早期経腸栄養時の投与ルートを胃内と幽門後で比較した場合，胃内排出障害が明らかでない成人重症患者での幽門後投与は，臨床上の有益性はないとされている[7]．より生理的な状態であるという点や挿入・維持の簡便さを考慮すると胃内投与が選択される機会が多くなるが，ここで問題となるのが誤嚥のリスクである．胃内停滞により逆流のリスクが疑われる症例では，

①上半身を30〜45°挙上する.
②消化管蠕動促進薬を使用する.
③間欠投与から胃内持続注入へ切り替える.
④チューブ先端を幽門後に留置する.

などの対策をとるべきである.これらの対策をとっても,胃内残量が多い(論文ごとに異なるが,1回の胃内残量としておよそ200〜250 mL以上)場合や逆流・嘔吐がある場合は,栄養チューブの小腸内留置を考慮すべきである.

4 経腸栄養の投与エネルギー量設定と増量

1) 目標投与エネルギー量の設定

侵襲下の消費エネルギーは生体恒常性の維持目的で増加していることが知られており,生体からの内因性エネルギー供給と栄養療法として投与される外因性エネルギー供給の相互作用によって充足される.現時点では内因性エネルギー供給量を測定することはできず,それゆえに外因性に投与する至適エネルギー投与量を決定することは困難である[8].外因性投与エネルギー量過剰の場合,高血糖をはじめ,呼吸不全の患者にとっては問題となりうる二酸化炭素産生増加などの有害事象を招きかねず[9](表3),外因性投与エネルギー量は慎重に決定すべきである.

では,どのように目標投与エネルギー量を決定したらよいのだろうか？現在ではHarris-Benedictの式(推算式)もしくは,間接熱量測定から算出する方法がある.熱傷患者に対し,推算式あるいは間接熱量測定から算出した必要エネルギー量に基づき,経腸栄養を行ったランダム化比較試験(RCT)はあるが,両群間で死亡率・在院日数に差はなかった[10].

2) 投与エネルギーの増量について

どのように投与エネルギーを増量し,いつまでに目標投与エネルギー量まで達成させるかについては,いまだ結論はない.明らかなことは,プロトコールの作成により,目標投与エネルギー量への到達度が改善する[11] [LRCT] ということである.

表3 過剰エネルギー投与が惹起する有害事象

高血糖
ミトコンドリアで発生する過度の酸化ストレス 炎症反応の増幅
栄養ストレス
REE*増加 CO_2産生増加 骨格筋タンパク分解増加 水分貯留,浮腫増悪

REE:resting energy expenditure(安静時エネルギー消費量)
(文献8より引用)

Pro

a） 開始時から積極的に目標投与エネルギー量への到達をめざすべきである

　ARDSを対象に行った研究はないが，頭部外傷患者を対象に，開始当日から目標投与エネルギー量を満たすよう積極的にEN投与量を増加した場合，徐々に投与量を増加させていった群に比べ，3カ月後の神経学的予後が改善し，感染を含めた合併症が有意に減少したとする報告がある[12] [LRCT]．

Con

b） 開始時にはtrophicでよい．無理に増量しない

　ALI患者を対象に，EN開始6日目まで目標投与エネルギー量の25％以下に押さえてEN投与を行ったtrophic群とEN開始日から積極的に投与したfull群では，人工呼吸フリー生存日数や60日死亡率・臓器障害・新たな感染症の発生率に差はなかった．また，full群の方がtrophic群に比べ，有意に血糖値が高く，インスリン投与量も多かったと報告されている[13] [LRCT]．したがって，EN開始初期には無理に目標エネルギーに到達させる必要はない．

3） PNを併用する場合の開始時期

　最後に，ENだけで目標エネルギーに到達することのできない患者はどうしたらよいのだろうか？ このような患者では，PNを併用せざるを得ないが，その開始時期については議論がある．欧州経静脈・経腸栄養学会は，ENでのエネルギー投与量が不十分な場合は，2日目以内にPNの開始を検討すべきとし，一方アメリカおよびカナダのガイドラインでは，早期にPNを開始すべきではないという見解を示している．この2通りの見解について検討したLRCTによると，早期・晩期PN開始群ともにICU死亡率・院内死亡率・90日後死亡率は同等であった．晩期開始群では低血糖発生数は多かったが，ICU在室日数・人工呼吸期間・腎代替療法実施期間は晩期開始群が短く，新規感染症の発生数は少なく，医療費の削減にもつながったと報告されている[14] [LRCT]．

5　症例での管理

　本症例での栄養管理は，まず呼吸循環状態を安定させたのち，侵襲が加わってから48時間以内にENを開始．その内容については患者の状態を加味しながら選択，増量していった．しかし胆嚢炎にて絶食が必要と判断されたのちは，消化管の使用を直ちに控えPN管理とした．1日1日患者の状態を把握し，栄養メニューを考えていくことが，合併症を最低限に抑え，患者の回復を促すことにつながる．

Pro Con

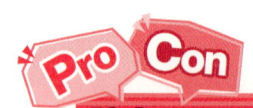

論点のまとめ

ARDSにおける早期経腸栄養の開始と注意点
- 循環状態が安定し，腸管の使用ができる場合は，すみやかにENを開始すべきである
- 逆流や胃内残量が多い症例では，リスクを減じる手段を考慮すべきである
- EN開始初期は，投与エネルギー量が目標に満たなくとも，アウトカムに影響を及ぼさない可能性がある

文献

1) ASPEN Bord of Directors and the Clinical Guidelines Task Force：Guideline for the use of parenteral and enteral nutrition in adult and pediatric patients. JPEN 26（suppl）：1SA-138SA，2002

2) Woodcock NP, et al：Enteral versus parenteral nutrition：a pragmatic study. Nutrition, 17：1-12, 2001 ★★★

3) Gramlich L, et al：Does enteral nutrition compared to parenteral nutrition result in better outcome in critically ill adult patients？ A systematic review of the literature. Nutrition, 20：843-848, 2004

4) Heyland DK, et al：Canadian Critical Care Clinical Practice Guidelines Committee：Canadian clinical practice guidelines for the nutrition support in mechanically ventilated, critically ill adults patients. JPEN J Parenter Enteral Nutr. 27：355-373, 2003（updated April 3rd, 2013）

5) Li J, et al：Effects of parenteral and enteral nutrition on gut-associated lymphoid tissue. J Trauma, 39：44-52, 1995

6) Melis M, et al：Bowel necrosis associated with early jejunal tube feeding：A complication of postoperative enteral nutrition. Arch Surg, 141（7）：701-740, 2006

7) Ho KM, et al：A comparison of early gastric and postpyloric feeding in critically ill patients：a meta-analysis. Intensive Care Med, 32：639-649, 2006

8) Stapleton RD, et al：Feeding critically ill patients：what is the optimal amount of energy？ Crit Care Med, 35：S535-S540, 2007

9) 寺島秀夫：各論 周術期を含め侵襲下におけるエネルギー投与に関する理論的考え方 〜既存のエネルギー投与量算定法からの脱却〜．静脈経腸栄養，24：1027-1043, 2009

10) Saffle JR, et al：A randomized trial of indirect calorimetry-based feedings in thermal injury. J Trauma. 30（7）：776-782, 1990 ★★

11) Barr J, et al：Outcomes in critically ill patients before and after the implementation of an evidence-based nutritional management protocol. Chest, 125：1446-1457, 2004 ★★★

12) Taylor SJ, et al：Prospective, randomized, controlled trial to determine the effect of early enhanced enteral nutrition on clinical outcome in mechanically ventilated patients suffering head injury. Crit Care Med, 27：2525-2531, 1999 ★★★

必読 13) National Heart, Lung, and Blood Insritute Acute Respiratory Syndrome（ARDS）Clinical Trials Network：Initial trophic vs full enteral feeding in patients with acute lung injury：the EDEN randomized trial. JAMA, 307（8）：793-803, 2012 ★★★

必読 14) Casaer MP, et al：Early versus late parenteral nutrition in critically ill adults. N Engl J Med, 365：506-517, 2011 ★★★

3. 薬物療法
5) β_2刺激薬, テオフィリン製剤

田中博之, 志馬伸朗

Point

- ARDSでは, 肺のコンプライアンスが低下することによる呼吸不全をきたしており, 気管支拡張を得ることができれば, 呼吸状態の改善が期待できるかもしれない
- 気管支拡張作用のあるβ_2刺激薬やテオフィリン製剤の持続投与は, ARDSにおいては有用性が低く, むしろ害となる可能性が高い
- β_2刺激薬やテオフィリン製剤のルーチン使用は推奨されない. 使用する際にはβ刺激作用による副作用やテオフォリン血中濃度モニタリングなどを行いながら慎重に使用することが重要である

はじめに

ARDSにおいては, 炎症により血管透過性が亢進し, 肺間質および肺胞領域に滲出液が増加する. 種々の炎症性サイトカインの放出, 活性酸素の存在, さらには肺胞上皮細胞自体の障害により, Ⅰ型・Ⅱ型肺胞上皮細胞による水分調節機構が破綻している. その結果, 肺水腫が進行し, 肺実質のレジスタンスが増え, 肺のコンプライアンスが低下し, 呼吸不全に至る. β_2刺激薬およびテオフィリン製剤にはともに気管支拡張作用がある. 上記2種類の薬剤を, ARDSの治療において積極的に使用を考慮すべきかどうか検討する.

症例

症例は60歳代女性. 慢性閉塞性肺疾患の既往があり, サルメテロールキシナホ酸塩・フルチカゾンプロピオン酸エステル配合（アドエア®）とチオトロピウム臭化物（スピリーバ®吸入用）による吸入療法を行っている. 数日前から感冒様症状があり, 近医にて抗菌薬加療を受けるも症状の改善が得られなかった. 呼吸困難の増悪があり, 前医に救急搬送となった. 前医の画像検査で, 胸部X線上両肺野に広がるbutterfly shadow, CTでは両側びまん性すりガラス影を認めた. 心エコー上, 明らかな心機能低下はなく, 肺炎を中心とした感染を契機としたARDSと診断され, 当院転院搬送となった. 当院では, 前医からの抗菌薬治療を継続し, 呼吸補助のため, 非侵襲的陽圧換気（NPPV）を行うとともに, 薬歴を考慮しβ_2刺激薬のネブライザー吸入を1日4回施行した. 第3病日にはNPPVからの離脱が可能となった. 第7病日には酸素吸入も中止でき, 前医に転院搬送となった. 入院日と第3病日のCT画像を図に示す.

a）入院日   b）第3病日

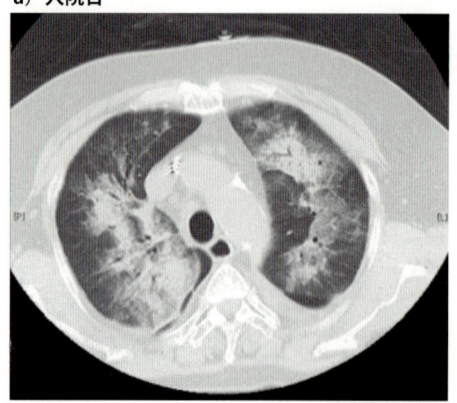

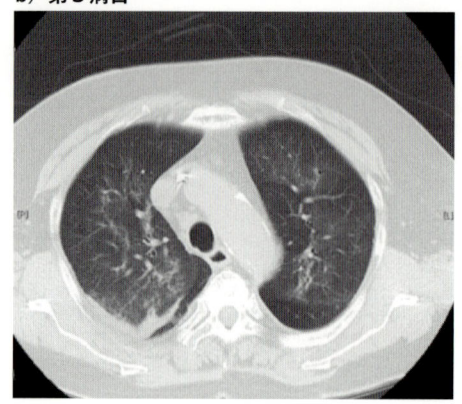

図　ARDSと診断された60歳代女性の胸部CT画像
a) 入院日の胸部CTでは両側びまん性すりガラス陰影を認める．
b) 抗菌薬治療を継続しながら，NPPVとβ₂刺激薬を導入したところ，入院第3病日の胸部CTでは陰影がほぼ消失した．

> 本症例では，原疾患の治療，呼吸支持療法，循環支持療法に加えてβ_2刺激薬を使用して，非常に良好な転帰を得た．

1　2剤の一般的な薬理作用およびARDSとの関係

　ARDSにおいては炎症により血管透過性が亢進し，肺水腫をきたす．肺水腫に対しては，Ⅰ型・Ⅱ型肺胞上皮細胞による能動的Na^+/Cl^-再吸収が増えることにより，濃度勾配により水分を血管内に再吸収するように調整が行われる．炎症下では，この調整機構が破綻しているため，肺水腫が持続することが示唆される．

　β_2刺激薬には，以下のような作用が期待される．好中球の活性化を抑制することによる好中球エラスターゼなどの炎症性サイトカインの産生抑制作用，Ⅰ型・Ⅱ型肺胞上皮細胞のβ_2受容体に作用することによるcAMPの産生亢進の結果，Na^+/Cl^-再吸収増加ひいては滲出液の減少作用である．

　一方，テオフィリン製剤には，以下のような作用が期待される．主として，ホスフォジエステラーゼの阻害によるセカンドメッセンジャーとしての細胞内cAMP濃度の増加による，Na^+/Cl^-再吸収増加ひいては滲出液の減少作用である．

2 β₂刺激薬投与に関するエビデンス

Pro
1) 賛成論

　　phase Ⅱトライアルであるβ-agonist lung injury trial（BALTI）study[1]では，サルブタモールを7日間静注することによる肺水腫の状態評価を行っている．このトライアルは単施設二重盲検ランダム化比較試験で40人の患者がエントリーされた．第7病日におけるサルブタモール投与群では，プラセボ群と比較して，肺水腫（$p = 0.038$），気道内圧（$p = 0.049$）ともに改善傾向を認め，さらにMurrayらのlung injury score（LIS）も，統計学的には有意差はないものの（$p = 0.2$），サルブタモール投与群（1.7 ± 0.9）は，プラセボ群（2.0 ± 0.6）と比較して低下傾向を示した．ただし，上室性不整脈の頻度は，サルブタモール群（26％）はプラセボ群（10％）と比較して高かった（$p = 0.2$）．28日生存率には統計学的有意差はなく，また，電解質異常（βアゴニスト投与に伴う低カリウム血症，低マグネシウム血症など）などの副作用も認容範囲内であった．本研究は，ARDSにおいて，β₂アゴニスト（β₂刺激薬）の使用を考慮してもよい可能性を示唆した．

Con
2) 反対論

　　サルブタモール投与が患者生命予後を改善しうるかどうかを検討したものが多施設二重盲検ランダム化比較試験であるintravenous β₂ agonist treatment on clinical outcomes in ARDS（BALTI-2）study[2]である．

　　この試験では，サルブタモール投与群とプラセボ群とを比較すると，人工呼吸器装着および多臓器不全罹患期間の短縮は認められたが，28日死亡率については，投与群（34％）がプラセボ群（23％）と比較して高い傾向を示したため，エントリーが中断となっている．この原因としては，投与群に高い頻度で認められた上室性頻脈，不整脈などが関与している可能性がある．心イベントがより多いということは，先述のBALTI studyでも認められていた結果ではある．

　　さらにこの試験の約1年前に，急性肺損傷（acute lung injury：ALI）に対するβ₂アゴニスト投与についての多施設二重盲検ランダム化比較試験が行われているが，この試験でも人工呼吸フリー生存日数，死亡率，副作用について，有意差を認めていない[3]．

　　これら結果をふまえると，**ALI/ARDSにおいては，β₂アゴニスト（β₂刺激薬）の使用に関してはルーチンで行うものではなく，投与する場合には慎重を期す必要がある**，ということになる．

3 β₂刺激薬の薬理・病態的な側面

　　上記のような相反する結論が出てしまう原因として，β₂アゴニスト（β₂刺激薬）の薬理作用について注目する必要がある．β受容体には，心筋に多く発現しているβ₁受容体と，気管支

平滑筋に多く発現しているβ_2受容体がある．サルブタモールはβ_2受容体と親和性が高く選択的に結合することにより作用を発現はするものの，持続静注に伴う高濃度のサルブタモールにより結合できるβ_2受容体が飽和状態に達し，β_1受容体と結合する可能性も考えられる．このβ_1刺激が，頻脈，血圧上昇などの有害な副作用の原因となる可能性がある．したがって，**薬理学的な病態を理解したうえで投与の有無および投与方法を検討することが重要**である．

気管支喘息急性期の初期治療として，気管支喘息治療に関する世界的なガイドラインである国際喘息指針（Global Initiative for Asthma：GINA）では，β_2刺激薬は第一選択（Evidence A）の治療薬として挙げられている[4]．「気管支拡張による肺換気適正化による呼吸支持療法」という治療目標は共通していても，気道過敏性の亢進に伴う可逆性のある気管支平滑筋の収縮が病態の本質である気管支喘息と，肺間質への漏出が増加している（したがって厳密な意味では「可逆性の気管支平滑筋の変化」ではない）ARDSとは根本的な病態が異なることに留意する必要がある．この違いを認識したうえ，心拍数・血圧上昇などの循環動態への影響，血中カリウム・マグネシウム濃度低下，アシデミアなどの電解質異常といったβ_2刺激薬使用に伴う副作用出現のデメリットと，気管支拡張作用，肺間質の水分量減少といったβ_2刺激薬使用のメリットを天秤にかけて，使用の有無を考慮することになる．

❹ テオフィリン製剤に関する現在の知見

ARDSにおけるテオフォリン製剤の使用による治療効果に関する文献は見あたらない．テオフィリン製剤については，血中濃度のモニタリングが必要であることもあり，前述のGINAでも成人気管支喘息における急性期治療薬剤には含まれていないことも留意すべきである（安定期治療においては，考慮してもよいことになっている：Evidence B）[4]．急性期疾患であるARDSにおいて，テオフィリン製剤が有効か否かは現時点では肯定も否定もできない．

論点のまとめ

ARDS患者へのβ_2刺激薬，テオフィリン製剤投与の賛成論・反対論

［賛成論］
- ARDSに伴う肺水腫の改善のために，気管支拡張作用のある薬剤を使用することは病態的には検討の余地はある．
- β_2刺激薬，テオフォリン製剤を使用する場合には，薬理学的側面を理解したうえで，投与方法を検討するとともに，投与を行った場合には評価することが重要である．

［反対論］
- 気管支拡張作用のあるβ_2刺激薬をARDS患者に経静脈的に使用すると死亡率が上昇する恐れがある．

◆ 文献

必読 1) Gavin D：Thickett, and Fang Gao "The β-Agonist Lung Injury Trial (BALTI)". Am J Res Crit Care Med, 173：281-287, 2006 ★★

2) Fang Gao Smith,：Effect of intravenous β-2 agonist treatment on clinical outcomes in acute respiratory distress syndrome (BALTI-2)：a multicentre, randomized controlled trial. Lancet, 379(9812)：229-235, 2012 ★★

3) Michael A Matthay et al：Randomized, Placebo-controlled Clinical Trial of an Aerosolized β2-Agonist for Treatment of Acute Lung Injury. Am J Res Crit Care Med, 184：561-568, 2011 ★★

必読 4) Global Initiative for Asthma. Global Strategy for Asthma Management and Prevention, pp. 65-77, 2012 http://www.ginasthma.org/ ★★

Column ⑬

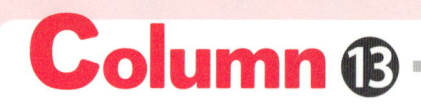

ARDSと肺炎の関係は？

齋藤伸行

1）ARDSに合併する肺炎

ARDSにおいて発症する院内肺炎は，人工呼吸器関連肺炎（ventilator-associated pneumonia：VAP）である．VAPは，ARDSにおいて多臓器不全や死亡のリスクを上昇させると考えられやすいが，人工呼吸患者においてVAPが死亡に影響があるというデータは比較的少ない．ただし，ARDS患者でのVAPに関する研究の多くは，肺保護戦略に基づいた人工呼吸療法が提唱される以前の，ICU死亡率が現在よりも高い1990年代に行われたものである[1〜6]．最近の基礎研究で，肺細胞の周期的なストレッチは細菌の増殖を誘導することが報告され[7]，人工呼吸療法の変化がVAPのリスクに影響を及ぼす可能性も考えられている．

2）VAPによる死亡リスク

Forelらは，ARDSに対する筋弛緩薬の臨床効果をみた比較試験の患者コホートを対象として，VAPの死亡リスクに関する検討を行った[8][LRCT]．この研究は2006年から2008年にかけて行われており肺保護戦略による人工呼吸が実践された．この結果，VAPは人工呼吸期間など治療に関連する期間を大幅に延長させていた．ICU死亡率は，粗死亡率ではVAP発症例が有意に高かったが（VAP：41.8％，non-VAP：30.7％，$p=0.05$），リスク調整するとVAPは死亡に関する独立した因子とはならなかった．この研究で注目すべき点は，VAPに対する抗菌薬の適切性が95％であった点である．最近報告されたわが国のVAPに関する観察研究における適切性は73％と20％以上も低いため[9]，日本のICUでは同様の結果とはならないかもしれない．

また，2008年に実施された全世界のICUでの感染症についての横断的研究では，ICU内の院内感染症のうち63％が肺炎であり，院内感染症は死亡と独立して関連していた[10]．完璧にコントロールされたARDS治療群において，VAPは死亡と関連していなかったが，それ以外の臨床転帰を悪化させることは見逃すことはできない．ARDS患者でVAPを診断すること自体が難しい．新たなCDCサーベイランス基準では，人工呼吸設定変更を余儀なくされる酸素化不良をVAPを疑う初期スクリーニング指標とすることが提唱されている[11]．

◆ 文献

1) Iregui MG, & Kollef MH.：Ventilator-associated pneumonia complicating the acute respiratory distress syndrome. Seminars in respiratory and critical care medicine, 22：317-326, 2001

2) Chastre J, et al：Nosocomial pneumonia in patients with acute respiratory distress syndrome. Am J Respir Crit Care Med, 57：1165-1172, 1998

3) Delclaux C, et al：Lower respiratory tract colonization and infection during severe acute respiratory distress syndrome：incidence and diagnosis. Am J Respir Crit Care Med, 156：1092-1098, 1997

4) Markowicz P, et al：Multicenter prospective study of ventilator-associated pneumonia during acute respiratory distress syndrome. Incidence, prognosis, and risk factors. ARDS Study Group. Am J Respir Crit Care Med, 161：1942-1948, 2000

5) Sutherland KR, et al：Pulmonary infection during the acute respiratory distress syndrome. Am J Respir Crit Care Med, 152：550-556, 1995

6) Meduri GU, et al：Pneumonia in acute respiratory distress syndrome. A prospective evaluation of bilateral bronchoscopic sampling. Am J Respir Crit Care Med, 158：870-875, 1998

7) Pugin J, et al：Cyclic stretch of human lung cells induces an acidification and promotes bacterial growth. Am J Respir Cell Mol Biol, 38：362-370, 2008

8) Foewl JM, et al：Ventilator-associated pneumonia and ICU mortality in severe ARDS patients ventilated according to a lung protective strategy. Critical Care, 16：R65, 2012 ★★★

9) Sakaguchi M, et al：Effects of adherence to ventilator-associated pneumonia treatment guidelines on clinical outcomes. J Infect Chemother. 2012 Nov 28. [Epub ahead of print]

10) Vincent JL, et al：International study of the prevalence and outcomes of infection in intensive care units. JAMA, 302：2323-2329, 2009 ★

11) Klompas M, et al：Rapid and Reproducible Surveillance for Ventilator-Associated Pneumonia Clinical Infectious Diseases, 54：370-377, 2012 ★

Column 14

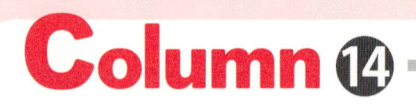

DIC治療とARDSの予後との関連性はあるのか？

垣花泰之

1）ARDSにおける炎症と血液凝固

　ARDS患者では，虚脱した病的肺と正常肺とが混在し，陽圧換気に伴う正常な肺胞の過伸展や呼気終末の肺胞の虚脱と再開通による剪断力（shear force）により肺に炎症反応が起こり，そこから放出された炎症性サイトカインが全身性炎症反応症候群（systemic inflammatory response syndorome：SIRS）を引き起こし，多臓器不全を誘発，もしくは助長する．このことからARDSは炎症による生化学的な肺損傷（biotrauma）とも考えられている[1]．

　近年，炎症と血液凝固の相互連関が注目され，肺に強い炎症が惹起されるARDS患者では，抗凝固系機構の破綻による過凝固状態，肺微小血管における血栓形成傾向とともに，組織中の組織因子発現が増加し，肺胞腔内へのフィブリン沈着が多数認められる．また，血漿中プロテインC濃度の低下とPAI-1（プラスミノゲンアクチベータインヒビター1）濃度の上昇がARDS症例の予後に強い相関を示すことも報告されている[2]．さらに，近年ARDS患者の播種性血管内凝固症候群（disseminated intravascular coagulation：DIC）様病態発症に，好中球の関与が報告され注目を浴びている．

2）ARDS患者のDIC様病態発症メカニズム

　血小板の細胞膜表面には，エンドトキシンを認識するTLR4が発現しており，刺激を受けると好中球と結合し，血小板–好中球複合体を形成する．血小板と結合した好中球は網状の構造物である好中球細胞外トラップ（neutrophil extracellular traps：NETs）を細胞外へ放出し，その中に含まれる核内タンパク質ヒストンは，血小板を凝集しフィブリン形成を促す．

　Abramsら[3]は，外傷患者52名の血中ヒストン濃度は有意に高く，血中ヒストン濃度とARDS発症とは有意な相関があることを報告している．ヒストンを開裂させ毒性を減弱させるのが，活性化プロテインCであり，生体内ではトロンビン–トロンボモジュリン複合体によって産生されている．ARDS症例の最大の死因が呼吸不全ではなく，呼吸器以外の多臓器不全であることや，ARDSの初期のSIRSと内皮細胞傷害による凝固障害が予後に大きく影響すること[4]，などの理由から，ARDSの予防と治療には抗凝固と抗炎症の2つの制御が必要であり，この2つの作用をもつDIC治療薬がARDSの治療薬候補として注目を浴びるようになってきている．

3）DIC治療は必要？

　Gandoら[5]が示しているように，DICを併発したARDS症例の予後は，DICを併発していない症例に比較して明らかに悪いことから，**DICを併発したARDS症例に対しては早期の積**

極的なDIC治療が必要である．

　一方，DICを併発していなくても，ARDS患者は，抗凝固系機構の破綻による過凝固状態，血栓形成傾向であることから，早期のDIC治療の有用性は期待できるかもしれないという意見もある．ただ，現時点でDICを併発していない症例に対しての積極的なDIC治療に関しては，今後大規模臨床試験を含めた臨床研究の検討を待つべきである．それは，**炎症に伴うNETsや過凝固状態は外来微生物の捕獲，解毒，殺菌のための生体の防御反応であり，その反応をむやみに抑えることは，かえって感染を制御できず予後を悪くする可能性も残っているからである．**

◆ 文献

1) Halbertsma FJ, et al：Cytokines and biotrauma in ventilator-induced lung injury：a critical review of the literature. Neth J Med, 63：382-92, 2005

2) Ware LB, et al：Pathogenetic and prognostic significance of altered coagulation and fibrinolysis in acute lung injury/acute respiratory distress syndrome. Crit Care Med, 35：1821-1828, 2007 ★

3) Abrams ST, et al：Circulating histones are mediators of trauma-associated lung injury. Am J Respir Crit Care Med, 187：160-169, 2013

4) Ranieri VM, et al：Effect of mechanical ventilation on inflammatory mediators in patients with acute respiratory distress syndrome：a randomized controlled trial. JAMA, 282：54-61, 1999 ★★

5) Gando S, et al：Systemic inflammation and disseminated intravascular coagulation in early stage of ALI and ARDS：role of neutrophil and endothelial activation. Inflammation, 28：237-244, 2004

第3章　治療

4. 輸液療法

小尾口邦彦

Point

- ARDSは，敗血症性ショックを呈する時期は輸液負荷による血行動態安定を目指すが，安定後はドライサイドで管理する
- 重症ARDS患者をドライサイドで管理するために，アルブミン・フロセミドを適量使用することが求められる

症例

65歳，男性．アルコール依存症患者．腹痛を主訴に来院．重症急性膵炎の診断で入院．入院時Ht 52％（1カ月前受診時Ht 40％）と顕著な血液濃縮を認めた．血圧90/50 mmHg．CVPマイナス値．

初日　アシドーシスや乳酸値の改善・尿量確保を目標に細胞外液輸液．水分出納＋7,500 mL．CVP 2〜4 mmHg．アシドーシスや乳酸値は改善．尿量50 mL/時程度確保．Ht 41％．

2日目　収縮期血圧100 mmHg程度だが，看護師より体位変換時60〜70 mmHgに血圧が下がると報告．当直医はCVP 8 mmHg達成まで細胞外液輸液負荷するよう指示．水分出納＋4,500 mL．肺酸素能急速に悪化し，挿管・人工呼吸管理スタート．

3日目　著明な腹部膨満（図）を認めた．CTにて肺背側を中心に透過性低下を認め，ARDSおよび腹部コンパートメント症候群と診断された．

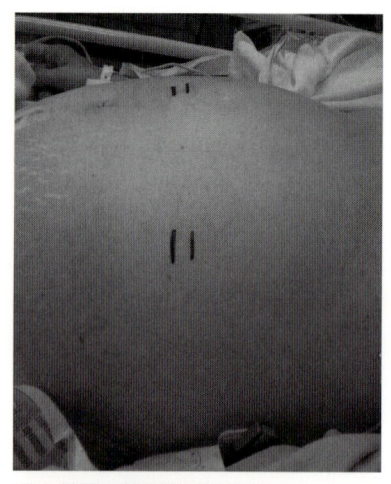

図　著明な腹部膨満を認めた
(p.9 Color Atlas ❹ 参照)

① 大量輸液推奨の光と影

Surviving Sepsis Campaign Guidelines（SSCG）の浸透により敗血症において初期輸液負荷の重要性が広く理解されている．急性膵炎はARDSの非感染原因となりやすいが，急性膵炎ガイ

ドライン2010（日本膵臓学会）[1]）にも，「炎症に伴う循環血漿量低下を補うために細胞外液補充液を用いて十分な輸液療法を行うべきである：推奨度A」「（1日必要水分量として）60〜160 mL/kgが必要となる」「重症例において入院当日に7,787 ± 4,211 mL，第2病日以後4,000〜5,000 mL」とある．それを背景として「重症膵炎の初日輸液量は8 L」が合言葉となり，今や重症急性膵炎患者ICU入室時には，「初日は8 L輸液でお願いしますね」と依頼されるケースが多い．

大量輸液は循環動態を安定化し酸素需給バランスの改善をめざすものであり，敗血症をはじめとする重症患者管理の要諦をなすものであるが，一方で「とりあえず大量輸液をしておけばよい」という風潮を感じるのは筆者だけではないであろう．先の急性膵炎ガイドラインにおいて，「**大量急速輸液（10〜15 mL/kg/時，13.5±6.6時）群において有意に人工呼吸装着・腹部コンパートメント症候群・敗血症発症率・死亡率が高い**」ことが紹介されており，あくまで平均動脈圧（≧65 mmHg）や尿量（0.5〜1 mL/kg/時）を目標としている．しかし，そういった部分はあまり読まれることがなく，大量輸液が優先されやすい．腹部コンパートメント症候群（一口メモ参照）に至っては疾患としての知名度が低い印象がある．

> **一口メモ**
> **腹部コンパートメント症候群（abdominal compartment syndrome：ACS）**
>
> 腹腔内高血圧（intra-abdominal hypertension）により腹腔内圧が上がることにより，腹圧内圧上昇⇒腹腔内臓器機能低下・後腹膜腔圧上昇⇒腎機能低下・血管圧迫⇒下大静脈うっ血・横隔膜挙上⇒胸腔内圧上昇・心拍出量低下
> といった具合に各種臓器に障害を起こす．
> 原発性と二次性に分類され，原発性は腹部外傷・急性膵炎・腹部大動脈瘤破裂後に起こり，二次性は原発性以外で起こるもので，敗血症・熱傷といった大量輸液を必要とする病態で起こりやすい．重症膵炎は原発性・二次性の双方で原因となりうる．SSCGに基づく大量輸液によりACSのリスクは高まっているとはいえ，何より問題なのはACS自体があまり知られていないことにある．
> p.203に挙げた文献13は必読である．

❷ ARDS患者の水分出納管理

ARDS患者において「循環動態の安定のため輸液を優先させる．肺はウエットになる」（liberal strategy）と「ARDSにおいては輸液をしぼる．肺以外の臓器血流は犠牲となるかもしれない」（conservative strategy）の輸液方針は長年論争されてきた．

ARDS networkによる1,000人を対象とした試験[2]）[LRCT]では，conservative strategy群においてoxygenation index・肺損傷スコア・人工呼吸フリー生存日数・ICUフリー生存日数・透析日数において有意に改善をみた一方，肺以外の臓器障害の発生率・発症60日における死亡率の改善はみられなかった．

近年ベッドサイドで経肺熱希釈法を用いて肺血管外水分量係数（extravascular lung water index：EVLWI）や肺血管透過係数（pulmonary vascular permeability index：PVPI）の測定が可能となった（EV1000クリティカルケアモニター，Edwards Lifesciences）．これをARDS患者に用いた後ろ向き研究[3]）において，最大EVLWI＞2.1 mL/kg群の死亡率が70％に達したの

に対し，最大EVLWI≦2.1 mL/kg群では42％と有意に低く，同様に最大PVPI＞3.8群の死亡率が69％に達したのに対し，最大PVPI≦3.8群では37％と有意に低かった．ARDSにおいて肺がウエットな状態であることは予後不良を示す独立因子であるとした．今後これらはARDSの輸液管理の指標の1つとして役立つかもしれない．SSCG 2012においても「組織低灌流の明らかな所見がない敗血症性ARDSにおいてconservative fluid strategyを勧める（Grade 1C）」とある．ARDS患者に対しては総じて"run a bit on the dry side"（少しドライサイドで維持する）が現状の方針と言えるだろう．

ただし，文献2のトライアルは入院後平均43時間，ARDS診断24時間後からスタートしたもので，すでに初期治療により血行動態が安定していた症例を対象としており，透析が必要な症例は除外されている．敗血症性ALI患者212人を対象とした後ろ向き研究[4]において，初期の十分な輸液（A）と，ショック回復後のconservative strategy（C）の有無の組み合わせが検証されている．死亡率はA（＋）C（＋）18.3％・A（－）C（＋）41.9％・A（＋）C（－）56.6％・A（－）C（－）77.1％であり，初期輸液をしっかり行い，ショック回復後は負の水分出納管理を維持するものが最も院内死亡率が低かった．院内死亡率においてA未達成のオッズ比は4.94と高いが，C未達成のオッズ比は6.13とさらに高く，初期輸液の効果を認めつつconservative strategyの重要性を示唆しているのは興味深い．敗血症性ショックを呈するARDS患者においては，輸液負荷により血行動態を優先させる時期と，肺のドライサイドをめざす時期を見極める必要があるであろう．

一口メモ　前向きオープン試験解釈の注意

文献2の試験のStrategyは群はランダムに割りつけられているが，前向きopen試験（行っている治療法を担当医が知っている）である．近年このようなopen試験は，ソフトエンドポイントではなくハードエンドポイントで評価しなければならないとされている．ソフトエンドポイントとは入院率・入院期間・再入院率・ICU在室日数など担当医の裁量次第で左右できるものである．ハードエンドポイントの代表的なものは死亡率である．筆者所属施設の現状で言えば，ICU在室日数はICUの混み具合・一般病棟の受入態勢に大きく左右され，治療効果を即反映するとは言い難いと感じる．クールな見方をすると「人工呼吸フリー生存日数」「透析日数」すらバイアスが入りやすいと言えるかもしれない．

文献2は，ARDSはドライサイドが管理しやすいことを示したといえるが，留意しなければならないのは輸液をしぼることがARDS治療の核心ではないことである．「EVLWI・PVPIを指標にしたことによりARDSから回復」したとの報告がすでに学会などで散見されるが，過大評価と言わざるをえない．重症ARDSが長期化・治療に難渋するのは猛烈な炎症反応によるものであり，ウエットな状態は炎症の反映とは言えるが，ウエットにしたことにより炎症が進展するとまでは言えない．あたかも輸液管理によりARDSから回復したと語ることはARDSの本質を見誤ることになる．

3 アルブミンに関する議論

アルブミン投与に疑問をなげかけたのは，Cochrane GroupによるSystematic review（1998年）[5]であり，アルブミン投与は重症患者の死亡率を上げるとし衝撃を与えた．それを受けて欧

米のアルブミン使用量は激減したと言われ，以後議論が続いている．SAFE study（The Saline versus Albumin Fluid Evaluation, 2004年）[6] [LRCT] は6,998名の患者に対して生食と4％アルブミン群とを比較したが，アルブミン群の28日死亡率が20.9％であったのに対して生食群は21.1％であった（RR = 0.99）．この結果は「アルブミン投与が死亡率を上げる」に否定的であるが，アルブミン投与をしても全く予後が変わらないことを示したとも言える．そういったことを踏まえてSSCG2012では「相当量の晶質液輸液が必要な重症敗血症と敗血症ショックにおいてはアルブミン使用を提案する．（Grade 2C）」と弱い推奨をしている．

　SAFE studyでは，2.5 g/dL以下群は2.5 g/dL以上より予後が悪いが，2.5 g/dL以下・2.5 g/dL以上のいずれのなかにおいてもアルブミン投与と生食投与とでは予後に差がなかった．血清アルブミンの半減期は約20日であり，長期的な栄養評価には使えるが，栄養摂取量が確保されても血清アルブミン値はすぐには上昇しない．急性期の低下は血管透過性亢進のためであることを考えると，アルブミン値は重症度を示すものではあっても，「アルブミン値補正＝治療」ではないことを理解しなければならない．

　さらに，SAFE studyのサブ解析で頭部外傷患者におけるアルブミン投与群の予後が悪かったことから頭部外傷患者の追跡が行われた[7]．2年後の死亡はアルブミン投与群で33.2％，生食投与群で20.4％と有意にアルブミン投与群で死亡率が高かった．これは病態によりアルブミンは毒性がありうることを示している．

　以上の結果から，臨床家は**アルブミン投与には議論があることや毒性すらありうることは意識し，漫然とアルブミン投与しいたずらに高値をめざすべきではない**．

4 重症患者におけるフロセミド（ラシックス®）

　ARDSにおいては乏尿・急性腎障害（acute kidney injury：AKI）の合併は少なくない．重症患者の体液管理において日常的にフロセミド（ラシックス®）が用いられるが古くから議論がつきない．

　フロセミドに腎保護作用があるのだろうか．「尿が出る＝腎機能を保つ」との理解があり，フロセミドのみならずドパミン・マンニトールなどにも腎保護作用があると言われた時期があった．一方，今や「Lasix is the "Devil's medicine" and has no role in acute oliguria（無尿）/ acute renal failure」[8] と「悪魔の薬」扱いするむきまである．

　フロセミドがAKIの予防や治療に寄与しうるかを調べたメタ解析[9] では死亡率・透析の必要性双方において利益はなく中立であるとした（同アナリシスを構成する試験におけるフロセミドの投与量は600～3,000 mg/日と非常に多い）．動物実験ではフロセミドは腎血流を維持し酸素の需給バランスを保つが，脱水状態では保護作用が失われるとされる[10]．また，実際のAKIは動物実験ほど単純ではなく，虚血・毒性物質・炎症・好中球浸潤などが関与する[10]．下記の一口メモにみられるようにフロセミドは重症患者に頻用される造影剤・抗生物質・その他要素により腎毒性が増強することを理解し，特にAKIが疑われる状況では「フロセミド乱れうち」ではなく血行動態が安定していることを前提に節度をもって使うことが肝要となる．

> **一口メモ　AKIにおけるフロセミド使用のピットフォール[10]**
>
> - フロセミドの半減期は1.5〜2時間であるが，腎障害合併時には著明に伸びる
> - 尿量が改善するため腎機能が改善したと誤診され，AKIの原因究明や治療が遅れる
> - 循環血液量不足・低カリウム・低リン・低マグネシウム・代謝性アルカローシスなどを引き起こす
> - hypovolemiaとeuvolemiaの判定に使用する尿中Na濃度があてにならない
> - AKIは進行していても検査値を改善するため，透析導入が遅れることにより死亡率があがる可能性がある
> - フロセミドを高用量使用した患者でフロセミドクリアランスが減少している場合，聴力障害を起こしうる（1,000 mg/日以上）
> - 高用量で全身の血管収縮を起こしうる
> - 気道の粘膜運動・喀痰排出を阻害する
> - 酸性尿をきたし横紋筋融解症や溶血時にミオグロビン結晶を析出させる．酸性尿は造影剤使用時に尿でのフリーラジカル産生を促進する
> - 腎障害性薬（アミノグリコシド・バンコマイシン・NSAIDs）との併用はAKIを悪化させうる
> - 多剤との相互作用①テオフィリン・ゲンタマイシン・一部抗生物質のクリアランスを減弱する．②アンホテリシンBによる高カリウム・バルプロ酸濃度上昇・ACE阻害薬による低血圧を引き起こす．③ワルファリンカリウムの作用を減弱させる．ワルファリンカリウムもフロセミドの作用を減弱させる

5　フロセミドの投与量・投与方法

　ARDSにおいて具体的なフロセミドの使用量を論じた報告はない．急性心不全患者への利尿薬投与量・投与法を調べた試験[11][LRCT]において，high dose群〔各患者試験前投与量の2.5倍（＝平均約330 mg/日）投与〕とlow dose群〔各患者試験前投与量（平均131 mg/日）と同じ投与量〕を比較している．両群間で症状や腎機能に差はみられなかったが，high dose群では72時間時点で有意に負の水分出納となった．持続投与群と12時間おきのボーラス投与群とでは，両群間で症状・腎機能・負の水分出納量に有意差はなかった．ARDS患者へのアルブミン・フロセミド投与を論じた試験[12]では，フロセミドはローディング量20 mgが投与された後，4 mg/時で開始，水分出納により調整され最大投与量は10 mg/時であった．以上を考えると**フロセミドの1日投与量は300〜400 mg程度を上限とし持続注入かボーラス投与かは問わないといったところが臨床使用量・使用方法であろう．**

　思いつきのようにボーラス投与をしても「一気に尿がでてその後ストップ」という具合に安定しないので，筆者は，なるべく持続注入し尿が一定スピードででるよう心がけている．

6　ARDSに対してのアルブミン＋フロセミド投与

　ARDS/ALI患者に対してフロセミド単独投与群とアルブミン＋フロセミド投与群を比較したRCT（n＝40）がある[12]．スタートラインの総タンパク量は平均4.5 g/dL（両群），アルブミン

値 1.6 g/dL（フロセミド単独）・1.7 g/dL（アルブミン＋フロセミド）であった．Day3における総輸液バランス－5,480 mL・総タンパク量上昇1.5 g/dL・アルブミン上昇1.3 g/dL（アルブミン投与群）に対して－1,490 mL・0.5 g/dL・0.3 g/dL（フロセミド単独群）であった．アルブミン投与群において酸素化能や血行動態はアルブミン投与群において改善したが，生命予後は変えなかった．

　ARDSといっても「ピンキリ」であり，比較的容易に治療しうるものから重症化必至のものもある．アルブミン＋フロセミド投与が生命予後を変えないと言っても，重症患者で酸素化能や血行動態が安定しないと肺保護換気も困難になる．**現状では，重症ARDS患者において，呼吸・循環状態を安定化しやすいアルブミン＋フロセミド投与で管理するのは妥当であろう．**ただし，前述のようにアルブミンやフロセミドの重症患者への投与は必ずしも利益だけではない．総合的に判断して方針を決めざるをえない．

文献

1) 「急性膵炎診療ガイドライン2010」（急性膵炎診療ガイドライン2010改訂出版委員会/編）http://www.suizou.org/etc.htm
2) Wiedemann HP, et al：Comparison of two fluid-management strategies in acute lung injury：N Engl J Med, 354：2564-2575, 2006 ★★★
3) Jozwiak M, et al：Extravascular lung water is an independent prognostic factor in patients with acute respiratory distress syndrome：Crit Care Med, 41：472-480, 2013 ★
4) Murphy CV, et al：The importance of fluid management in acute lung injury secondary to septic shock. Chest,136：102-109, 2009 ★
5) Cochrane Injuries Group Albumin Reviewers：Human albumin administration in critically ill patients：systematic review of randomised controlled trials. BMJ, 317(7153)：235-240, 1998
6) Finfer S, et al：A comparison of albumin and saline for fluid resuscitation in the intensive care unit. N Engl J Med, 350：2247-2256, 2004 ★★★
7) Myburgh J, et al：Saline or albumin for fluid resuscitation in patients with traumatic brain injury. N Engl J Med, 357：874-884, 2007 ★
8) 「Handbook of Evidence -Based Critical Care 2nd」（Paul Ellis Marik），pp.55-77, Springer, New York, 2010
9) Ho KM, et al：Meta-analysis of frusemide to prevent or treat acute renal failure. BMJ,333：420, 2006
必読 10) Ho KM, et al：Benefits and Risks of furosemide in acute kidney injury. Anaesthesia, 65：283-293, 2010
　→ AKIにおけるフロセミドの利益・不利益についてのレビュー．意外に知られていないフロセミドの理解に役立つ
11) Felker GM, et al：Diuretic strategies in patients with acute decompensated heart failure. N Engl J Med, 364：797-805, 2011 ★★★
12) Martin GS, et al：A randomized, controlled trial of furosemide with or without albumin in hypoproteinemic patients with acute lung injury. Crit Care Med, 33：1681-1687, 2005 ★★
必読 13) 若竹春明, 藤谷茂樹：腹部コンパートメント症候群（ACS）とAKI, INTENSIVIST, 1(3)：553-564, 2009
　→ ACSの病態・診断・管理・予後までまとまっており，わかりやすい

Column ⑮

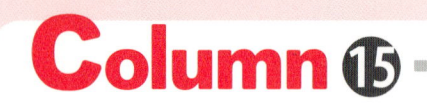

"水引き"は有効か？

西田　修

1) 何を指標に，いつから，どこまで除水するのか？

a) 水分バランスがARDSに及ぼす影響

　　ARDS networkによるARMA研究[1] [LRCT]の2次解析として，902名のなかから水分出納の記録のある844名を後ろ向きに検討し，水分バランスがALI/ARDSに及ぼす影響を調べた研究がある[2]．初日は683名が正の水分バランス（平均3.5L以上）であり，負のバランスは161名であった．4日目までの累積水分出納は，院内死亡率，人工呼吸フリー生存日数やICUフリー生存日数と有意に関連していた．累積水分バランスが正と負の両群間で重症度，年齢，換気量などを調整しても，バランス負の群では，死亡リスクのオッズ比（OR）は日ごとに低下し，4日目にORが0.5で有意に達した．しかしながら，炎症が強く血管透過性が亢進している状態では，循環を保つために大量の輸液が必要となる．卵が先か鶏が先かの議論になるが，累積水分出納が多くなる症例では，炎症が強く循環が不安定であった可能性がある．

　　この疑問に対して，血管収縮薬の使用および全身炎症反応症候群（systemic inflammatory response syndrome：SIRS）の割合を調べたところ，血管収縮薬の使用頻度は，正の水分バランス群で4日間を通して有意に高かったのに対して，SIRSの頻度は，正の水分バランス群で初日のみ有意に高いが，2日目以降は有意差が消失していた．微妙な結果であるが，正の水分バランス群では少なくとも初期には炎症が強く，循環を保つために多くの輸液を必要としていた背景がうかがわれる．

b) 水引きの開始時期と限界

　　両群ともに，血管収縮薬使用症例の割合が徐々に減少していることを考えると，炎症が治まり循環が安定してくるに従い，水引きを早めに開始した方がよいということになるのかもしれない．しかしながら，本当に4日目に累積水分出納が負になるような管理が有効かどうかは，前向きな検討が必要である．理論的には，過度な水引きは循環悪化をもたらし，組織酸素代謝の不均衡を引き起こし，混合静脈血酸素飽和度（$S\bar{v}O_2$）を低下させる．機能的な肺内シャントが上昇している場合，$S\bar{v}O_2$低下によりPaO_2はかえって低下することになり，水引きを行えば行うほどさらにPaO_2が低下する悪循環に陥る可能性がある．われわれの施設では，血中乳酸値が上昇する直前が水引きの限界と判断している．

2）急性腎傷害と水分管理

a）急性腎傷害を合併していると…

上記の研究で，生存群では死亡群に比較して，初日の最高クレアチニン値は有意に高く，水分バランスは有意に少なかった．ALI/ARDSの死亡率は25〜40％[3〜6] [3, 6：LRCT]であるが，急性腎傷害（acute kidney injury：AKI）を合併すると死亡率は50〜80％に達する[7, 8]．一方で，AKIでは水分過剰となりやすいが，水分過剰状態では，クレアチニンは希釈されAKIの認識が遅れる可能性が指摘されている[9]．Liuらは，水分累積がAKI合併ALI/ARDSに及ぼす影響を報告した[10]．興味深いことに，血清クレアチニンを水分バランスで補正した値のみが高い死亡率と関係し，水分バランスで補正する前の値ではAKIと診断されたものの，補正後にAKIに診断基準から外れたものは死亡率が低かったことを示している．これには次の重要なメッセージが込められている．すなわち，**AKIによって水分過剰がもたらされた場合，見かけのクレアチニンが低くなり，さらにAKIの診断が遅れることになる**ことである．

ALI/ARDSを対象にした研究ではないが，AKIを合併した618名の重症患者を対象としたPICAD study groupによる観察研究[11]では，水分過剰状態の程度と持続時間が予後悪化の因子として示唆され，腎機能の回復にも悪影響を与えることが示されている．AKIと診断された時点で水分過剰状態であった群は，呼吸不全の合併率（86％ vs. 55％：$p<0.0001$），人工呼吸器装着率（65％ vs. 32％：$p<0.0001$）ともに有意に高かった．心血管系の合併症に有意差はなかったことから，呼吸不全の原因として水分過剰によるうっ血性心不全以外の因子が考えられる．

b）腎代替療法の開始時期はいつか

次に，AKIを合併した場合の腎代替療法について考えてみよう．ALI/ARDSを対象に腎代替療法の開始時期を検討した研究は存在しないが，AKIを伴う重症患者を対象とした観察研究では，血中尿素窒素やクレアチニンは急性血液浄化導入の基準にはならず[12, 13]，ICUに入室してから腎代替療法導入までの時間が短い早期開始群の方が，重症度が高いにもかかわらず救命率が高かったことが示されている[13]．

以上を総合すると，AKI合併のALI/ARDSでは，血中尿素窒素やクレアチニンを指標とするのではなく，**組織酸素代謝のバランスがとれる限り，比較的早期に持続的腎代替療法を開始し，発症4日目時点での累積水分出納が負になるように管理することがよい結果につながる可能性がある**と考えられる．

◆ 文献

1) The Acute Respiratory Distress Syndrome Network：Ventilation with lower tidal volumes as compared with traditional tidal volumes for acute lung injury and the acute respiratory distress syndrome. N Engl J Med, 342：1301-1308, 2000 ★★★

2) Rosenberg AL, et al：Review of a large clinical series：association of cumulative fluid balance on outcome in acute lung injury：a retrospective review of the ARDSnet tidal volume study cohort. J Intensive Care Med, 24：35-46, 2009 ★

3) Wheeler AP, et al：Pulmonary-artery versus central venous catheter to guide treatment of acute lung injury. N Engl J Med, 354：2213-2224, 2006 ★★★

4) Rubenfeld GD, et al：Incidence and outcomes of acute lung injury. N Engl J Med, 353：1685-1693, 2005
5) Briel M, et al：Higher vs lower positive end-expiratory pressure in patients with acute lung injury and acute respiratory distress syndrome：systematic review and metaanalysis. JAMA, 303：865-873, 2010
6) Wiedemann HP, et al：Comparison of two fluid-management strategies in acute lung injury. N Engl J Med, 354：2564-2575, 2006 ★★★
7) Liu KD, et al：Predictive and pathogenetic value of plasma biomarkers for acute kidney injury in patients with acute lung injury. Crit Care Med, 35：2755-2761, 2007 ★
8) Esteban A, et al：Prospective randomized trial comparing pressure-controlled ventilation and volume-controlled ventilation in ARDS. For the Spanish Lung Failure Collaborative Group. Chest. 117：1690-1696, 2000 ★★
9) Macedo E, et al：Fluid accumulation, recognition and staging of acute kidney injury in critically-ill patients. Crit Care, 14：R82, 2010 ★
10) Liu KD, et al：Acute kidney injury in patients with acute lung injury：Impact of fluid accumulation on classification of acute kidney injury and associated outcomes. Crit Care Med, 39：2665-2671, 2011 ★
11) Bouchard J, et al：Fluid accumulation, survival and recovery of kidney function in critically ill patients with acute kidney injury. Kidney Int, 76：422-427, 2009 ★
12) Bagshaw SM, et al：Beginning and Ending Supportive Therapy for the Kidney（BEST Kidney）Investigators. Timing of renal replacement therapy and clinical outcomes in critically ill patients with severe acute kidney injury. J Crit Care, 24：129-140, 2009 ★
13) Payen D, et al：A positive fluid balance is associated with a worse outcome in patients with acute renal failure. Crit Care, 12：R74, 2008 ★

Column ⓰

血液浄化療法によるメディエータ制御の意義はあるのか，ないのか？

西田 修

1）血液浄化療法とメディエータ除去

　血液浄化療法でサイトカインなどのメディエータを除去するという概念は，欧米では普及しておらず，いわゆるnon-renal indicationの血液浄化はほとんど行われていない．質の高い研究もなく，エビデンスがない（ただし，否定する根拠があるわけではない）．メディエータ除去を意識した研究でも，大規模なものは腎機能障害を対象とした研究がほとんどである[1, 2][LRCT]．彼らが使うCRRT（continuous renal replacement therapy）という言葉からもわかるように，あくまでも腎代替療法なのである．日本版敗血症診療ガイドライン[3]では，「急性血液浄化療法」として，腎代替療法だけでなく，non-renal indicationやエンドトキシン吸着療法（PMX-DHP）についても取り上げられているのに対して，Surviving Sepsis Campaign Guidelines（SSCG）2012[4]ではrenal replacement therapyとしての項目しかない．このような状況であるので，ARDSに対してnon-renal indicationで行った研究は，欧米からは出ていない．

2）CRRTによるメディエータ除去は可能か

　血液浄化の原理に基づいて，メディエータの除去について考える．血液浄化の原理には，拡散・濾過・吸着の３つの原理がある．メディエータ除去を意識する研究は，欧米ではもっぱら血液浄化量を増大させる[1, 5〜7][1：LRCT]か，膜の孔径を増大させる[8]手法であるのに対して，わが国では吸着の原理を利用した方法を用いているものがほとんどである．

　CRRT（CHF，CHD，CHDF※）で，通常の維持透析（HD）に見合うだけの浄化量がどのくらい必要かを，小分子量のクリアランスで考えてみる．体液全体がどのくらい浄化されたかを示す指標として，Kt/V〔K：尿素クリアランス（mL/分），t：時間（分），V：体液量（mL）（≒体重g×0.6）〕がある．通常の維持透析では，１回の透析のKt/Vは1.2〜1.6程度が至適とされている．これを実現するには，60 kgの成人に４時間のHDを行うとして，K＝180〜240 mL/分となる．K＝180 mL/分を得るためには，血流量200 mL/分，透析液流量400 mL/分＝24 L/時程度が必要となる．週３回のHDに匹敵するようCRRTを施行するためには，K＝13〜17 mL/分が必要で，このための置換液は最低800〜1,000 mL/分必要となるが，これはわが国の保険承認量（15,000 mL/日）を大きく超えてしまう．

　さらに，サイトカインなどのメディエータの分子量は8,000〜30,000であるので，拡散（透析）の原理では除去できない．濾過で十分なメディエータクリアランスを得るには，よほど大きな孔径がない限りはるかに多くの濾過液流量が必要となる．孔径を大きくすれば，アルブミンなども除去されてしまう．

※ CHF ：continuous hemofiltration（持続的血液濾過）
　CHD ：continuous hemodialysis（持続的血液透析）
　CHDF ：continuous hemodiafiltration（持続的血液濾過透析）

3）大規模臨床研究の解釈

2000年にLancetで報告された，Roncoらの報告文献[1] [LRCT] を振り返ってみよう．急性腎傷害（acute kidney injury：AKI）の症例に対して，20 mL/kg/時の濾過液流量と比較して，35 mL/kg/時以上の濾過液流量では，予後が改善されることを示している．これは60 kgの成人で2,100 mL/時以上の濾過液流量である．一方，2009年に報告されたRENAL study[2] [LRCT]は，血液浄化量を低流量群25 mL/kg/時（n＝743）と高流量群40 mL/kg/時（n＝721）で比較して，救命率に全く差がなかったことを示し，浄化量を増やしても意味がない根拠とされてきた．

しかしながら，この研究における浄化量は濾過液流量と透析液流量を等量合わせたものである．濾過液流量だけでみると，高流量群でも，濾過流量は20 mL/kg/時と非常に少なく，Lancet studyの低流量群と同じである．サイトカインなどの中分子量の物質除去を考えたとき，濾過液流量を増やさない限りクリアランスは増大しない．本研究の問題点は，血液浄化量が濾過液流量と透析液流量の合計である点であろう．濾過液流量を多く得るよりも透析液流量を増大させる方がはるかに容易であるために，多施設研究で膨大な数の症例数を得るために組まれた，したたかなプロトコールであると思われる．さらに，これらの研究は，あくまでAKIを対象にしたもので，non-renal indicationではない．

4）吸着の可能性

吸着は篩によらない原理なので，クリアランスの理論的限界値は，分子量にかかわらず血液流量と等しくなる．わが国でサイトカイン吸着目的に用いられているPMMA膜は低分子タンパクの吸着能力が高いことは医工学的に検証されており[9]，サイトカインもかなりのクリアランスで吸着する．残念ながら，PMMA膜のヘモフィルターはわが国以外では発売されておらず，当然ながら海外からの報告もない．最近，わが国ではサイトカインやHMGB1の吸着能力に非常に優れたAN69ST膜[9]を用いたnon-renal indicationでの治験が終了しており，非常に優れた救命率を達成している[10]．重症敗血症/敗血症性ショックに対する保険適用が認められれば，腎不全がなくても使用可能となる．最近になって欧米もようやく吸着の原理に着目しはじめている[11]．

ARDSの病態にメディエータが深く関与していることは明らかなので，今後，これらの膜素材を用いた血液浄化療法により，わが国から海外に向けて新たなEBMが発信されることを期待する．

◆ 文献

1) Ronco C, et al：Effects of different doses in continuous veno-venous haemofiltration on outcomes of acute renal failure：a prospective randomised trial. Lancet, 356：26-30, 2000 ★★★

2) Bellomo R, et al：Intensity of continuous renal-replacement therapy in critically ill patients. N Engl J Med, 361：1627-1638, 2009 ★★★

3) 日本集中治療医学会Sepsis Registry委員会：日本版敗血症診療ガイドライン．日集中医誌，20：124-173, 2013

4) Dellinger RP, et al：Surviving Sepsis Campaign：International Guidelines for Management of Severe Sepsis and Septic Shock：2012. Crit Care Med, 41：580-637, 2013

5) Boussekey N, et al：A pilot randomized study comparing high and low volume hemofiltration on vasopressor use in septic shock. Intensive Care Med, 34：1646-1653, 2008 ★★

6) Cole L, et al：High-volume haemofiltration in human septic shock. Intensive Care Med, 27：978-986, 2001

7) Cole L, et al：A phase II randomized, controlled trial of continuous hemofiltration in sepsis. Crit Care Med, 30：100-106, 2002 ★★

8) Haase M, et al：Hemodialysis membrane with a high-molecular-weight cutoff and cytokine levels in sepsis complicated by acute renal failure：a phase 1 randomized trial. Am J Kidney Dis, 50：296-304, 2007 ★★

9) Yumoto M, et al：In vitro evaluation of high mobility group box 1 protein removal with various membranes for continuous hemofiltration. Ther Apher Dial, 15：385-393, 2011

10) Hirasawa H, et al：Continuous hemodiafiltration with a cytokine-adsorbing hemofilter for sepsis. Blood Purif, 34：164-170, 2012

11) Honore PM, et al：Newly Designed CRRT Membranes for Sepsis and SIRS—A Pragmatic Approach for Bedside Intensivists Summarizing the More Recent Advances：A Systematic Structured Review. ASAIO J, 59：99-106, 2013

Column ⑰

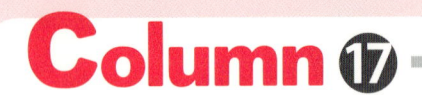

赤血球輸血はどうするか？

藤澤美智子，武居哲洋

1）重症患者における赤血球輸血

　従来の常識であった10 g/dLを至適赤血球輸血閾値とする概念を覆した1999年のHébertらの報告[1] [LRCT]（TRICC試験）にはじまる複数のランダム化比較試験（RCT）の報告以来，急性出血のない重症患者ではHb 7〜8 g/dL未満を輸血閾値とする制限した輸血法が受け入れられつつある[2]．しかしながら急性冠症候群，敗血症性ショックなど，個々の病態における至適赤血球輸血閾値に関しては，未だ結論が得られていない[3]．

2）ARDSにおける赤血球輸血閾値

　今回のテーマであるARDSにおいてはどうだろうか？ 輸血による肺損傷は広く知られており，輸血そのものがARDSの発症を増加させる．しかし，ARDS発症後の至適赤血球輸血閾値についてはほとんど検討されていない．

　ParsonsらはARDS network Fluid and Catheter Treatment Trial（FACTT）のデータを用いて，ALIを合併した敗血症性ショックでHb＜10.2 g/dL未満を含む5つの輸血基準を満たした患者85人の解析を行った[4]．結果は赤血球輸血の有無により28日死亡率，人工呼吸器を使用しない日数，90日死亡率に有意差を認めなかった．敗血症性ショックを背景としないARDSも含め，今後研究の進展が待たれるところである．

3）赤血球輸血がなぜ有効でないのか

　組織への酸素供給には動脈血酸素含量が重要であり，理論的には赤血球輸血によるHb増加は，酸素含量を増やすきわめて有効な手段である（表）．にもかかわらずARDS[5]，敗血症，外傷などの病態において，赤血球輸血が組織の酸素摂取を改善しないことが報告されている．なぜ輸血が組織酸素代謝や生存率を改善しないばかりか，合併症や死亡率を上昇させる[3]のだろうか？ その理由として，保存赤血球内のNO枯渇，2,3-DPG減少による左方移動，赤血球損傷で遊離したヘムによる血管壁弛緩の阻害，赤血球の形態・粘着能変化と微小循環障害，Fe^{2+}による酸化ストレス障害，貯蔵血中の炎症性サイトカインによる影響，受血患者の免疫能をdown-regulationするtransfusion related immunomodulation（TRIM）などの機序が現在までに提唱されている．

　至適赤血球輸血閾値とは，輸血による利益が不利益を上回るポイントと考えられるが，Hb 7 g/dL未満という低い閾値は，輸血による弊害が予想以上に大きいことを意味しているように思われる．

表 ● 酸素供給量に関する計算式

動脈血酸素含量（CaO_2）：容積あたりに含まれる動脈血の酸素の量
CaO_2（mL/dL）＝ 1.34[*1] × Hb（g/dL）× SaO_2（%）/100 ＋ 0.003[*2] × PaO_2（Torr） ＊1 1.34：ヘモグロビン1gあたりに結合する酸素量 ＊2 0.003：37℃における酸素分圧1mmHgあたり血液1dLに溶存する酸素量 →酸素含量にはHb値が大きく影響し，SaO_2を適切に保つ以上のPaO_2の増加は，酸素含量にほとんど影響しない
酸素供給量（DO_2）：1分間に全身に供給される動脈血の酸素量
DO_2（mL/分）＝ CaO_2（mL/dL）× CI（L/分）× 10[*3] ＊3 10：心係数をdL単位に合わせるための係数

4）赤血球輸血：現時点での考え方

循環動態の安定したARDS患者において，Hb 7〜8 g/dLという赤血球輸血閾値を否定する根拠はない．Hb 7〜8 g/dLという値はあくまで目安であり，個々の患者で「赤血球輸血による利益が不利益を上回るかどうか」を評価することが基本かつ重要であることは言うまでもない．

◆ 文献

1）Hébert PC, et al：A multicenter, randomized, controlled clinical trial of transfusion requirements in critical care. N Engl J Med, 340：409-41, 1999 ★★★
   → それまでの常識だったHb 10g/dLという至適赤血球輸血閾値を覆した画期的な論文

2）Carson JL, et al：Transfusion thresholds and other strategies for guiding allogeneic red blood cell transfusion. Cochrane Database Syst Rev, 18：4, 2012
   → 赤血球輸血閾値に関するRCTのメタ解析

3）Hayden SJ, et al：Anemia in critical illness：insights into etiology, consequences, and management. Am J Respir Crit Care Med, 185：1049-57, 2012
   → 重症患者における貧血についてのレビュー

4）Parsons EC, et al：Red blood cell transfusion and outcomes in patients with acute lung injury, sepsis and shock. Crit Care, 15：R221, 2011 ★★
   → ALI発症後の赤血球輸血閾値に関する数少ない報告の1つ．大規模RCTの二次解析

5）Ronco JJ, et al：Oxygen consumption is independent of changes in oxygen delivery in severe adult respiratory distress syndrome. Am Rev Respir Dis, 143：1267-1273, 1991

第3章　治療

5. 慢性化したARDSへの対応

久保裕司

Point

- ARDS肺線維化を評価する血清マーカーは，現段階では存在しない
- HRCTなどの画像解析が，線維化の評価に有効である
- ARDS線維化期に対するエビデンスのある治療法はない
- ARDS生存症例のQOLを下げているのは，①呼吸機能障害，②神経・筋障害，③認知機能低下・精神障害である
- 「慢性化したARDS」では，長期予後を見据えた患者管理が重要である

はじめに

臨床的に「慢性化したARDS」としてとらえられる病態は，①ARDS線維化期に移行し肺コンプライアンス低下などにより人工呼吸器設定に変更が必要となった症例，②原疾患がコントロールできずARDSが遷延している症例，③人工呼吸器関連肺炎など他の病態が二次的に合併した症例，④ARDSは軽快したものの人工呼吸器離脱困難となった症例の4種類である．このうち②と③はARDSそのものの問題ではないため，厳密には「慢性化したARDS」ではない．①そして④の一部に肺の線維化が影響するため，本稿ではその概説を行う．

1 ARDSにおける肺線維化

ARDSの病態は，滲出期→増殖（器質化）期→線維化期と進行する．ARDS肺における線維化は，増殖期の線維芽細胞の増生から，さらに線維化期における肺胞腔内の膠原線維沈着によって完成する．一般に増殖期はARDS発症1〜3週間後のやや後期の時期に始まると考えられている．しかし，血清および肺胞洗浄液（BAL液）のN末端プロコラーゲンペプチドⅢ（N-terminal procollagen peptide-Ⅲ：N-PCP-Ⅲ）はARDSのきわめて初期から増加し[1〜3]，人工呼吸器装着約5日目の肺組織ですでに筋線維芽細胞の増生とprocollagen Ⅰ沈着が認められることから[4]，この肺線維化の機序は滲出期と同時期の早い段階で始まると考えられる[5,6]．気管支鏡下の経気管支肺生検（transbronchial lung biopsy：TBLB）またはhigh-resolution CT（HRCT）で線維化が確認された症例の死亡率は，線維化のない症例と比べて有意に高いことが知られている[6〜9]．

2 肺線維化の診断

特発性肺線維症（idiopathic pulmonary fibrosis：IPF）に代表される肺線維症の病勢評価に，血清KL-6，SP-A，SP-D値変化が臨床で使用されている[10]．これらの血清マーカーがARDSの重症度と相関するとの報告はあるが[11〜14]，ARDSにおける線維化評価に使えるかは明らかではない．KL-6，SP-A，SP-Dは肺胞II型上皮細胞より産生されるため，それらの血清での増加はII型細胞の過形成と肺胞上皮−内皮間バリアの傷害を反映するが，肺線維化の直接的な結果産物ではない．一方，N-PCP-III（またはP-III-P）はコラーゲン代謝を反映するため線維化の直接的な指標となるかもしれないが[1, 2]，実際の肺線維化とN-PCP-III値の相関は調べられていない．以上のように，**ARDS肺線維化を評価する血清マーカーは，現段階では存在しない．**

コンプライアンスの低下は肺の硬化（線維化）の指標となるが，胸水貯留などほかの要因がないかの確認は重要である．

HRCTまたはmulti-detector-CT（MDCT）は，非侵襲的で何度も実施が可能なため，ARDS肺線維化の評価法としては有効である[8, 9]．

直接的な肺線維化の評価法として，TBLBと開胸肺生検がある[7, 15〜17]．TBLBは気胸・出血のリスクがあり，線維化診断率が低いため推奨されない[15]．また，開胸肺生検で線維化が診断されても，ARDS線維化期に対するエビデンスのある治療法がない．そのため，**肺生検の目的は，線維化の診断というよりは，感染症・特発性器質化肺炎・慢性好酸球性肺炎などARDS以外の疾患との鑑別である．**

3 肺の線維化が診断された場合の治療法は？

ARDSの線維化肺に対してステロイド投与が効果的との報告はあるが[17, 18]，明確なエビデンスはない．ARDS同様に病理学的にびまん性肺胞傷害（diffuse alveolar damage：DAD）を示す疾患として，IPFの急性増悪および急性間質性肺炎（acute interstitial pneumonia：AIP）がある．これらの疾患においてもステロイドの効果は限定的であることから[10, 19]，ARDSにおいても効果は限られると考えられる．また，長期予後でQOLを低下させる神経・筋障害発症にステロイド使用が関与するため，**ARDS線維化に対するステロイド適応はきわめて少ない．**

4 肺の線維化は，ARDS長期予後に影響を与えるか？

近年ARDS軽快後の長期予後の解析が数多く報告されている[20〜25]．ARDS生存症例のQOLを下げているのは，①呼吸機能障害（主に拡散能低下），②神経・筋障害，③認知機能低下・精神障害である．このうち呼吸機能障害は経時的に回復するのに対し，うつなどの精神障害は時間とともに増加することから，**長期には肺線維化より精神的ケアの方が生存者のQOLを上げるために重要である**[26〜28]．

5 まとめ

　　ARDS線維化の評価には，HRCTなどの画像解析が有効である．しかし，ARDS線維化期に対するエビデンスのある治療法はない．長期予後で問題となるのは身体的脆弱性と認知機能低下で，肺機能低下の関与は少ない．肺組織の治癒は人工呼吸器離脱後も進むため，「慢性化したARDS」における目標は「線維化肺の治癒」ではなく，長期予後を見据えた患者管理である．場合によっては，在宅酸素または長期人工呼吸病院（long term acute care facility）での管理などに，治療目標のハードルを下げてよいと考えられる．

文献

1) Entzian P, et al：Determination of serum concentrations of type III procollagen peptide in mechanically ventilated patients. Pronounced augmented concentrations in the adult respiratory distress syndrome. Am Rev Respir Dis, 142：1079-1082, 1990
2) Clark JG, et al：Type III procollagen peptide in the adult respiratory distress syndrome. Association of increased peptide levels in bronchoalveolar lavage fluid with increased risk for death. Ann Intern Med, 122：17-23, 1995
3) Chesnutt AN, et al：Early detection of type III procollagen peptide in acute lung injury. Pathogenetic and prognostic significance. Am J Respir Crit Care Med, 156：840-845, 1997
4) Liebler JM, et al：Fibroproliferation and mast cells in the acute respiratory distress syndrome. Thorax, 53：823-829, 1998
5) Marshall R, et al：The acute respiratory distress syndrome：fibrosis in the fast lane. Thorax, 53：815-817, 1998
6) Marshall RP, et al：Fibroproliferation occurs early in the acute respiratory distress syndrome and impacts on outcome. Am J Respir Crit Care Med, 162：1783-1788, 2000
7) Martin C, et al：Pulmonary fibrosis correlates with outcome in adult respiratory distress syndrome. A study in mechanically ventilated patients. Chest, 107：196-200, 1995
8) Ichikado K, et al：Prediction of prognosis for acute respiratory distress syndrome with thin-section CT：validation in 44 cases. Radiology, 238：321-329, 2006
9) Ichikado K, et al：Fibroproliferative changes on high-resolution CT in the acute respiratory distress syndrome predict mortality and ventilator dependency：a prospective observational cohort study. BMJ Open, 2：e000545, 2012
10) Raghu G, et al：An official ATS/ERS/JRS/ALAT statement：idiopathic pulmonary fibrosis：evidence-based guidelines for diagnosis and management. Am J Respir Crit Care Med, 183：788-824, 2011
11) Ishizaka A, et al：Elevation of KL-6, a lung epithelial cell marker, in plasma and epithelial lining fluid in acute respiratory distress syndrome. Am J Physiol Lung Cell Mol Physiol, 286：L1088-1094, 2004
12) Eisner MD, et al：Plasma surfactant protein levels and clinical outcomes in patients with acute lung injury. Thorax, 58：983-988, 2003
13) Cheng IW, et al：Prognostic value of surfactant proteins A and D in patients with acute lung injury. Crit Care Med, 31：20-27, 2003
14) Sato H, et al：KL-6 levels are elevated in plasma from patients with acute respiratory distress syndrome. Eur Respir J, 23：142-145, 2004
15) Terminella L, et al：Diagnostic studies in patients with acute respiratory distress syndrome. Semi Thorac Cardiovasc Surg, 18：2-7, 2006
16) Patel SR, et al：The role of open-lung biopsy in ARDS. Chest, 125：197-202, 2004
17) Papazian L, et al：A contributive result of open-lung biopsy improves survival in acute respiratory distress syndrome patients. Crit Care Med, 35：755-762, 2007

18) Meduri GU, et al：Fibroproliferation in late adult respiratory distress syndrome. Pathophysiology, clinical and laboratory manifestations, and response to corticosteroid rescue treatment. Chest, 105：127S-129S, 1994

19) Olson J, et al：Hamman-Rich syndrome revisited. Mayo Clin Proc, 65：1538-1548, 1990

20) Herridge MS, et al：One-year outcomes in survivors of the acute respiratory distress syndrome. N Engl J Med, 348：683-693, 2003

21) Schelling G, et al：Pulmonary function and health-related quality of life in a sample of long-term survivors of the acute respiratory distress syndrome. Intensive Care Med, 26：1304-1311, 2000

22) Hopkins RO, et al：Two-year cognitive, emotional, and quality-of-life outcomes in acute respiratory distress syndrome. Am J Respir Crit Care Med, 171：340-347, 2005

[必読] 23) Herridge MS, et al：Functional disability 5 years after acute respiratory distress syndrome. N Engl J Med, 364：1293-1304, 2011

24) Adhikari NK, et al：Self-reported depressive symptoms and memory complaints in survivors five years after ARDS. Chest, 140：1484-1493, 2011

25) Wilcox ME, et al：Lung function and quality of life in survivors of the acute respiratory distress syndrome（ARDS）. Presse Med, 40：e595-603, 2011

26) Davydow DS, et al：Psychiatric morbidity in survivors of the acute respiratory distress syndrome：a systematic review. Psychosom Med, 70：512-519, 2008

[必読] 27) Mikkelsen ME, et al：The adult respiratory distress syndrome cognitive outcomes study：long-term neuropsychological function in survivors of acute lung injury. Am J Respir Crit Care Med, 185：1307-1315, 2012 ★

28) Azoulay E, et al：Embracing physical and neuropsychological dysfunction in acute lung injury survivors：the time has come. Am J Respir Crit Care Med, 185：470-471, 2012

Column 18

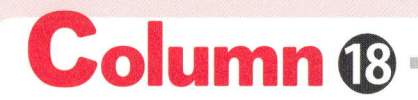

ARDSの長期予後：
ICU後を見据えた早期離床のとりくみ

田中竜馬

1) 長期的合併症はICUではじまっている

われわれ集中治療に携わる医療者は，入院中あるいはICU滞在中といった急性期の転帰にのみ焦点をあてがちである．しかし，治療を受ける患者にとっては，ICU滞在は人生のうちのわずかな期間にすぎず，無事に退院できればその後の人生が待っている．

最近，ICU退院後の長期的な機能的予後，生活の質についての研究が増えてきている．ARDS患者を追跡調査した研究によると，退院後1年経っても，もともと職のあった患者のうち何らかの仕事に戻れたのはおよそ半数に過ぎず，すべての患者が筋力低下あるいは倦怠感を訴えた[1]．さらに5年後まで追跡しても，仕事をはじめられたのは77％に過ぎず，およそ半数はうつあるいは不安神経症と診断されており，やはりすべての患者に筋力低下か倦怠感があった[2]．

このような長期的合併症の原因はすでにICUではじまっている．敗血症などの原疾患や，人工呼吸や鎮静などの急性期治療による重大な2つの精神神経合併症に筋力低下とせん妄がある．筋力低下は退院後も長期化することが多い[3]．せん妄は死亡率や入院日数の上昇といった急性期の予後を悪化させるだけでなく[4]，長期にわたる認知機能障害を引き起こす可能性がある[5]．

2) 早期離床で筋力低下，せん妄の予防

筋力低下とせん妄を予防する方法として注目されているのがICU患者の早期離床である．米国の大学病院2施設で行われたランダム化比較試験（RCT）は，人工呼吸導入早期から端坐位，立位，イスへの移動，歩行といった離床を積極的に進めることによって，機能的に自立する割合が増えただけでなく，せん妄の日数が減少し，人工呼吸フリー生存日数が増えることを示している[6]．離床を行うにあたっては安全性が最も懸念されるが，重症患者であっても重大な有害事象なく行えることが示されている[7,8]．このようなエビデンスに基づいて，最近改訂された鎮痛・鎮静のガイドラインも，早期離床はせん妄を予防する方法として推奨している[9]．

3) 患者にとって最善の治療を

早期離床は安全であり，かつ効果的であるにもかかわらず，積極的に行っている施設はまだ限られている．原因の1つとして，医療者側が「うちの患者は重症だから」「うちのICUは人が足りないから」などと自らの意識に壁をつくってしまって，試す前からできないと思い込んでいることがよくある．しかし，どこのICUでも患者は重症で，人手が有り余っていることはまずない．そのような困難があっても，多職種の協力と創意工夫によって，急性期のみならず長期的な視点からも患者にとって最善の治療を提供することが，これからの集中治療に求められていると私は考える．

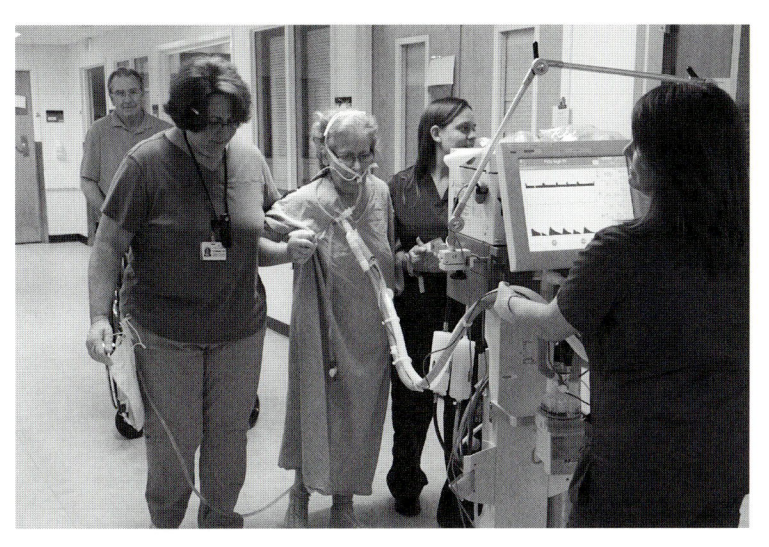

図●人工呼吸器装着中の離床の様子

文献

1) Herridge MS, et al：One-year outcomes in survivors of the acute respiratory distress syndrome. N Engl J Med, 348（8）：683-693, 2003

2) Herridge MS, et al：Functional disability 5 years after acute respiratory distress syndrome. N Engl J Med, 364（14）：1293-1304, 2011

3) Bercker S, et al：Critical illness polyneuropathy and myopathy in patients with acute respiratory distress syndrome. Crit Care Med, 33（4）：711-715, 2005

4) Shehabi Y, et al：Delirium duration and mortality in lightly sedated, mechanically ventilated intensive care patients. Crit Care Med, 38（12）：2311-2318, 2010 ★

5) Girard TD, et al：Delirium as a predictor of long-term cognitive impairment in survivors of critical illness. Crit Care Med, 38（7）：1513-1520, 2010

6) Schweickert WD, et al：Early physical and occupational therapy in mechanically ventilated, critically ill patients：a randomised controlled trial. Lancet, 373（9678）：1874-1882, 2009 ★★

7) Pohlman MC, et al：Feasibility of physical and occupational therapy beginning from initiation of mechanical ventilation. Crit Care Med, 38（11）：2089-2094, 2010

8) Bailey P, et al：Early activity is feasible and safe in respiratory failure patients. Crit Care Med, 35（1）：139-145, 2007

9) Barr J, et al：Clinical practice guidelines for the management of pain, agitation, and delirium in adult patients in the intensive care unit. Crit Care Med, 41（1）：263-306, 2013

第4章

まとめ

第4章　まとめ

1. ARDSガイドラインの使い方

橋本　悟

ガイドラインはあくまで手助け！

　日本呼吸器学会から2005年に刊行された『ALI/ARDS診療のためのガイドライン』は2010年に改訂され，さらに2015年に第3版の発行が予定されている[1]．本ガイドラインは，いわゆるクリニカルクエスチョン（clinical question：CQ）に対する治療などの推奨度を明示するものではなく（第3版においてはそのように意識される可能性はあるが），むしろ若手医師のための手引き書と考えた方がよいであろう．その意味では初学者には必読の書であると言える．欧米では，このARDSに関するガイドラインはここ数年見あたらない．唯一Surviving Sepsis Campaign Guidelinesに敗血症の一環としてARDSを意識した人工呼吸管理のCQが掲載されているのでこちらもぜひとも読んでいただきたい[2]．

　いずれにしろ，これらガイドライン通りに治療を行っても，必ずしも良い治療が得られるとは限らない．ガイドラインというものはそれ自体が，あくまでも治療の手助けであり，そこに書かれたことを金科玉条のごとく鵜呑みにして実行してよいわけではない．ガイドラインに記載された内容に沿った治療を行っていなかったと（特にエビデンスレベルの高くない治療法について）裁判事例などで断罪されることは基本的にはあってはならないことである．

　ARDS治療に関しては，現時点では"低容量換気"が治療法として死亡率を低減させる唯一のエビデンスと言ってよいのだが，これすらも一体どの程度の換気量がよいのか，PEEPの設定は？などなど考えていくと，これという決定的な方針は示せていないのが実情である．このようなことを念頭にガイドラインを有効に活用していただきたい．

文献

必読　1）「ALI/ARDS診療のためのガイドライン第2版」（社団法人日本呼吸器学会ARDSガイドライン作成委員会／編），学研メディカル秀潤社，2010

必読　2）Dellinger RP, et al：Surviving Sepsis Campaign：International Guidelines for Management of Severe Sepsis and Septic Shock：2012. Crit Care Med, 41（2）：580-637, 2013

第4章 まとめ

2. Technology meets the future

落合亮一

技術で未来を開く

「Technology meets the future」は2010年に，日本呼吸療法医学会・第32回学術総会を私が担当した際に，掲げたテーマである．

本書のテーマである急性呼吸不全は，ARDSと定義されてすでに40年以上が経過している．当初，80％近かった死亡率は，技術的進歩と研究成果から30％前後にまで改善しているが，現在，大きな改善はみられない[1]．2012年にはARDSの定義の見直しがはじめて行われ，ベルリン定義として広く認知されつつある[2]．

低酸素血症，胸部画像異常，そして左心不全による肺水腫の除外，という40年前の定義は，非常に多くの病態を容認し，例えば，肺炎を代表とする「肺に原因のあるもの」と対比して，敗血症や外傷といった「肺外に原因のあるもの」という分類が一般的である．肺損傷のメカニズムが異なれば治療方針も異なるため，ガス交換異常に対する呼吸管理に加えて，原疾患をターゲットとした治療方針が求められている．つまり，「技術によって開くべき未来」は，ARDSの病態生理により近づくための手段として位置づけられないだろうか．

1 敵を知ること

ARDSは肺損傷のメカニズムによって局所病変が異なる．直接的因子として，誤嚥，びまん性肺感染症（細菌性，ウイルス性など），全身性の感染，溺水，毒ガス吸入，肺挫傷が挙げられる．一方，間接的因子としては，敗血症症候群（循環不全，肺外感染症，SIRS，MOFを問わず），重症外傷（非胸部），大量輸血，人工心肺などが代表的である．いずれも，含気率ならびに加圧膨張（いわゆる，リクルートメント法）の効果に差が予想される．前者では，病変局所の含気率を改善することは難しいと考えられ，後者ではリクルートメントの効果が期待される．

こうした不均一な病変を対象とした場合に，病変の重症度や範囲を客観的に定量可能な指標は何か，あるいはPEEPの設定圧や一回換気量の設定について，その効果を判定するのに定量可能な指標には何があるのか，をまず明らかにする必要があろう．つまり，新しい治療法を検討する際に，治療効果を生じる（あるいは，生じない）メカニズムを明らかにすることが重要であり，そのためにもARDSの重症度，病態生理，治療効果を代表するようなバイオマーカーの探索，設定が重要である．

❷ ARDS治療におけるバイオマーカーの位置づけ

1）理想的なバイオマーカーとは

理想的なバイオマーカーは，病態生理と直接的な関係があり，信頼性や再現性が高く，治療効果を反映することが条件といえる．また，予後予測に有用で，採取の簡単なことも条件に挙げられる．呼気ガス[3, 4]，尿[5, 6]，肺水腫液[7]，肺胞洗浄液（broncho-alveolar lavage fluid：BALF）そして，血液が用いられてきた．

2）炎症性メディエーター

a）サイトカイン

ARDSにおいては，複雑なサイトカインの働きが，呼吸器感染症あるいは敗血症や膵炎のような全身性の炎症を惹起させる[8]．炎症誘発性サイトカイン（IL1-β，TNF-α，IL-6，IL-8など）と抗炎症性サイトカイン（IL-1ra，IL-10，IL-13など）の両者が，BALF中ならびに血中で増加していることから，両者のバランスがARDSの進展を決定づけている可能性が高い[9]．これらのサイトカインは，ARDSの診断や予後予測因子として研究がされてきたものの，臨床例における確認は未だに十分とはいえない．今後の臨床研究の成果が期待される．

b）その他

サイトカイン以外の炎症性メディエーターも，ARDSへの進展を予測するバイオマーカーとして研究されてきた．外傷後の多臓器不全を予測するHMGB1（high mobility group box nuclear protein 1）や[10]，敗血症時の多臓器不全を予測するLBP（lipopolysaccharide binding protein）などが代表的なものである[11]．また，ARDSにみられる酸化ストレスの結果，一酸化窒素ならびに過酸化亜硝酸が発生し，α1-antitrypsineやsurfactant protein Aを酸化することで炎症を波及させるが，尿中一酸化窒素の高レベルが酸化ストレスを表すのではなく，良好な予後と相関することが示されており，今後の研究が期待されている[6]．

3）Ⅱ型肺胞細胞傷害

ARDSの急性期には肺胞上皮に傷害の及ぶことが臨床像で重要であるが，特にⅡ型細胞はサーファクタントを産生する点で重要である．肺胞の表面張力を低下させ，肺胞の開通性を維持するためにサーファクタントは必須であるが，免疫上の機能ももつ．サーファクタントタンパクAやD（SP-A，SP-D）がそれに該当する．こうしたSPのもつ機能から，BALF中のSP濃度が予後と直接関係することが確認されているが[12～14]，原疾患ごとにSPの変化には相違があるため，今後の研究に期待される．

4）バイオマーカーの課題

以上のように現時点では傷害部位に応じたさまざまなバイオマーカーが発見され，病態生理との関係が明らかにされつつある．特に，炎症性バイオマーカーや肺胞上皮由来のバイオマーカーは，予後予測に有用である可能性があるものの，急性期に肺病変がARDSへと進展するのか，そ

して肺保護換気をはじめとした治療戦略の有効性を予測可能なのか，を明らかにする必要がある．簡便で再現性が高く，測定時間の短いバイオマーカーが待たれる．

③ 画像診断の次のステップ

　胸部CTによって，胸部単純X線写真では得られない胸腔内の情報を入手可能となり，ARDSの診療に際して重要な情報ではあるが，CT室への搬送が不要のリスクとなる．そこで，胸郭に貼付した電極によって測定された電気抵抗の変化から，換気の状態，つまりガス交換の状態について，ベッドサイドで可視化が可能となっている（「Column ❺ バイオインピーダンス法による肺局所の換気評価」も参照）．

1）EIT（electrical impedance tomography）

　胸郭周囲に16～32の電極を貼付し，それぞれの電極は高周波を通電するか，電流を測定するのに用いられる．通電を周期的に胸郭周囲で回転させ，胸部CTと同様の情報処理をすることで肺内の電気抵抗のマッピングが可能となる．含気の多い部分は電気抵抗が大きいため，その経時変化を二次元で表現すれば，換気の分布とその経時変化（つまり，吸気・呼気のガスの動き）が描出される．複数のメーカーが市販モデルを用意しつつあり，臨床使用間近の新しいモニター機器といえる．本モニターがベッドサイドで使用可能となれば，肺内病変の局在を確認したり，換気条件の選択に際して，肺内のガスの分布を確認しながら設定条件の妥当性を検討可能になるものと考える．なお，EITの処理方法については，未だに一定の見解が得られていないのが事実であり，functional EIT（f-EIT）[15, 16]，multi-frequency EIT（EIT spectroscopy）[17, 18]，absolute EIT（a-EIT）[19] など，多くの処理法が検討されつつある．ベッドサイドで使用可能となった暁には，EITの臨床的意義が明らかにされるものと期待は大きい．

2）肺循環のEIT

　上述の通り，現時点で臨床応用が実現されつつあるのは換気に関するEITであるが，一方で，肺血流の画像処理が検討されつつある．つまり，肺血流量が増加し，肺内血液量が増加すれば，インピーダンスが低下するため，その変化をもとに血流分布を算出するものである．前述の換気分布と相反する変化であり，換気分布と血流分布を同時処理することが今後の課題と考える．現時点で酸素化の評価に用いられるP/F比は換気血流比の不均衡分布に影響される．換気血流比の不均衡分布をEITを用いることで，可視化することができれば，診断，治療効果の判定も含めて画期的なものと考える．

④ ECMO

　体外式膜型肺による呼吸循環管理は長い歴史があるものの，わが国では，循環補助が主体であり，呼吸補助には用いられなかった．2011年の新型インフルエンザの重症呼吸不全に対する

体外式膜型人工肺（extracorporeal membrane oxygenation：ECMO）の治療成績が公表されるに至り，その位置づけが検証された[20]．同時期にわが国で行われたECMOによる治療成績は，日本呼吸療法医学会の危機管理委員会が行った調査をもとに公開されている．H1N1インフルエンザ肺炎の最重症例にECMOを導入した際に，生存率60％以上とする国外の治療成績に比べて，わが国の治療成績は奮わない[21]．この結果を受けて，日本呼吸療法医学会と日本集中治療医学会は，ECMOプロジェクトという合同チームを立ち上げ，将来の新興感染症に対する環境整備を開始しつつある（http://square.umin.ac.jp/jrcm/contents/ecmo/index.html）．ARDSの治療に際して，新たな選択肢としてECMOのもつ意義は高いものと考えるが，同時にその運用については，センター化なども含めて今後の大きな課題といえる．

おわりに

ARDSは，基礎研究の成果や技術的進歩にもかかわらず，治療成績が改善していない．原疾患を特定しない従来の臨床研究のもつ大きな問題といえる．現時点で用いることのできる治療選択肢が予後に与える影響を，原疾患ごとに評価するタイミングであり，そのためにも病態生理を代表するバイオマーカーの設定が重要であろう．簡単に再現性高く用いることのできるバイオマーカーが待たれている．

文献

1) Phua J, et al：Has mortality from acute respiratory distress syndrome decreased over time？：A systematic review. Am J Respir Crit Care Med, 179（3）：220-227, 2009

必読 2) ARDS Definition Task Force：Acute respiratory distress syndrome：the Berlin Definition. JAMA, 307（23）：2526-2533, 2012

3) Roca O, et al：Effects of salbutamol on exhaled breath condensate biomarkers in acute lung injury：prospective analysis. Crit Care, 12：R72, 2008

4) Sack U, et al：Multiplex analysis of cytokines in exhaled breath condensate. Cytometry, 69：169-172, 2006

5) McClintock DE, et al：Higher urine desmosine levels are associatedwith mortality in patients-with acute lung injury. Am J Physiol Lung Cell Mol Physiol, 291：L566-571, 2006

6) McClintock DE, et al：Higher urine nitric oxide is associated with improved outcomes in patients with acute lung injury. Am J Respir Crit Care Med, 175：256-262, 2007

7) Kropski JA, et al：Clara cell protein（CC16），a marker of lung epithelial injury, is decreased in plasma and pulmonary edema fluid from patients with acute lung injury. Chest, 135：1440-1447, 2009

必読 8) Ware LB & Matthay MA：The acute respiratory distress syndrome. N Engl J Med, 342：1334-1349, 2000

9) Cross LJ & Matthay MA：Biomarkers in acute lung injury：insights into the pathogenesis of acute lung injury. Crit Care Clin, 27：355-377, 2011

10) Cohen MJ, et al：Early release of high mobility group box nuclear protein 1 after severe trauma in humans：role of injury severity and tissue hypoperfusion. Crit Care, 13：R174, 2009

11) Villar J, et al：Serum lipopolysaccharide binding protein levels predict severity of lung injury and mortality in patients with severe sepsis. PLoS One, 4：e6818, 2009

12) Greene KE, et al：Serial changes in surfactant-associated proteins in lung and serum before and after onset of ARDS. Am J Respir Crit Care Med, 160：1843-1850, 1999

13) Greene KE, et al：Serum surfactant protein-A levels predict development of ARDS in at-risk patients. Chest, 116（1 Suppl）：90S-91S, 1999

14) Bersten AD, et al：Elevated plasma surfactant protein-B predicts development of acute respiratory distress syndrome in patients with acute respiratory failure. Am J Respir Crit Care Med, 164：648-652, 2001

15) Hahn G, et al：Changes in the thoracic impedance distribution under different ventilatory conditions. Physiol Meas, 16：A161-A173, 1995

16) Hahn G, et al：Local mechanics of the lung tissue determined by functional EIT. Physiol Meas, 17（Suppl 4A）：A159-A166, 1996

17) Brown BH, et al：Measured and expected Cole parameters from electrical impedance tomographic spectroscopy images of the human thorax. Physiol Meas, 16：A57-A67, 1995

18) Osypka M & Gersing E：Tissue impedance spectra and the appropriate frequencies for EIT. Physiol Meas, 16：A49-A55, 1995

19) Hahn G, et al：Imaging pathologic pulmonary air and fluid accumulation by functional and absolute EIT. Physiol Meas, 27：S187-S198, 2006

必読 20) Zangrillo A, et al：Extracorporeal membrane oxygenation（ECMO）in patients with H1N1 influenza infection：a systematic review and meta-analysis including 8 studies and 266 patients receiving ECMO. Crit Care, 17（1）：R30, 2013

21) Takeda S, et al：Committee of Crisis Control, the Japanese Society of Respiratory Care Medicine and Committee of Pandemic H1N1 Surveillance, the Japanese Society of Intensive Care Medicine. Extracorporeal membrane oxygenation for 2009 influenza A（H1N1）severe respiratory failure in Japan. J Anesth, 26（5）：650-657, 2012

付録

付録　ベッドサイドで役立つ診断・治療の基準・設定の一覧

橋本壮志

1 AECCにおけるALI/ARDS診断基準

定義	経過	肺酸素化能	胸部X線写真	肺動脈楔入圧	PEEP
急性肺損傷（ALI）	急性	P/F比≦300	両側性浸潤影	≦18mmHgもしくは臨床的に左房圧上昇の所見を認めない	問わない
急性呼吸促迫症候群（ARDS）		P/F比≦200			

[1] Bernard GR, et al: The American-European Consensus Conference on ARDS. Definitions, mechanisms, relevant outcomes, and clinical trial coordination. Am J Respir Crit Care Med, 149（3 Pt 1）:818-824, 1994を参考に作製

2 ベルリン定義に基づくARDS診断基準

定義		経過	肺酸素化能	胸部X線写真	心不全や体液過剰では説明のつかない呼吸不全	PEEP
急性呼吸促迫症候群（ARDS）	軽症	1週間以内	200＜P/F比≦300	両側性浸潤影	リスク因子がない場合は，客観的評価（心エコー）を行う	PEEP/CPAP ≧5 cmH₂O
	中等症		100＜P/F比≦200			PEEP≧5 cmH₂O
	重症		P/F比≦100			PEEP≧5 cmH₂O

Ranieri VM, et al: Acute respiratory distress syndrome: the Berlin Definition. JAMA, 307（23）:2526-2533, 2012を参考に作製

3 lung injury score

胸部X線スコア	
肺胞性浸潤影なし	0
肺野の1/4に肺胞性浸潤影	1
肺野の2/4に肺胞性浸潤影	2
肺野の3/4に肺胞性浸潤影	3
肺野の4/4に肺胞性浸潤影	4
低酸素血症スコア	
P/F比≧300	0
P/F比=225〜299	1
P/F比=175〜224	2
P/F比=100〜174	3
P/F比<100	4
全肺・胸郭コンプライアンススコア（mL/cmH$_2$O）	
≧80	0
60〜79	1
40〜59	2
20〜39	3
≦19	4
PEEPスコア（cmH$_2$O）	
≦5	0
6〜8	1
9〜11	2
12〜14	3
≦15	4
lung injury score（合計点を4で割ったもの）	
肺損傷なし	0
軽度から中等度の肺損傷	0.1〜2.5
高度の肺損傷	>2.5

Murray JF, et al: An expanded definition of the adult respiratory distress syndrome. Am Rev Respir Dis, 138(3):720-723, 1988を参考に作製

4 酸素流量と吸入気酸素濃度の目安

鼻カニューレ		酸素マスク		リザーバー付酸素マスク	
100％酸素流量（L/分）	F_IO_2（％）	100％酸素流量（L/分）	F_IO_2（％）	100％酸素流量（L/分）	F_IO_2（％）
1	24	5〜6	40	6	60
2	28	6〜7	50	7	70
3	32	7〜8	60	8	80
4	36			9	90
5	40			10	99

「ICU実践ハンドブック 病態ごとの治療管理の進め方」（清水敬樹/編）pp.30-31, 羊土社, 2009を参考に作製

5 酸素化およびガス交換の指標と呼吸パラメータの方程式

肺胞気-動脈血酸素分圧較差〔A-aDO_2, $P(A$-$a)O_2$〕	$= P_AO_2 - PaO_2$ $= (760-47) \times F_IO_2 - PaCO_2/0.8 - PaO_2$	肺胞と動脈血の酸素分圧の差であり, 肺胞ガス交換の指標となる. 正常値は室内気吸入下で5〜10Torr
a/A比（a/A ratio）	$= PaO_2/P_AO_2$	A-aDO_2と比較してF_IO_2の影響を受けにくい. 0.75未満で肺胞ガス交換障害を示す
P/F比（P/F ratio）	$= PaO_2/F_IO_2$	動脈血酸素分圧を吸入気酸素分画で除して百分率にしたもの. 非常に簡便な酸素化の指標としてARDSの診断基準にも用いられている
呼吸指数 （RI: respiratory index）	$= A$-aDO_2/PaO_2	肺胞動脈血酸素分圧較差を動脈血酸素分圧で除したもの
酸素化指数 （OI: oxygenation index）	$= Paw \times F_IO_2 \times 100/PaO_2$	平均気道内圧（Paw）をP/F比で除して百分率にしたもの. P/F比に加え陽圧換気中の気道内圧を反映させた酸素化の指標である
肺シャント率（Q_S/Q_T）	$= (Cc'O_2 - CaO_2)/(Cc'O_2 - CvO_2)$ $\Rightarrow A$-$aDO_2 \times 0.003/(3.5 + A$-$aDO_2 \times 0.003)$	$Cc'O_2$：肺毛細終末管酸素含量, CaO_2：動脈血酸素含量, CvO_2：混合静脈血酸素含量. $PaO_2 > 150$Torrで簡易式が成立. 正常値は5％未満. $CaO_2 = Hb$(g/dL)$\times SaO_2 \times 1.34 + PaO_2 \times 0.003$
死腔換気率（V_D/V_T）	$= (PaCO_2-PeCO_2)/PaCO_2$	一回換気量に占める死腔量の割合. 正常値は0.2〜0.4
補正分時換気量（L/分） (corrected V_E: corrected expired volume per minutes)	$= V_E \times PaCO_2/40$	$PaCO_2=40$を維持するのに必要な分時換気量. ベルリン定義で使用された簡便な死腔の評価方法
静肺コンプライアンス（Cst：static lung compliance）	$= V_T/(P_{plat} - PEEP)$	圧力を変化させたときの体積変化をコンプライアンスと呼び, 肺の膨らみやすさを示す. Cstは肺と胸壁のコンプライアンスを反映し, 正常値は60〜100 mL/cmH$_2$Oで, ARDSで低下する. Cdynには気道抵抗成分が含まれる
動肺コンプライアンス（Cdyn：dynamic lung compliance）	$= V_T/(PIP - PEEP)$	
気道抵抗（Raw）	$= (PIP - P_{plat})/$Flow（L/秒）	最高気道内圧とプラトー圧の差を吸気流速（Flow）で除したもの. 気管挿管中の正常値は5〜10cmH$_2$O/L/秒.

$PeCO_2$: expired carbon dioxide tension（呼気二酸化炭素分圧）
P_{plat}: plateau pressure（プラトー圧）
PIP: peak inspiratory pressure（最高気道内圧）

Q_S：シャント血流量
Q_T：心拍出量
V_E：分時換気量
V_D：死腔換気量
V_T：一回換気量

6 現時点でのエビデンスに基づいたARDS治療戦略の概略

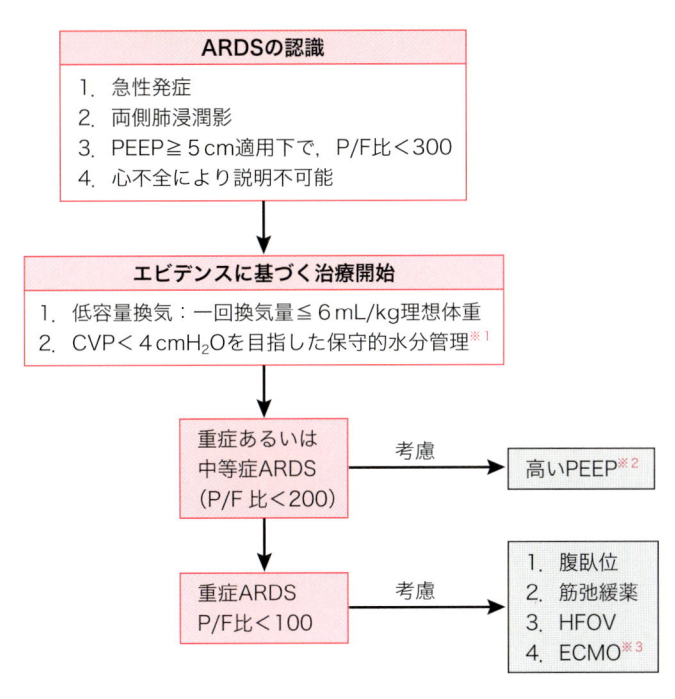

```
┌─────────────────────────────┐
│         ARDSの認識            │
│  1. 急性発症                  │
│  2. 両側肺浸潤影               │
│  3. PEEP≧5cm適用下で，P/F比<300 │
│  4. 心不全により説明不可能       │
└─────────────────────────────┘
              ↓
┌─────────────────────────────┐
│      エビデンスに基づく治療開始    │
│  1. 低容量換気：一回換気量≦6mL/kg理想体重 │
│  2. CVP<4cmH₂Oを目指した保守的水分管理※1 │
└─────────────────────────────┘
              ↓
┌──────────┐  考慮  ┌──────────┐
│ 重症あるいは │ ────→ │ 高いPEEP※2 │
│ 中等症ARDS │       └──────────┘
│(P/F比<200)│
└──────────┘
      ↓
┌──────────┐  考慮  ┌──────────┐
│ 重症ARDS   │ ────→ │ 1. 腹臥位   │
│ P/F比<100 │       │ 2. 筋弛緩薬  │
└──────────┘       │ 3. HFOV    │
                   │ 4. ECMO※3  │
                   └──────────┘
```

※1 血管作動薬投与無しで尿量>0.5ml/kg/hrかつ平均動脈圧>60mmHgの場合に
※2 PEEPは、Pplat=30cmH₂Oを上限としてARDSネットワークのPEEP表を使用するか，ストレスインデックスを使用して調節
※3 専門医療施設への転送も必要

Walkey AJ, et al: Acute respiratory distress syndrome: epidemiology and management approaches. Clin Epidemiol. 4:159–169, 2012 より引用

7 ARDSの標準的な人工呼吸器設定

推奨1回換気量	6mL/kg（理想体重）
気道内圧上限	≦30cmH₂O
呼吸回数とpHの目標値	≦35回，pH=7.30〜7.45
酸素化の目標値	PaO₂=55〜80Torr もしくは SpO₂=88〜95％
PEEP	5〜9cmH₂Oで開始する．リクルートメント可能な虚脱肺領域が広範な場合，プラトー圧が28〜30cmH₂OとなるようPEEPを付加する
リクルートメント手技	容認されるがルーチンには推奨されない
腹臥位換気	F₁O₂≧0.8で酸素化の目標が達成できない場合，考慮する
PEEPの漸減方法	F₁O₂≦0.6でP/F比>150の場合，F₁O₂=0.5，PEEP=5cmH₂Oで20〜30分間人工呼吸を行う．PaO₂≧100Torrが維持できれば，PEEP=5cmH₂Oとする

Mercat A, et al: Positive end-expiratory pressure setting in adults with acute lung injury and acute respiratory distress syndrome: a randomized controlled trial. JAMA, 299（6）:646–655, 2008を参考に作製

8 肺保護戦略に基づく推奨1回換気量

男性

身長（cm）	6mL/kg	身長（cm）	6mL/kg
140	232	166	387
142	243	168	405
144	254	170	424
146	265	172	442
148	276	174	460
150	287	176	478
152	298	178	496
154	309	180	515
156	320	182	533
158	331	184	551
160	341	186	569
162	352	188	587
164	363	190	606

女性

身長（cm）	6mL/kg	身長（cm）	6mL/kg
140	205	166	347
142	216	168	358
144	227	170	369
146	238	172	380
148	249	174	391
150	260	176	402
152	271	178	413
154	282	180	424
156	293	182	435
158	304	184	446
160	314	186	456
162	325	188	467
164	336	190	478

推奨1回換気量は実測体重ではなく身長をもとに計算する理想体重により算出する
＊理想体重の算出式

男性：$50 + 0.91 \times [身長（cm）- 152.4]$
女性：$45.5 + 0.91 \times [身長（cm）- 152.4]$

9 PEEPの設定

a) ARMA研究で用いられたF$_I$O$_2$-PEEP表

F$_I$O$_2$	0.3	0.4	0.4	0.5	0.5	0.6	0.7	0.7	0.7	0.8	0.9	0.9	0.9	1	1	1	1
PEEP	5	5	8	8	10	10	10	12	14	14	14	16	18	18	20	22	24

Ventilation with lower tidal volumes as compared with traditional tidal volumes for acute lung injury and the acute respiratory distress syndrome. The Acute Respiratory Distress Syndrome Network. N Engl J Med, 342（18）:1301-1308, 2000を参考に作製

b) ALVEOLI研究で用いられたF$_I$O$_2$-PEEP表

F$_I$O$_2$	0.3	0.4	0.5	0.6	0.7	0.8	0.9	1
対象群	5	5〜8	8〜10	10	10〜14	14	14〜18	18〜24
高PEEP群	12〜14	14〜16	16〜20	20	20	20〜22	22	22〜24

Brower RG, et al：National Heart, Lung, and Blood Institute ARDS Clinical Trials Network. Higher versus lower positive end-expiratory pressures in patients with the acute respiratory distress sydrome. N Engl J Med, 351（4）：327-336, 2004を参考に作製

c) LOVS研究で用いられたF$_I$O$_2$-PEEP表

F$_I$O$_2$	0.3	0.4	0.5	0.6	0.7	0.8	0.9	1
対象群	5	5〜8	8〜10	10	10〜14	14	14〜18	18〜24
高PEEP群	5〜10	10〜18	18〜20	20	20	20〜22	22	22〜24

Meade MO, et al: Ventilation strategy using low tidal volumes, recruitment maneuvers, and high positive end-expiratory pressure for acute lung injury and acute respiratory distress syndrome: a randomized controlled trial. JAMA, 299（6）:637-645, 2008を参考に作製

d) Talmor研究で用いられたF$_I$O$_2$-肺内外圧差表

	食道内圧を指標にPEEPを設定										
F$_I$O$_2$	0.4	0.5	0.5	0.6	0.6	0.7	0.7	0.8	0.8	0.9	0.9	1
呼気終末肺内外圧差	0	0	2	2	4	4	6	6	8	8	10	10

「肺内外圧差＝気道内圧－胸腔内圧」として計算される．胸腔内圧の代用として食道内圧を測定し，上記のごとく，呼気終末肺内外圧差を0〜10cmH$_2$Oの間で目標酸素化（PaO$_2$=55〜120mmTorrもしくはSpO$_2$=88〜98％）が達成されるようPEEPを設定する．

Talmor D, et al: Mechanical ventilation guided by esophageal pressure in acute lung injury. N Engl J Med, 359（20）:2095-2104, 2008を参考に作製

索引 Index

ギリシャ文字

β₂刺激薬 ... 189
γ-リノレン酸 ... 179
ω-3脂肪酸 ... 178

数字

Ⅰ型・Ⅱ型肺胞上皮細胞 ... 190

欧文

A

A（air）lines ... 66, 67
abdominal compartment syndrome ... 199
A/C ... 84
acute eosinophilic pneumonia（AEP）... 34, 54
acute interstitial pneumonia（AIP）... 28, 33
acute kidney injury（AKI）... 201, 205, 208
acute lung injury ... 13
acute respiratory failure ... 149
AECC定義 ... 17
AECCの診断基準 ... 142
air-floatingベッド ... 144
alveolar consolidation（AC）... 66, 67, 68
alveolar-interstitial syndrome（AIS）... 68
analgo-sedation ... 121
APRV ... 15, 131

ARDS ... 12
ARDS network ... 170
ARF ... 149
ARMA研究 ... 204
atelectrauma ... 90

B・C

barotrauma ... 90
Bat sign ... 66
bat wing pattern ... 53
behavior pain score（BPS）... 119
biotrauma ... 90
B lines ... 66, 67
bronchoalveolar lavage（BAL）... 72
butterfly pattern ... 53
CESAR study ... 155
cisatracurium ... 123
clinical question（CQ）... 220
Comet tail tartifact ... 67
conventional CT ... 42
COPD ... 68
critical care pain observation tool（CPOT）... 119
critical illness myoneuropathy（CINM）... 123
CRRT ... 207
CT ... 41
CT画像 ... 145

D・E

daily sedation interruption（DSI）... 122

DHA ... 181
DIC ... 31, 196
diffuse alveolar damage（DAD）... 25, 30, 33, 44, 51, 90
ECMO ... 15, 223
ECMOプロジェクト ... 224
electrical impedance tomography（EIT）... 70, 223
enteral nutrition（EN）... 184
EPA ... 179
extracorporeal membrane oxygenation（ECMO）... 91, 153
extra vascular lung water（EVLW）... 62
extubation failure ... 112

G〜K

ground glass opacity（GGO）... 66, 142
high frequency oscillatory ventilation（HFO, HFOV）... 15, 91, 134
high-resolution CT（HRCT）... 43
HMGB1 ... 222
HRCT ... 212
ICU acquired weakness（ICUAW）... 123
idiopathic interstitial pneumonias（IIPs）... 33
idiopathic pulmonary fibrosis（IPF）... 34
IL-8 ... 14
IRV ... 129
KL-6 ... 74, 213

L〜N

LBP	222
LIS	173
long term acute care facility	214
lung injury score（LIS）	19, 170
lung point	67
lung sliding（LS）	66, 67
mild ARDS	15
MOAT study	135
moderate	15
MODSスコア	170
Mモード	66
NAVA	130
NETs	196
NO	15
N-PCP-Ⅲ	212
NPPV	148
NSAIDs	119

O〜R

OSCAR trial	136
OSCILLATE trial	136
oxygenation index（OI）	19, 137
parenteral nutrition（PN）	184
passive leg raising（PLR）test	60
PAV +®	129
PCV	83
PEEP	14, 81, 100
permissive hypercapnia（PHC）	94, 127
P/F比	15
PLAPS	67

P〜R（続き）

PSV	85
pulmonary vascular permeability index（PVPI）	62
pulse pressure variation（PPV）	60
Richimond agitation sedation scale（RASS）	121
Riker sedation agitation scale（SAS）	121

S・T

SAFE study	201
SAS（Riker sedation agitation scale）	121
SBT failure	112
seashore	67
seashore sign	66
severe ARDS	14, 15
SIMV	84
SpO_2/F_IO_2 比（S/F比）	20
spontaneous breathing trial（SBT）	110
STRIVE試験	164
stroke volume variation（SVV）	60
Surviving Sepsis Campaign Guidelines（SSCG）	60, 173, 181, 198
trans pulmonary pressure	142
trans pulmonary thermal dilution（TPTD）	62

V・W

VCV	83
ventilator associated lung injury（VALI）	70, 78, 93
ventilator-associated pneumonia（VAP）	194
ventilator induced lung injury（VILI）	14, 90, 93
volutrauma	90
weaning failure	114

和文

あ〜お

アーチファクト	66
アセトアミノフェン	119
アルブミン	201, 202
位置異常	143
一回換気量	81
一酸化窒素	222
インピーダンス	70
ウィーニング	111
ウィーニングプロトコール	111
うっ血性心不全	50
栄養療法	183
エコー検査	66
エラスポール	162
炎症性サイトカイン	189
エンドトキシン	13
オープンラング戦略	127

か・き

開胸肺生検	28, 213
解剖学的骨突出部	144
過酸化亜硝酸	222
カフリークテスト	114
換気血流比不均等分布	141
換気評価	70
間質性肺水腫	51
間質性病変	68

患者-人工呼吸器の不同調 …… 82
気管支血管周囲間質肥厚 …… 51
気管支肺胞洗浄 …… 72
気管切開 …… 114
気胸 …… 68
気道内圧 …… 81
急性間質性肺炎 …… 28, 33
急性好酸球性肺炎 …… 34, 54
急性呼吸不全 …… 30
急性腎障害 …… 201, 205, 208
急性膵炎 …… 198
吸着 …… 208
胸水 …… 67, 68
筋弛緩薬 …… 15, 123, 171
筋線維芽細胞 …… 26, 27
筋力低下 …… 216

く～こ

グリコサミノグリカン …… 27
クリニカルクエスチョン …… 220
経静脈栄養 …… 184
経腸栄養 …… 184
経肺熱希釈 …… 62
経肺胞圧 …… 86
経皮的気管切開 …… 110, 114
ケタミン塩酸塩 …… 119
血液浄化量 …… 208
血液浄化療法 …… 207
牽引性気管支拡張 …… 51
広義肺間質の変化 …… 51
抗酸化物質 …… 181
好中球 …… 14
好中球エラスターゼ …… 190
好中球エラスターゼ阻害薬 …… 161

高頻度振動換気 …… 15, 91, 134
高分解能CT …… 43
誤嚥 …… 185
呼気終末陽圧 …… 100
国際喘息指針 …… 192
コンプライアンス …… 132

さ・し

サーファクタント …… 222
サーファクタントタンパクA …… 222
サーファクタントタンパクD …… 222
再挿管 …… 110
サイトカイン …… 207, 222
事故抜去 …… 143
自発呼吸 …… 98
自発呼吸トライアル …… 110
シベレスタット …… 161
重症ARDS患者 …… 143
重症急性膵炎患者 …… 199
重症度分類 …… 18
循環指標 …… 59
硝子膜 …… 26
静水圧性肺水腫 …… 50
小葉間隔壁の肥厚 …… 51
小葉間隔壁肥厚像 …… 66
初期輸液負荷 …… 198
褥瘡 …… 144
食道内圧 …… 86
神経筋合併症 …… 171
心原性肺水腫 …… 30, 50, 57, 68
人工呼吸器関連肺炎 …… 31, 194
人工呼吸器関連肺損傷 …… 31, 70, 78, 85, 90, 93

人工呼吸器離脱 …… 87
人工呼吸器離脱困難 …… 168
滲出期 …… 25, 45
腎代替療法 …… 205, 207
心拍出量 …… 59
心不全 …… 42

す～そ

水分バランス …… 204
ステロイド …… 167
ステロイド漸減 …… 171
ステロイド大量療法 …… 168
ステロイドパルス療法 …… 176
すりガラス状陰影 …… 66
正常肺 …… 96
生理学的モニター …… 59
赤血球輸血 …… 210
線維化期 …… 25, 45, 168
線維芽細胞 …… 27
線維化予防 …… 169
喘息 …… 68
せん妄 …… 216
早期感染症合併 …… 169
早期離床 …… 216
増殖期 …… 25, 27, 45, 46
相対的副腎不全 …… 173

た～と

体外式膜型人工肺 …… 91, 153
多臓器不全 …… 78
中心静脈圧 …… 59
長期人工呼吸病院 …… 214
長期予後 …… 213, 216
蝶形陰影 …… 53

調節換気	82
通常CT	42
低一回換気量	14
低容量換気	96
低容量換気群	93
テオフィリン製剤	189
デクスメデトミジン塩酸塩	122
投与エネルギー	186
特発性間質性肺炎	33
特発性肺線維症	34
ドライビングプレッシャー	128

に

二段呼吸	85

は・ひ

バーコード状	67
肺エコー	57, 66
肺炎	68, 194
バイオインピーダンス法	70
バイオマーカー	72, 221
肺血管外水分量	62
肺血管透過性係数	57, 62
敗血症性ショック	200
背側浸潤影	142
肺塞栓	68
背側無気肺	140
肺損傷スコア	19, 170
肺動脈カテーテル	64
肺動脈楔入圧	59
肺内水分量評価	62
肺庇護換気	96
肺胞浸潤影	66, 68
肺胞性肺水腫	51
肺胞洗浄液	222
肺胞マクロファージ	13
肺保護換気戦略	78
ヒストン	196
びまん性肺胞傷害	25, 30, 33, 44, 51, 90

ふ〜ほ

フェンタニル	119
腹臥位	146
腹臥位施行時間	143
腹臥位人工呼吸	140
腹臥位療法	14
副腎不全	172
腹部コンパートメント症候群	199
部分的換気補助	82
プラトー圧	83, 128
フロセミド	201
プロポフォール	122
平均気道内圧	128
ベクロニウム	123
ベルリン定義	15, 17, 79, 221
ホスフォジエステラーゼ	190

ま〜も

膜透過性亢進型	30
慢性化したARDS	212
ミダゾラム	122
メチルプレドニゾロン	176
メディエータ	207
免疫栄養	181
モルヒネ塩酸塩	119

ゆ

輸血関連急性肺障害	30

ら〜ろ

ラシックス®	201
リクルートメント手技	86, 108, 126
リクルートメント法	221
理想体重	93
リモデリング	27
ロクロニウム	123

◆ 編者紹介

志馬伸朗（Nobuaki Shime）

1963年　京都府福知山市生まれ
1988年　徳島大学医学部医学科卒業
現　　　国立病院機構京都医療センター　救命救急センター長・救命救急科医長・感染制御部副部長
　　　　京都府立医科大学客員講師・京都大学臨床教授/非常勤講師・同志社大学連携教授

　その場その場で移ろう興味に目を向けた結果，麻酔科学を皮切りに，集中治療医学，小児科学，感染症学，救急医学などを渡り歩いています．専門分野と呼べるものは恥ずかしながらありません．
　医学の進歩には，基礎医学的知見が必要であり，医療の進歩には，基礎医学を取り入れた先端治療が必要です．しかし，現実を見つめたとき，必要とされるのは現時点で利用できる知識や手法を適切に取り入れた基本的介入の地道な積み重ねだと思います．医療の世界に，質の高いオーディナリーが普及することをめざして，日々腐心してゆきたいと考えています．

Surviving ICUシリーズ

ARDSの治療戦略
「知りたい」に答える，現場の知恵とエビデンス

2013年10月5日　第1刷発行
2015年12月10日　第2刷発行

編　集　志馬伸朗
発行人　一戸裕子
発行所　株式会社 羊 土 社
　　　　〒101-0052
　　　　東京都千代田区神田小川町2-5-1
　　　　TEL　03（5282）1211
　　　　FAX　03（5282）1212
　　　　E-mail　eigyo@yodosha.co.jp
　　　　URL　http://www.yodosha.co.jp/
装　幀　関原直子
印刷所　日経印刷株式会社

© YODOSHA CO., LTD. 2013
Printed in Japan
ISBN978-4-7581-1200-0

本書に掲載する著作物の複製権・上映権・譲渡権・公衆送信権（送信可能化を含む）は（株）羊土社が保有します．
本書を無断で複製する行為（コピー，スキャン，デジタルデータ化など）は，著作権法上での限られた例外（「私的使用のための複製」など）を除き禁じられています．研究活動，診療を含み業務上使用する目的で上記の行為を行うことは大学，病院，企業などにおける内部的な利用であっても，私的使用には該当せず，違法です．また私的使用のためであっても，代行業者等の第三者に依頼して上記の行為を行うことは違法となります．

JCOPY　<（社）出版者著作権管理機構　委託出版物>
本書の無断複写は著作権法上での例外を除き禁じられています．複写される場合は，そのつど事前に，（社）出版者著作権管理機構（TEL 03-3513-6969，FAX 03-3513-6979，e-mail：info@jcopy.or.jp）の許諾を得てください．

羊土社のオススメ書籍

ER実践ハンドブック
現場で活きる初期対応の手順と判断の指針

樫山鉄矢, 清水敬樹／編

救急初期診療に欠かせない知識を網羅した決定版．初療からDispositionまでの対応手順と考え方を明確に示し「いつ何をすべきか」がわかる．役立つ知恵とテクニックも満載．知りたい情報をサッと探せる，頼りになる1冊

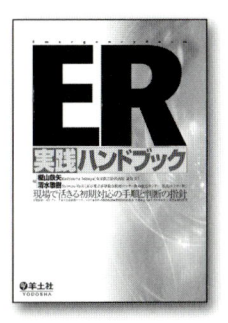

- 定価（本体5,900円＋税）　A5判
- 620頁　ISBN 978-4-7581-1781-4

救急ICU薬剤ノート
希釈まで早わかり！

清水敬樹／編

救急・ICUで頻用する180の薬剤が使いこなせる！「何で溶かして何分で投与する？」といった超具体的な希釈・投与方法がわかり，計算なしでも投与ができます．エキスパートからのアドバイスも盛りだくさん！

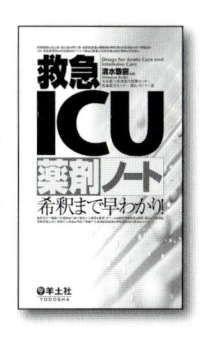

- 定価（本体4,500円＋税）　B6変型判
- 375頁　ISBN 978-4-7581-1764-7

ICU実践ハンドブック
病態ごとの治療・管理の進め方

清水敬樹／編

ICUにおける診断・治療，患者管理のための臨床マニュアル．具体的なコントロール目標値，薬剤投与量など現場ですぐに使える情報と，ガイドラインほか現時点でのエビデンスを交えた解説で実践の指針を簡潔に示す．

- 定価（本体6,500円＋税）　A5判
- 598頁　ISBN 978-4-7581-0666-5

教えて！ICU
集中治療に強くなる

早川　桂, 清水敬樹／著

- 定価（本体3,800円＋税）
- A5判　239頁
- ISBN 978-4-7581-1731-9

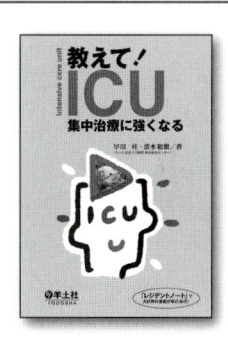

教えて！ICU Part 2
集中治療に強くなる

早川　桂／著

- 定価（本体3,800円＋税）
- A5判　230頁
- ISBN 978-4-7581-1763-0

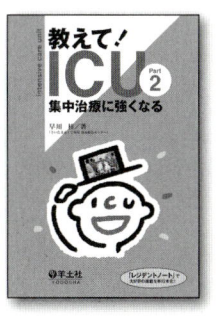

発行　羊土社 YODOSHA
〒101-0052　東京都千代田区神田小川町2-5-1　TEL 03(5282)1211　FAX 03(5282)1212
E-mail：eigyo@yodosha.co.jp
URL：http://www.yodosha.co.jp/

ご注文は最寄りの書店，または小社営業部まで

羊土社のオススメ書籍

救急・ICUの体液管理に強くなる
病態生理から理解する輸液、利尿薬、循環作動薬の考え方、使い方

小林修三, 土井研人／編

急性期の体液管理について, 各病態ごとに, 病態生理をふまえながらしっかり解説！輸液のほか, 利尿薬や循環作動薬の解説も充実！病態に応じた使い分けや処方例も掲載. 呼吸・循環を中心とした全身管理に役立つ！

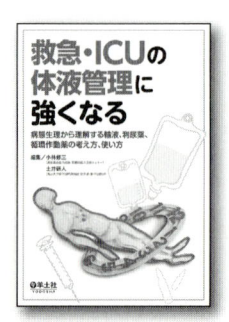

- 定価（本体4,600円＋税）　■ B5判
- 367頁　　■ ISBN 978-4-7581-1777-7

血液浄化療法に強くなる
やさしくわかる急性期の腎代替療法・アフェレシスの基本から、ケースで学ぶ状況・疾患別の実践的対応まで

木村健二郎, 安田 隆／監, 柴垣有吾, 櫻田 勉, 聖マリアンナ医科大学病院腎臓・高血圧内科／編

血液浄化療法の初学者にオススメの入門書！腎代替療法・アフェレシスの基本から透析導入・施行時のトラブル対応, 疾患ごとのアフェレシスの使い分けまで, 簡潔な解説と, 研修医＆指導医の対話形式で楽しく学べる！

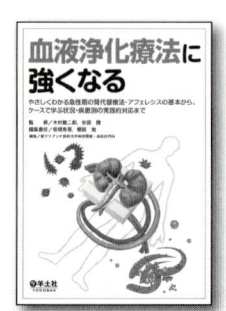

- 定価（本体4,700円＋税）　■ B5判
- 271頁　　■ ISBN 978-4-7581-1738-8

人工呼吸管理に強くなる
人工呼吸の基礎から病態に応じた設定, トラブル対応まで
誰も教えてくれなかった人工呼吸管理のABC

讃井將満, 大庭祐二／編

人工呼吸管理の基本を初学者向けにとことん噛み砕いて解説. 用語解説, 装置の設定法, 患者への適応, トラブルシューティング, 一歩進んだ知識など, 最新のエビデンスに基づく適切な患者管理の方法が身に付く！

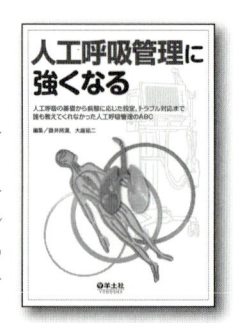

- 定価（本体4,700円＋税）　■ B5判
- 309頁　　■ ISBN 978-4-7581-0697-9

Dr.竜馬の病態で考える人工呼吸管理
人工呼吸器設定の根拠を病態から理解し、ケーススタディで実践力をアップ！

田中竜馬／著

「患者にやさしい人工呼吸管理」を行いたい方は必読！病態に応じた人工呼吸器の設定や調節, トラブルの対処が根拠から身につきます. 軽妙な語り口でスラスラ読めて, 専門書では難しい…という初学者にもオススメ！

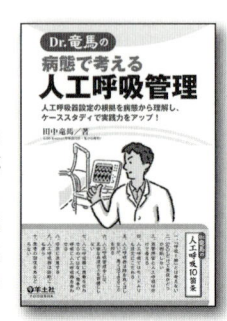

- 定価（本体5,000円＋税）　■ B5判
- 380頁　　■ ISBN 978-4-7581-1756-2

発行　羊土社 YODOSHA
〒101-0052　東京都千代田区神田小川町2-5-1　TEL 03(5282)1211　FAX 03(5282)1212
E-mail：eigyo@yodosha.co.jp
URL：http://www.yodosha.co.jp/

ご注文は最寄りの書店, または小社営業部まで